# El yoga terapéutico

ROBIN
BOOK

# Pierre Jacquemart

**Ex vicepresidente de la Société de Médicine de Paris**

# Saïda Elkefi

**Profesora de la Federación Francesa de Yoga, relaxóloga,**

**psicoterapeuta, sofróloga**

# El yoga terapéutico

**Traducción de J. A. Bravo**

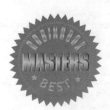

Jacquemart, Pierre
   El yoga terapéutico / Pierre Jacquemart y Saïda Elkefi. - 1a ed. - Buenos Aires : Robin Book, 2012.
   264 p. ; 24x17 cm. - (Robinbook)

   ISBN 978-987-1376-24-7

   1. Salud. Yoga. I. Elkefi, Saida  II. Título
   CDD 613.704 6

Fecha de catalogación: 10/09/2012

Si usted desea que le mantengamos informado de nuestras publicaciones, sólo tiene que remitirnos su nombre y dirección, indicando qué temas le interesan, y gustosa mente complaceremos su petición.

Ediciones Robinbook
información bibliográfica
Industria, 11 (Pol. Ind. Buvisa)
08329 Teià (Barcelona)
e-mail: info@robinbook.com
www.robinbook.com

Fotografías de Renato Malatesta.
Modelo: Saïda Elkefi, profesora de la Federación Francesa de Yoga.
Dibujos de Christine Michaux.
Miniaturas y dibujos estilizados de Betty Ballandras.

Título original: *Le Yoga Thèrapeutique*.
© Maloine, Paris.
© Ediciones Robinbook, s. l., Barcelona

Diseño cubierta: Regina Richling
Ilustraciones de cubierta: iStock © Lee Pettet

ISBN: 978-84-9917-255-2
ISBN AR: 978-987-1376-24-7

Hecho el depósito que marca la Ley 11723

Impreso en Argentina - *Printed in Argentine*

Se terminó de imprimir en el mes de septiembre de 2012 en los talleres gráficos
de Primera Clase Impresores, California 1231,
(C1168ABE) Ciudad Autónoma de Buenos Aires, Argentina

# Índice

Introducción . . . . . . . . . . . . . . . . . . . . . . . . . . . . . . . . . . . . . . . . . . . 7

Adaptar el yoga a la medicina occidental . . . . . . . . . . . . . . . . . . . . . . 9

Condiciones prácticas óptimas para la sesión de yoga . . . . . . . . . . . . . 15

1. Diccionario médico del yoga . . . . . . . . . . . . . . . . . . . . . . . . . . . . 17
   Aerocolía . . . . . . . . . . . . . . . . . . . . . . . . . . . . . . . . . . . . . . . . . 19
   Aerofagia . . . . . . . . . . . . . . . . . . . . . . . . . . . . . . . . . . . . . . . . . 19
   Agudeza visual . . . . . . . . . . . . . . . . . . . . . . . . . . . . . . . . . . . . . 19
   Agujetas . . . . . . . . . . . . . . . . . . . . . . . . . . . . . . . . . . . . . . . . . . 21
   Alcalosis respiratoria . . . . . . . . . . . . . . . . . . . . . . . . . . . . . . . . . 21
   Anginas . . . . . . . . . . . . . . . . . . . . . . . . . . . . . . . . . . . . . . . . . . 22
   Angustia, ansiedad . . . . . . . . . . . . . . . . . . . . . . . . . . . . . . . . . . 22
   Artritis . . . . . . . . . . . . . . . . . . . . . . . . . . . . . . . . . . . . . . . . . . . 23
   Artrosis . . . . . . . . . . . . . . . . . . . . . . . . . . . . . . . . . . . . . . . . . . 23
   Artrosis cervical . . . . . . . . . . . . . . . . . . . . . . . . . . . . . . . . . . . . 24
   Artrosis lumbar . . . . . . . . . . . . . . . . . . . . . . . . . . . . . . . . . . . . . 27
   Asma . . . . . . . . . . . . . . . . . . . . . . . . . . . . . . . . . . . . . . . . . . . . 31
   Atención . . . . . . . . . . . . . . . . . . . . . . . . . . . . . . . . . . . . . . . . . 36
   Audición (anomalías de la) . . . . . . . . . . . . . . . . . . . . . . . . . . . . . 36
   Calambres . . . . . . . . . . . . . . . . . . . . . . . . . . . . . . . . . . . . . . . . 37
   Calma . . . . . . . . . . . . . . . . . . . . . . . . . . . . . . . . . . . . . . . . . . . 38
   Capacidad respiratoria . . . . . . . . . . . . . . . . . . . . . . . . . . . . . . . . 38
   Cefalea . . . . . . . . . . . . . . . . . . . . . . . . . . . . . . . . . . . . . . . . . . 39
   Celulitis . . . . . . . . . . . . . . . . . . . . . . . . . . . . . . . . . . . . . . . . . . 42
   Ciática o neuralgia del ciático . . . . . . . . . . . . . . . . . . . . . . . . . . . 42
   Cifoescoliosis . . . . . . . . . . . . . . . . . . . . . . . . . . . . . . . . . . . . . . 44
   Cifosis . . . . . . . . . . . . . . . . . . . . . . . . . . . . . . . . . . . . . . . . . . . 44
   Cintura (adelgazamiento de la) . . . . . . . . . . . . . . . . . . . . . . . . . . 47
   Circulación (anomalías de la) . . . . . . . . . . . . . . . . . . . . . . . . . . . 48

Colopatías funcionales . . . . . . . . . . . . . . . . . . . . . . . . . . . . . . . . . . . . 49
Concentración (facultad de) . . . . . . . . . . . . . . . . . . . . . . . . . . . . . . 51
Constipación . . . . . . . . . . . . . . . . . . . . . . . . . . . . . . . . . . . . . . . . . . 51
Corazón . . . . . . . . . . . . . . . . . . . . . . . . . . . . . . . . . . . . . . . . . . . . . . 54
Depresión nerviosa . . . . . . . . . . . . . . . . . . . . . . . . . . . . . . . . . . . . . 55
Digestión . . . . . . . . . . . . . . . . . . . . . . . . . . . . . . . . . . . . . . . . . . . . 58
Discopatía . . . . . . . . . . . . . . . . . . . . . . . . . . . . . . . . . . . . . . . . . . . . 60
Dislocación intervertebral menor o DIM . . . . . . . . . . . . . . . . . . . . . 61
Dismenorreas . . . . . . . . . . . . . . . . . . . . . . . . . . . . . . . . . . . . . . . . . 64
Dolores de cabeza . . . . . . . . . . . . . . . . . . . . . . . . . . . . . . . . . . . . . 64
Dorsalgias funcionales, dolores de espalda . . . . . . . . . . . . . . . . . . . 65
Embarazo . . . . . . . . . . . . . . . . . . . . . . . . . . . . . . . . . . . . . . . . . . . . 66
Emotividad . . . . . . . . . . . . . . . . . . . . . . . . . . . . . . . . . . . . . . . . . . . 69
Enfisema pulmonar . . . . . . . . . . . . . . . . . . . . . . . . . . . . . . . . . . . . . 69
Equilibrio . . . . . . . . . . . . . . . . . . . . . . . . . . . . . . . . . . . . . . . . . . . . 70
Escoliosis . . . . . . . . . . . . . . . . . . . . . . . . . . . . . . . . . . . . . . . . . . . . 71
Espalda cargada . . . . . . . . . . . . . . . . . . . . . . . . . . . . . . . . . . . . . . 73
Espalda (dolores de) . . . . . . . . . . . . . . . . . . . . . . . . . . . . . . . . . . . 73
Espasmofilia . . . . . . . . . . . . . . . . . . . . . . . . . . . . . . . . . . . . . . . . . . 73
Espondilartritis anquilosante . . . . . . . . . . . . . . . . . . . . . . . . . . . . . . 75
Estreñimiento . . . . . . . . . . . . . . . . . . . . . . . . . . . . . . . . . . . . . . . . . 76
Faringitis . . . . . . . . . . . . . . . . . . . . . . . . . . . . . . . . . . . . . . . . . . . . 77
Fatiga . . . . . . . . . . . . . . . . . . . . . . . . . . . . . . . . . . . . . . . . . . . . . . . 77
Fiebre . . . . . . . . . . . . . . . . . . . . . . . . . . . . . . . . . . . . . . . . . . . . . . . 79
Friedman (tipología conductual de) . . . . . . . . . . . . . . . . . . . . . . . . . 79
Hernia . . . . . . . . . . . . . . . . . . . . . . . . . . . . . . . . . . . . . . . . . . . . . . . 81
Hernia discal . . . . . . . . . . . . . . . . . . . . . . . . . . . . . . . . . . . . . . . . . 82
Hígado . . . . . . . . . . . . . . . . . . . . . . . . . . . . . . . . . . . . . . . . . . . . . . 84
Hipernerviosismo . . . . . . . . . . . . . . . . . . . . . . . . . . . . . . . . . . . . . . 85
Hipertensión arterial . . . . . . . . . . . . . . . . . . . . . . . . . . . . . . . . . . . . 88
Hipotensión arterial . . . . . . . . . . . . . . . . . . . . . . . . . . . . . . . . . . . . 90
Hormigueo . . . . . . . . . . . . . . . . . . . . . . . . . . . . . . . . . . . . . . . . . . . 95
Ideas fijas . . . . . . . . . . . . . . . . . . . . . . . . . . . . . . . . . . . . . . . . . . . . 95
Incontinencia urinaria femenina . . . . . . . . . . . . . . . . . . . . . . . . . . . . 95
Inflamaciones agudas . . . . . . . . . . . . . . . . . . . . . . . . . . . . . . . . . . . 98
Insomnio . . . . . . . . . . . . . . . . . . . . . . . . . . . . . . . . . . . . . . . . . . . . 98
Laringitis . . . . . . . . . . . . . . . . . . . . . . . . . . . . . . . . . . . . . . . . . . . 102
Lipotimia . . . . . . . . . . . . . . . . . . . . . . . . . . . . . . . . . . . . . . . . . . . 103
Litiasis biliar . . . . . . . . . . . . . . . . . . . . . . . . . . . . . . . . . . . . . . . . . 103
Litiasis renal . . . . . . . . . . . . . . . . . . . . . . . . . . . . . . . . . . . . . . . . . 104
Lordosis . . . . . . . . . . . . . . . . . . . . . . . . . . . . . . . . . . . . . . . . . . . . 105
Lumbartrosis . . . . . . . . . . . . . . . . . . . . . . . . . . . . . . . . . . . . . . . . . 108
Memoria . . . . . . . . . . . . . . . . . . . . . . . . . . . . . . . . . . . . . . . . . . . . 108
Miedo escénico o bloqueo . . . . . . . . . . . . . . . . . . . . . . . . . . . . . . 109
Musculatura (armonía de la) . . . . . . . . . . . . . . . . . . . . . . . . . . . . . 110

Nervios . . . . . . . . . . . . . . . . . . . . . . . . . . . . . . . . . . . . . . . . . . . . . 110
Neurosis . . . . . . . . . . . . . . . . . . . . . . . . . . . . . . . . . . . . . . . . . . . . 110
Obesidad . . . . . . . . . . . . . . . . . . . . . . . . . . . . . . . . . . . . . . . . . . . . 112
Obsesiones . . . . . . . . . . . . . . . . . . . . . . . . . . . . . . . . . . . . . . . . . . . 114
Olfato . . . . . . . . . . . . . . . . . . . . . . . . . . . . . . . . . . . . . . . . . . . . . . 114
Parto (yoga después del) . . . . . . . . . . . . . . . . . . . . . . . . . . . . . . . . 115
Pesadez de piernas . . . . . . . . . . . . . . . . . . . . . . . . . . . . . . . . . . . . 119
Prolapso de la matriz, prolapso uterino . . . . . . . . . . . . . . . . . . . . . 119
Próstata (afecciones de la) . . . . . . . . . . . . . . . . . . . . . . . . . . . . . . 120
Psiquismo . . . . . . . . . . . . . . . . . . . . . . . . . . . . . . . . . . . . . . . . . . . 121
Ptosis . . . . . . . . . . . . . . . . . . . . . . . . . . . . . . . . . . . . . . . . . . . . . . 123
Regla . . . . . . . . . . . . . . . . . . . . . . . . . . . . . . . . . . . . . . . . . . . . . . 123
Respiratorias (afecciones) . . . . . . . . . . . . . . . . . . . . . . . . . . . . . . . 126
Riñón (dolor o dolores de) . . . . . . . . . . . . . . . . . . . . . . . . . . . . . . 126
Riñón (ptosis del) . . . . . . . . . . . . . . . . . . . . . . . . . . . . . . . . . . . . . 126
Sordera . . . . . . . . . . . . . . . . . . . . . . . . . . . . . . . . . . . . . . . . . . . . 126
Suprarrenales (glándulas) . . . . . . . . . . . . . . . . . . . . . . . . . . . . . . . 126
Taquicardia . . . . . . . . . . . . . . . . . . . . . . . . . . . . . . . . . . . . . . . . . . 127
Tartamudez . . . . . . . . . . . . . . . . . . . . . . . . . . . . . . . . . . . . . . . . . . 128
Temblores . . . . . . . . . . . . . . . . . . . . . . . . . . . . . . . . . . . . . . . . . . . 129
Tic . . . . . . . . . . . . . . . . . . . . . . . . . . . . . . . . . . . . . . . . . . . . . . . . 129
Timidez . . . . . . . . . . . . . . . . . . . . . . . . . . . . . . . . . . . . . . . . . . . . . 130
Tiroides (glándula) . . . . . . . . . . . . . . . . . . . . . . . . . . . . . . . . . . . . 131
Tortícolis . . . . . . . . . . . . . . . . . . . . . . . . . . . . . . . . . . . . . . . . . . . . 131
Tristeza . . . . . . . . . . . . . . . . . . . . . . . . . . . . . . . . . . . . . . . . . . . . . 133
Varices de las extremidades inferiores . . . . . . . . . . . . . . . . . . . . . . 133
Vértigo, síndrome vertiginoso . . . . . . . . . . . . . . . . . . . . . . . . . . . . . 135
Vigilancia . . . . . . . . . . . . . . . . . . . . . . . . . . . . . . . . . . . . . . . . . . . 136
Visión, vista . . . . . . . . . . . . . . . . . . . . . . . . . . . . . . . . . . . . . . . . . . 136
Zumbidos de los oídos . . . . . . . . . . . . . . . . . . . . . . . . . . . . . . . . . . 137

2. Clasificación de las posturas o asanas . . . . . . . . . . . . . . . . . . . . . . 139
Acorde perfecto . . . . . . . . . . . . . . . . . . . . . . . . . . . . . . . . . . . . . . . 142
Ángulo de pelvis con ligadura . . . . . . . . . . . . . . . . . . . . . . . . . . . . . 143
Arado . . . . . . . . . . . . . . . . . . . . . . . . . . . . . . . . . . . . . . . . . . . . . . 145
Árbol . . . . . . . . . . . . . . . . . . . . . . . . . . . . . . . . . . . . . . . . . . . . . . . 147
Arco . . . . . . . . . . . . . . . . . . . . . . . . . . . . . . . . . . . . . . . . . . . . . . . 148
Atención . . . . . . . . . . . . . . . . . . . . . . . . . . . . . . . . . . . . . . . . . . . . 150
Barco . . . . . . . . . . . . . . . . . . . . . . . . . . . . . . . . . . . . . . . . . . . . . . 153
Bastón . . . . . . . . . . . . . . . . . . . . . . . . . . . . . . . . . . . . . . . . . . . . . . 153
Buitre . . . . . . . . . . . . . . . . . . . . . . . . . . . . . . . . . . . . . . . . . . . . . . 157
Cabeza (permanecer sobre la) . . . . . . . . . . . . . . . . . . . . . . . . . . . . 158
Cabeza de vaca . . . . . . . . . . . . . . . . . . . . . . . . . . . . . . . . . . . . . . . 160
Camello . . . . . . . . . . . . . . . . . . . . . . . . . . . . . . . . . . . . . . . . . . . . . 162
Cobra . . . . . . . . . . . . . . . . . . . . . . . . . . . . . . . . . . . . . . . . . . . . . . 164

Contrapostura . . . . . . . . . . . . . . . . . . . . . . . . . . . . . . . 166
Cuerpo muerto . . . . . . . . . . . . . . . . . . . . . . . . . . . . . . . 167
Diamante . . . . . . . . . . . . . . . . . . . . . . . . . . . . . . . . . . 171
Eliminación . . . . . . . . . . . . . . . . . . . . . . . . . . . . . . . . . 173
Extensión dorsal sedente . . . . . . . . . . . . . . . . . . . . . . . . . 175
Fase dinámica . . . . . . . . . . . . . . . . . . . . . . . . . . . . . . . 175
Fase estática . . . . . . . . . . . . . . . . . . . . . . . . . . . . . . . . 175
Feto . . . . . . . . . . . . . . . . . . . . . . . . . . . . . . . . . . . . . 176
Flexión de pelvis con estiramiento lateral . . . . . . . . . . . . . . . . 177
Flexión de pelvis sedente . . . . . . . . . . . . . . . . . . . . . . . . . 179
Flexión en pie . . . . . . . . . . . . . . . . . . . . . . . . . . . . . . . 181
Flexión-extensión de las piernas sobre la pelvis . . . . . . . . . . . . 183
Gran estiramiento anterior . . . . . . . . . . . . . . . . . . . . . . . . 185
Gran mudra . . . . . . . . . . . . . . . . . . . . . . . . . . . . . . . . . 187
Loto . . . . . . . . . . . . . . . . . . . . . . . . . . . . . . . . . . . . . 188
Maha mudra . . . . . . . . . . . . . . . . . . . . . . . . . . . . . . . . 189
Marici . . . . . . . . . . . . . . . . . . . . . . . . . . . . . . . . . . . . 189
Media vela . . . . . . . . . . . . . . . . . . . . . . . . . . . . . . . . . 190
Medio puente con ligadura . . . . . . . . . . . . . . . . . . . . . . . . 194
Mesa de cuatro patas . . . . . . . . . . . . . . . . . . . . . . . . . . . 195
Montaña . . . . . . . . . . . . . . . . . . . . . . . . . . . . . . . . . . . 197
Mudra de estómago . . . . . . . . . . . . . . . . . . . . . . . . . . . . 199
Orejas presionadas . . . . . . . . . . . . . . . . . . . . . . . . . . . . . 201
Perro cara al cielo . . . . . . . . . . . . . . . . . . . . . . . . . . . . . 201
Perro hocico al suelo . . . . . . . . . . . . . . . . . . . . . . . . . . . . 204
Pinza en pie . . . . . . . . . . . . . . . . . . . . . . . . . . . . . . . . 205
Pinza sedente . . . . . . . . . . . . . . . . . . . . . . . . . . . . . . . . 206
Saltamontes . . . . . . . . . . . . . . . . . . . . . . . . . . . . . . . . . 206
Silla . . . . . . . . . . . . . . . . . . . . . . . . . . . . . . . . . . . . . 209
Torsión asentada a nivel del estómago . . . . . . . . . . . . . . . . . . 212
Torsión en triángulo de pie . . . . . . . . . . . . . . . . . . . . . . . . 215
Tortuga . . . . . . . . . . . . . . . . . . . . . . . . . . . . . . . . . . . 215
Triángulo de pie . . . . . . . . . . . . . . . . . . . . . . . . . . . . . . 218
Vasistha . . . . . . . . . . . . . . . . . . . . . . . . . . . . . . . . . . . 221
Vela . . . . . . . . . . . . . . . . . . . . . . . . . . . . . . . . . . . . . 224

**Anejas** . . . . . . . . . . . . . . . . . . . . . . . . . . . . . . . . . . 226
Bailarín . . . . . . . . . . . . . . . . . . . . . . . . . . . . . . . . . . . 226
Salutación al sol . . . . . . . . . . . . . . . . . . . . . . . . . . . . . . 226

3. Respiraciones y técnicas anejas: Pranayama, bandha, mudra . . . . . . . . 231
Anuloma . . . . . . . . . . . . . . . . . . . . . . . . . . . . . . . . . . 233
Asvini mudra . . . . . . . . . . . . . . . . . . . . . . . . . . . . . . . . 233
Bhastrika . . . . . . . . . . . . . . . . . . . . . . . . . . . . . . . . . . 234
Bhramari . . . . . . . . . . . . . . . . . . . . . . . . . . . . . . . . . . 236

Jalandhara bandha . . . . . . . . . . . . . . . . . . . . . . . . . . . . . . . . . 236
Jnana mudra . . . . . . . . . . . . . . . . . . . . . . . . . . . . . . . . . . . . . 238
Kapalabhati . . . . . . . . . . . . . . . . . . . . . . . . . . . . . . . . . . . . . . 238
Mudra . . . . . . . . . . . . . . . . . . . . . . . . . . . . . . . . . . . . . . . . . 240
Mula bandha . . . . . . . . . . . . . . . . . . . . . . . . . . . . . . . . . . . . . 241
Nadi shodana . . . . . . . . . . . . . . . . . . . . . . . . . . . . . . . . . . . . 242
Respiración completa . . . . . . . . . . . . . . . . . . . . . . . . . . . . . . . 245
Samavritti . . . . . . . . . . . . . . . . . . . . . . . . . . . . . . . . . . . . . . . 246
Shitakari . . . . . . . . . . . . . . . . . . . . . . . . . . . . . . . . . . . . . . . . 246
Shitali . . . . . . . . . . . . . . . . . . . . . . . . . . . . . . . . . . . . . . . . . 248
Uddiyana bandha . . . . . . . . . . . . . . . . . . . . . . . . . . . . . . . . . . 249
Ujjayi . . . . . . . . . . . . . . . . . . . . . . . . . . . . . . . . . . . . . . . . . . 249
Viloma . . . . . . . . . . . . . . . . . . . . . . . . . . . . . . . . . . . . . . . . . 251
Visamavritti . . . . . . . . . . . . . . . . . . . . . . . . . . . . . . . . . . . . . 252

# Introducción

El éxito de nuestros dos libros anteriores corrobora el interés creciente que merece en la actualidad el yoga. Nuestro agradecimiento a los seguidores, y por ende lectores de *Yoga et articulations* y *Yoga, sexualité et stress*. Tal acogida favorable nos sirve para comprobar que vamos por buen camino cuando ponemos el énfasis en las relaciones entre el yoga y la salud.

La filosofía y las modalidades prácticas del yoga, en muchos casos milenarias, deben permanecer intangibles. Las posturas, las técnicas de respiración y otras anexas están perfectamente codificadas; únicamente cabe intentar ahí una exposición más clara, mejor ilustrada.

Los vínculos entre el yoga y la salud, en cambio, han sido objeto de un notable progreso y las aplicaciones, tanto en lo preventivo como en lo curativo, han adquirido una considerable amplitud.

En medicina general y en el dominio de la mayoría de las especialidades por fin se toma en serio el yoga, de lo cual han resultado estudios fisiológicos que permiten comprender qué ocurre exactamente cuando se ejecuta una modalidad práctica. Ya no hay que conformarse con tomar nota de un resultado, sino que podemos explicarlo en términos racionales.

Para un espíritu objetivo, sin embargo, eso todavía no es suficiente. Era necesario cuantificar los datos obtenidos y, si fuese posible, sistematizarlos.

No faltan ejemplos de trabajos emprendidos bajo tal criterio.

Hace varios años que el director médico Claude Meyers y sus colaboradores intentaron valorar científicamente el esfuerzo de un grupo muscular determinado. El empleo del biorretractómetro muscular permite cuantificar la reacción muscular global en función de diversos parámetros fisiológicos y patológicos, sin que sea necesario recurrir a sistemas de exploración tan complejos como la electromiografía de detección por agujas.

El mismo biorretractómetro puede utilizarse para controlar el esfuerzo muscular durante las posturas de yoga, y así se ha empezado por estudiar la postura de la cobra y la de la cigarra.

Las conclusiones de estos primeros experimentos han sido muy interesantes: «En contraste con la biomecánica muscular de la práctica deportiva, la adopción de una asana yóguica supone un inicio muy lento y el funcionamiento muscular se distingue por una contracción prolongada de determinados músculos, obteniéndose la ausencia de fatigabilidad y de tetanismo en el decurso del aprendizaje, por cuanto resulta cada vez más aparente la relajación en relación con los músculos antagonistas (...) La práctica del yoga aporta indudablemente algo nuevo dentro del marco del funcionamiento muscular.»

Para tratar el aspecto terapéutico del yoga se hacía precisa la colaboración entre un facultativo que abarcase el aspecto médico, y un profesor de yoga que desarrollase las modalidades técnicas; es así como ha sido posible *El yoga terapéutico*, gracias a la reunión de las dos disciplinas.

Nuestro trabajo se ha visto considerablemente facilitado por los contactos establecidos con los doctores Olivier y Lionel Coudron, creadores de la dinámica asociación francesa *Médécine et Yoga*.

Ambos médicos son además profesores de yoga, que con la ayuda de sus colaboradores intentan desarrollar en diferentes áreas médicas las relaciones entre el yoga y la salud. Editan folletos y organizan seminarios y congresos; en los que hemos tenido ocasión de seguir, celebrados por la facultad de medicina Lariboisière, nos ha sido dado comprobar la calidad de sus exposiciones y la elevación de sus miras.

Al tiempo que mantienen contactos regulares con la India, cuna del yoga, cultivan igualmente la correspondencia con todos los científicos deseosos de mantener relaciones fructíferas con esa disciplina.

Gracias a la importante documentación complementaria reunida podemos contemplar ahora el yoga desde una óptica mucho más amplia.

Asimismo nos ha sido posible desarrollar el estudio de las enfermedades aportando nuevos detalles de primordial interés.

# Adaptar el yoga a la medicina occidental

*Yoga:* Antes de dar una definición de esta palabra nos limitaremos a evocar los ecos que ella suscita en el lector o lectora: ¿dominio de sí mismo, ritos secretos, aromas de la India?

En realidad el yoga es mucho más amplio, más profundo y más complejo que todo eso.

Quienes posean ya alguna práctica sabrán hasta qué punto ejerce una extraña influencia sobre la mentalidad y el comportamiento en la vida, así como también sobre el equilibrio físico.

No es frecuente que los médicos hablen de yoga con sus pacientes. Sin embargo, tratándose de una práctica tan difundida, parece que la autoridad médica debería tener algo que decir en cuanto a su ejercicio.

Los pacientes que practican yoga vacilan en franquearse con su médico y creen sin duda que esa disciplina no le interesa al doctor. A éste, por su parte, pocas veces se le ocurre aconsejarla, aunque ello supondría prestar un beneficio.

Tal actitud distante no deja de ser un infortunio. El médico debe hacerse presente en todos los aspectos, lo mismo que, en estos tiempos, opina sobre las prácticas deportivas, aconsejando las que convienen y señalando aquellas otras de las que es mejor prescindir, según la condición del sujeto y los antecedentes de su patología. Él orienta acerca de la elección de una raqueta, de una fijación de esquí, etc. ¿Por qué no va a desempeñar el mismo papel tratándose de yoga? Cierto que el yoga no es un deporte, o mejor dicho es la antítesis del deporte, puesto que excluye formalmente toda idea de competición. A veces, no obstante, construir una postura difícil y mantenerla durante cierto tiempo equivale a una pequeña hazaña deportiva. Le basta al médico observar la ejecución de una postura, o incluso verla en dibujo o fotografía, para señalar sin dificultad en qué puede beneficiar aquélla al individuo teniendo en cuenta su morfología y sus antecedentes, y lo mismo cabe afirmar, obviamente, en cuanto a las contraindicaciones.

Lo que suele ocurrir es que el facultativo carece de las necesarias nociones terminológicas.

Podrá parecer algo excesiva la pretensión de comunicar en un reducido número de páginas los elementos prácticos susceptibles de constituir una panorámica suficiente acerca del yoga, de modo que permita una intervención médica útil, pero vamos a intentarlo aquí.

Al considerar el yoga bajo el aspecto médico será oportuno prescindir de todo esoterismo. Pero no tardaremos en advertir que la occidentalización del yoga tropieza con obstáculos vinculados a la naturaleza profundamente oriental de esa disciplina. El origen de la confusión radica en que el yoga es un verdadero mundo en donde se imbrican íntimamente lo místico y lo divino.

Cuesta establecer la línea divisoria entre el elemento filosófico y lo religioso. En conjunto, nos hallamos ante una verdadera iniciación a una metafísica marcada por una comprensión del cosmos y una aspiración a la bondad universal.

Podemos delimitar el problema de dos maneras:

La primera, considerar el yoga como una entidad autónoma, exclusivamente hindú, y adoptar los criterios del historiador, o tal vez mejor los del etnólogo. Nada nos impide identificarnos con la mitología del yoga si eso va a permitirnos comprenderlo mejor; pero entonces tropezamos con la religión como piedra de escándalo. Los dioses hindúes no son los nuestros y, excepto para algunos puristas, la asimilación total resulta imposible.

No olvidemos que la palabra yoga deriva del sánscrito *yuj,* término que reviste diferentes significados, como sucede a menudo con ese idioma rico en imágenes; en este caso significa unir.

Yoga es la unión del adepto, liberado de las ataduras terrenales, con el Espíritu supremo. Pero tal Espíritu supremo, que no es la divinidad de las latitudes geográficas en que aquí nos movemos, es un dios extraño para el alma de la gran mayoría de nosotros, y aún más desprovisto de sentido para aquellos que no creen en nada.

Tenemos entonces la otra solución, la que podríamos denominar la manera «occidental» de considerar el yoga. Sin dejar de respetar el marco filosófico-religioso, podemos limitarnos a buscar en el yoga aquello que contribuya a mantener e incluso mejorar la salud del individuo.

El yoga, como hemos dicho, es un mundo, pero todo mundo puede descomponerse en sus elementos diferenciados.

No se puede negar el interés del Jnana yoga, el conocimiento espiritual, ni el del Karma yoga, la acción desinteresada, ni el del Bakti yoga, el amor divino, ni el del Raja yoga, la meditación. Para nosotros no tienen ninguna aplicación práctica. Volveremos también la espalda, deliberadamente, a Buda, aunque nos invite a repetir su nombre en la montaña y aunque su túnica amarilla, desteñida por el sol Surya y por las lluvias monzónicas, nos parezca hecha del color dorado de las uvas.

Voluntariamente nos limitaremos al único aspecto que contempla la medicina, el Hatha Yoga, sólida estructura constituida por el conjunto de los procedimientos que permiten asentar la salud en el organismo, sin que por ello el espíritu quede privado de elevarse a las esferas superiores.

Los hindúes definen el Hatha Yoga como «el camino hacia la realización espiritual por medio de una rigurosa disciplina física».

Para nosotros, los occidentales, el Hatha Yoga será el mejor medio práctico de que disponemos a fin de mantenernos en perfecto estado físico y psíquico.

Tal estructura técnica se basa en dos elementos esenciales:

1. Pranayama, conjunto muy elaborado de modulaciones respiratorias, cada una de las cuales tiene repercusiones físicas y mentales diferentes, y que pueden alternarse o solaparse en infinidad de variaciones. Se hallará descrito en el capítulo 3.
2. La construcción exacta de posturas corporales mantenidas de manera estática, o complementadas con movimientos dinámicos, asignándose a cada una de estas posturas un nombre distinto, y muchas veces muy evocador: el buitre, el

camello, el loto, el perro hocico al cielo o cara al suelo, la cobra, etc.

Las descripciones correspondientes y sus ilustraciones se encontrarán en el capítulo dedicado a las posturas.

La conjugación refinada respiración-posturas es requisito indispensable para la adquisición de un yoga de gran clase; equivale al conocimiento del solfeo para el músico, o al dominio del dibujo para el pintor.

Lo que más debe importarnos aquí, no obstante, son las asombrosas repercusiones fisiológicas de tales técnicas. Los médicos que estudian la cuestión han quedado perplejos al ver concretarse bajo su observación sagaz el poder terapéutico del yoga.

*Las investigaciones médicas en relación con el yoga* no son de ayer; desde hace tiempo se intenta concretar algunos de sus aspectos científicos.

Hacia 1930 la doctora Brosse, colaboradora del reputado cardiólogo de nivel internacional profesor Charles Laubry, acompañó a éste en un viaje a la India con objeto de estudiar las relaciones entre el asma y el yoga.

De sus experimentos resultó que la ventilación de los practicantes de yoga, aunque sufrieran asma, era bastante superior a la de los no practicantes.

La escuela de Montpellier, bajo la dirección del profesor Michel, autor de una *Asmatología* y de *Le souffle coupé*, prosigue estos trabajos en la actualidad.

Casi está de más recordar aquí el interés que los cardiólogos han demostrado hacia el yoga, sobre todo en lo relativo a la hipertensión arterial; bastará citar el pasaje siguiente, tomado de un folleto editado a comienzos de la primavera de 1982. Es la sinopsis de una película y contiene la opinión de cinco expertos internacionales en hipertensión arterial, especializado cada uno de ellos en un aspecto diferente de tal afección

y oriundos de Francia, Bélgica, Suiza y Estados Unidos:

«Cuando se detecta una actividad anómala del simpático en la hipertensión arterial esencial, ello constituye la indicación para una terapia concreta. Los enfermos de este tipo pueden mejorar mediante procedimientos de relajación autógena, *yoga*, meditación trascendental, fármacos inhibidores del simpático, etc.»

Indudablemente el yoga aporta una mejoría de la capacidad respiratoria y de la elasticidad general, sobre todo en el plano de las articulaciones y las vértebras. Su acción favorable se manifiesta asimismo a nivel de todas las vísceras. Pero éstos no son sino aspectos fragmentarios y no explican la potencia y la diversidad de su extraordinaria actividad fisiológica.

Cuesta comprender, por ejemplo, cómo influye el yoga sobre las glándulas de secreción interna o sobre órganos de ubicación tan profunda como el riñón y el páncreas; también es difícilmente explicable su misterioso efecto benéfico sobre el psiquismo.

¿Lograremos explicitar esta dinamización vital basada en milenios de experiencia?

## ¿Existe un secreto del yoga?

Creemos que se puede responder a esta pregunta afirmativamente, e incluso en los términos más sencillos: se trata de sustituir las congestiones pasivas por congestiones activas.

## ¿Qué es una congestión pasiva?

Es un flujo anómalo de sangre en una región localizada.

Veamos por ejemplo el caso de una mujer en período de regla difícil o de síndrome premenstrual. El bajo vientre está pesado, dolorido. Hay turgencia acompañada de sensación dolorosa, no sólo en los órganos genitales sino también en sus vecinos, la vejiga, los intestinos, etc.

¿Por qué razón? Ello se explica por el hecho de hallarse un exceso de sangre en toda esa región, sangre que circula con dificultad, que no cede correctamente el oxígeno, de lo que se resienten los órganos y los nervios. De ahí las sensaciones molestas.

Por el contrario, si creamos una congestión regional activa, habrá también exceso de sangre, pero que circula, que libera activamente su oxígeno y ejerce sus efectos benéficos sobre los tejidos y los órganos de la baja pelvis.

Cabe una comparación, si se quiere, con los elementos naturales; así se observa una oposición entre el agua de un manantial que brota, cristalina, en la montaña, y que fluye con rapidez, y el agua estancada de un pantano, de donde nada bueno puede salir.

¿Cuáles son las posturas de yoga más indicadas para crear esa congestión activa?

Nos limitaremos a tomar dos ejemplos de entre los más típicos.

El primer ejemplo es el de la postura de ligadura en ángulo de la pelvis o baddakonasana, también llamada la postura del remendón por ser la favorita de los de ese oficio en la India, de quienes se dice que jamás sufren ninguna dolencia de los órganos de la baja pelvis: vejiga, próstata, tramo final del intestino grueso, etc. Goza también de excelente reputación en ginecología y en la preparación para el parto. Aquí no comentaremos esta técnica, detallada en otro capítulo de esta obra, señalando sólo que se trata de una postura agachada que favorece activamente la circulación sanguínea en la región pélvica inferior.

Sí comentaremos con mayor detenimiento el segundo ejemplo, el relativo a las posturas inversas cabeza abajo y con las piernas más o menos levantadas. Las técnicas de estas posturas se describen también más adelante y recomendamos su consulta; en esencia se trata de la media vela, la vela y permanecer sobre la cabeza, la célebre shirsasana.

Al practicar las posturas inversas se provoca, por simple efecto de la gravedad, una mejoría de la circulación al desplazar el flujo sanguíneo.

De esta manera, dado que se acentúa el proceso circulatorio que afecta a glándulas de topografía cerrada, como la tiroides por ejemplo, la capacidad funcional resulta estimulada, mejorando en el caso de esta glándula la captación de los iones bromo y yodo.

Es exacto que las posturas inversas provocan un aumento de la tensión arterial, sobre todo entre los neófitos y los que no pueden alcanzarlas sin un esfuerzo desproporcionado; pero el efecto no se da en los individuos sanos y, sobre todo, bien entrenados. Los hipertensos verdaderos, los esclerosos, no deben practicar tales posturas sin consejo médico y ahí están los profesores de yoga para delimitar las contraindicaciones. Sigue siendo cierto, no obstante, que las posturas inversas son beneficiosas para la gran mayoría de las personas y que constituyen uno de los aspectos más originales y más constructivos del yoga.

Pero el yoga es mucho más, por encima de los detalles prosaicos y técnicos que acabamos de recordar. Es una disciplina que va a imponernos una concentración interior sumamente fructífera para nuestro psiquismo. El yoga conserva nuestra forma física y evita la despersonalización que nos acecha en el seno de la tumultuosa vida impuesta por la sociedad contemporánea.

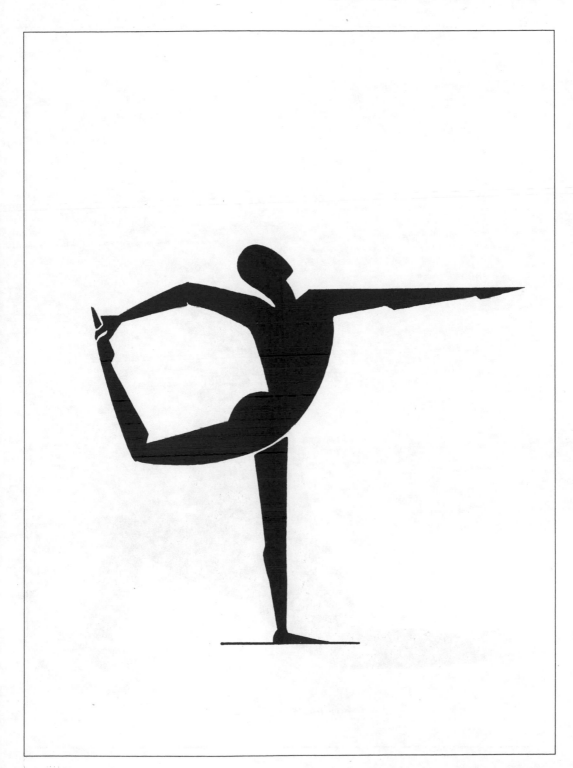

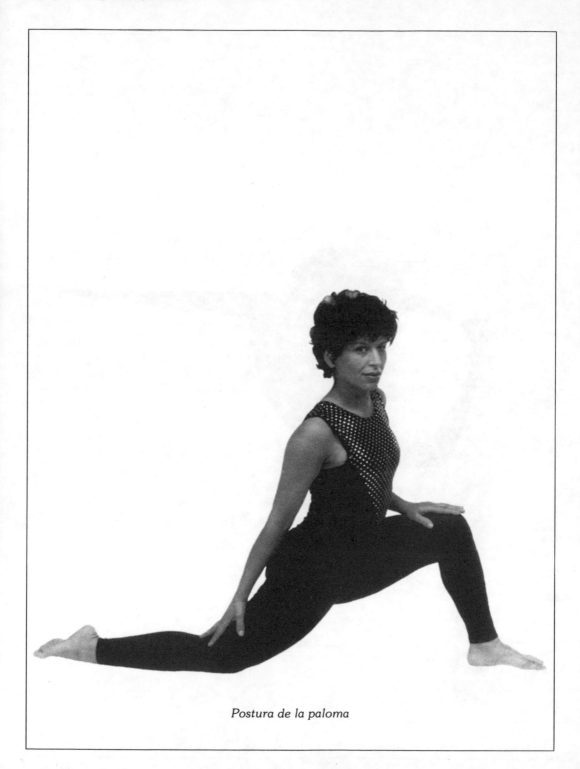

*Postura de la paloma*

# Condiciones prácticas óptimas
## para la sesión de yoga

No se necesita ningún material especial para el desarrollo favorable de la sesión de yoga.

Hay que ponerse cómodos y evitar el frío. Eliminar todo lo que ciñe y aprieta: el cinturón, la corbata, el reloj de pulsera, etc. En el suelo, duro y plano, basta poner una alfombrilla o una manta. En ningún caso se debe practicar sobre un diván o en la cama. Usar indumentaria sencilla y ligera, por ejemplo un *body*; si la prenda no cubre los pies nos pondremos unos calcetines.

## El momento

La hora más favorable es al levantarse por la mañana, después de la higiene diaria. Hay que admitir, no obstante, que muchas personas acusan a esa hora cierta rigidez o entumecimiento, sobre todo los artríticos.

Puede aconsejárseles que practiquen por la tarde, en todo caso antes de la cena; cualquier momento es válido siempre que hayan transcurrido dos horas por lo menos desde la última comida. Después de la sesión de yoga se aguardará al menos un cuarto de hora antes de sentarse a comer.

Última recomendación: tratar de evacuar la vejiga y el intestino antes de la sesión.

## El lugar

En rigor se necesitan cuatro metros cuadrados, aunque no serían un espacio suficiente. Cualquier estancia sirve con tal de que nos parezca cómoda y tranquila, preferiblemente bien ventilada.

Para ello podemos abrir las ventanas, pero atentos, sobre todo los principiantes, a no exponerse a resfriados.

## Duración de la sesión

El mínimo de diez minutos apenas garantiza una actividad válida y variada. Es aconsejable prever veinte minutos o más, hasta media hora para las primeras sesiones, si es posible. Más adelante podrán prolongarse las sesiones, a condición de respetar las pausas clásicas, intercalar posturas contrarias, etc.

En general no nos fijaremos en el número de asanas realizadas ni en la dificultad o el carácter espectacular de las posturas.

*El único elemento positivo es la calidad en la ejecución y el descanso físico y moral obtenido.*

La actitud con que abordamos la sesión será de calma, prescindiendo de aprensiones. No hay que enfrentarse a ella como si fuese un cúmulo de obstáculos; la idea de fracaso queda absolutamente excluida. Pero tampoco se practica el yoga a manera de asalto, ni se trata de realizar hazaña alguna, ni menos aún debe infiltrarse el espíritu de competición en las sesiones de grupo.

No hay que crispar el semblante. Las facciones permanecerán distendidas, la boca cerrada pero sin apretar los labios ni tensar la mandíbula; ahí es donde suele acumularse la agresividad latente que nos va minando sin que nos demos cuenta. La lengua quedará suelta, con la punta tocando la base de los incisivos superiores.

Es aconsejable cerrar los párpados, a medias o del todo según se prefiera, excepto para las asanas que implican un control del equilibrio o de la simetría de la postura.

Así viviremos más a fondo nuestro yoga.

Desde el comienzo la actitud psíquica será distinta de la que suele adoptarse en cualquier deporte. La sesión debe revestir carácter de rito, sin excluir un cierto recogimiento espiritual.

Las condiciones materiales deben ser confortables al principio, ya que de lo contrario no se alcanzaría la relajación, corolario natural del yoga; más adelante, cuando estemos curtidos, podremos exponernos al frío y a las intemperies.

Por supuesto no querrá el lector sentarse en medio de la nieve, con una túnica empapada de agua helada como única vestimenta, imitando a los grandes iniciados, los *repa* del altiplano tibetano, pero... estará en buen camino.

# 1. Diccionario médico del yoga

Aplicaciones del yoga a las enfermedades corrientes

Indicaciones y contraindicaciones

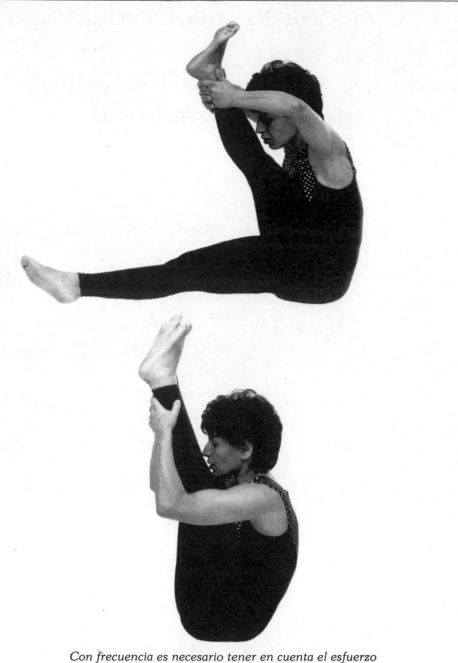

*Con frecuencia es necesario tener en cuenta el esfuerzo
sobre la articulación de la cadera y realizar una exploración,
de la que podría resultar el aplazamiento de las prácticas que lo implican*

# Aerocolía

Presencia de una cantidad excesiva de aire en el intestino grueso. Sus causas y las medidas a tomar son prácticamente las mismas que para la aerofagia (véase a continuación).

# Aerofagia

Presencia de una cantidad de aire superior a la normal en el estómago. A excluir: todas las bebidas gaseosas y los alimentos fermentativos, como las legumbres secas, el pan, las salsas, las coles, etc.

Comer despacio y masticando bien; atender al cuidado regular de la dentadura. Tómese una infusión digestiva después de las comidas (manzanilla, anís estrellado, menta, etc.).

### Papel del yoga

Las técnicas respiratorias yóguicas en sus distintas modalidades contribuyen a regularizar el sistema nervioso; ahora bien, los que padecen aerofagia, en su gran mayoría, suelen hallarse afectados de un desequilibrio neurotónico.

Hay algunas asanas particularmente recomendadas:

- la postura del bastón (1), activa incluso en el decurso de una crisis mediana;
- la postura de la eliminación (2);
- la postura de la barca (3) reduce asimismo la producción de gases abdominales y favorece su eliminación;
- la postura del saltamontes (4), completa o media, es de efecto favorable sobre la digestión en general, preventivo y curativo en cuanto a la aerofagia.

# Agudeza visual

### Medidas protectoras

Desde la infancia es recomendable controlar la visión, implantar la higiene del ojo, vigilar que la iluminación sea adecuada y ve-

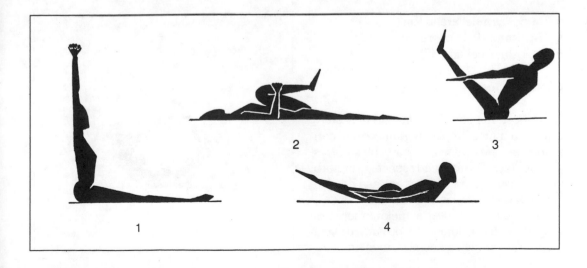

lar por la corrección precoz de las anomalías de la refracción. Asimismo deben
detectarse sin demora la diabetes, la sinusitis, la hipertensión arterial, la esclerosis de
los vasos sanguíneos, las afecciones neurológicas con repercusión ocular, etc.

Prescindir del tabaco y el alcohol, pero
más especialmente de su consumo simultá-
neo e inmoderado, es también una norma
de rigor.

## Papel del yoga

En líneas generales, la mayoría de las técnicas respiratorias de pranayama, así como las
asanas favorecedoras de la circulación sanguínea y la oxigenación cerebral son susceptibles de efectos favorables sobre la visión.

Se han admitido las repercusiones favorables de la respiración tipo shitali (véase),
por ejemplo, que según la interpretación
tradicional descansa la vista de quien haya
permanecido expuesto al viento, al polvo,
al frío, a largas horas de lectura o trabajo de
precisión (costura, etc.), o bien a prolongadas sesiones de cine o de televisión.

## Asanas que se considera favorecedoras de la visión

● La postura del arado (5);
● la postura de la cobra (6);
● la postura del arco (7).

## Observación

Estas posturas son de ejecución delicada y
por otra parte implican numerosas contraindicaciones (véanse los artículos correspondientes). Por lo que respecta a la patología ocular, deben evitarse en caso de glaucoma, sobre todo las dos últimas.

Se puede coadyuvar al mejoramiento de
la agudeza visual, durante las posturas de yoga
o con independencia de ello, mediante:

## A) EJERCICIOS DE VIGORIZACIÓN DE LA MIRADA BASADOS EN EL MÉTODO DE BATES

*Un ejemplo:*
● Dibuje un círculo sobre una pared o un
tablero situado a unos 3 metros de dis-
tancia; también cabe la posibilidad de re-
presentárselo mentalmente.

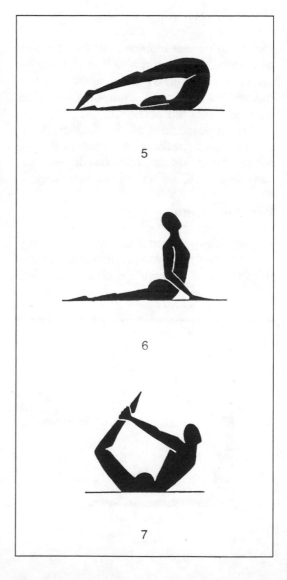

5

6

7

- Considere ese círculo como la esfera de un reloj y dibuje o represéntese las divisiones correspondientes a los minutos.
- Siga cada punto con la mirada, de manera atenta y sucesiva, en el sentido normal de las agujas del reloj y con intensa concentración.
- Acto seguido haga otra vez lo mismo pero en sentido inverso.
- A continuación practique la fijación de la mirada, a voluntad, sobre minutos diferentes elegidos al azar.
- Durante estas operaciones se procurará no desplazar la cabeza ni parpadear con demasiada frecuencia.
- Progresivamente iremos aumentando la velocidad y la precisión de los movimientos de la mirada.
- En el decurso de este ejercicio hay que repartir por igual la atención entre éste y la asana que, en su caso, estemos practicando.

B) EJERCICIOS MÁS DIRECTAMENTE INSPIRADOS EN LOS MÉTODOS INDIOS

Se facilita la concentración de la visión sobre un punto exacto realizando un barrido mental lo más completo posible, con los ojos cerrados (pratyara), para luego enfocar la visión sobre un objeto material concreto (dharana). El efecto beneficioso más destacado se obtiene con ayuda de un *linguam*, especie de piedra ovoide que se pinta con un barniz de composición y color definidos, y que el adepto no contempla directamente, ya que la mirada se centra con intensidad en una vela encendida puesta al lado.

# Agujetas

Nombre popular de las tensiones musculares dolorosas que sobrevienen después de un esfuerzo, por lo general intenso y prolongado. Muy diferentes de los calambres (véase), son debidas a la formación de ácido láctico y otras cristalizaciones irritantes en los tejidos del músculo excesivamente solicitado.

## Medidas a tomar

Una actividad física suave y muy dosificada es preferible al reposo total. Se procederá, por ejemplo, a flexiones y extensiones de las extremidades inferiores en sentido análogo al de las posturas de la eliminación y la de flexión-extensión de las piernas hacia la pelvis.

Estas asanas se acompañarán de respiración completa a ritmo moderado, o bien de respiración alternada lenta tipo nadi shodana.

# Alcalosis respiratoria

Estado determinado por la prolongación anómala de un ritmo respiratorio demasiado rápido. Se observa entonces malestar, calambres en las manos, los brazos, el rostro, pudiendo llegar al tetanismo, congestión de las facciones, vértigos, etc., fenómenos que remiten con rapidez cuando se recupera la respiración normal. O bien respirando a través de las manos formando cuenco sobre la nariz y la boca, o cubriendo la cabeza con una bolsa de plástico.

La causa determinante es la eliminación excesiva de gas carbónico o de ácido carbónico; la disipación de los iones ácidos produce la alcalinización de la sangre.

Es un estado que se observa, por ejemplo, en los accesos fuertes de fiebre con respiración superficial y acelerada; o también puede ser debido a un ritmo forzado que se haya impuesto el sujeto.

En relación con el yoga, se dan alcalosis respiratorias en los novatos no controlados por un profesor, en particular cuando intentan realizar modalidades respiratorias de pranayama como el kapalabhati.

# Anginas

Reciben este nombre todas las inflamaciones de garganta que interesan aislada o simultáneamente a las amígdalas, la faringe y los pilares y el velo del paladar. Todo ello acompañado de fiebre más o menos intensa, calambres, dolor de cabeza, anomalías digestivas, dolor local y dificultad para tragar, hinchazón manifiesta de los ganglios linfáticos del cuello.

## Papel del yoga

Queda formalmente contraindicado en todas las variedades de anginas, sobre todo durante la fase aguda, autorizándose de nuevo después de la curación. Además las personas de garganta delicada deben tener presente la necesidad de evitar las técnicas respiratorias en que el aire penetra en aquélla directamente y con gran fuerza durante la inspiración, en particular:

● la respiración lengua fuera o shitali.

**Asanas que se juzga favorables** en relación con las anginas, a título preventivo y exceptuando la fase aguda del brote:

● la postura del arado (8), a la que se acredita la prevención de las anginas recidivantes;

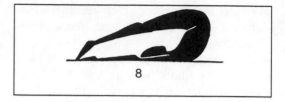

8

● la postura de permanecer sobre la cabeza (9) o shirsasana, que mejora la resistencia a las infecciones de las vías aéreas superiores.

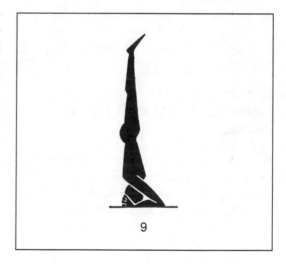

9

# Angustia, ansiedad

Son síntomas de hipernerviosismo o de depresión nerviosa (véanse estos artículos).

# Artritis

Inflamación de una articulación; es indispensable distinguir claramente entre la artritis, que es de naturaleza inflamatoria, y la artrosis, cuyo carácter esencial son las lesiones degenerativas.

La artritis puede ser aguda o crónica, subaguda con hinchazón de las articulaciones, dolores espontáneos o coincidiendo con los movimientos, todo ello acompañado de fiebre y alteraciones del estado general. La inflamación corolaria de los tejidos que rodean la articulación se llama periartritis; la presencia de líquido en el interior de la articulación es el llamado derrame sinovial.

## Papel del yoga

Todas las variantes de la artritis constituyen contraindicación formal a la práctica del yoga como asanas; se puede proseguir con las técnicas respiratorias del pranayama, sin embargo, siempre que el estado general no se halle demasiado deteriorado. Es preciso que hayan desaparecido la fiebre y los dolores antes de reanudar la práctica de las posturas, que responderá sobre todo a la finalidad de evitar el peligro de anquilosamiento y mantener en forma, mediante contracciones estáticas, la musculatura que ha permanecido inmovilizada.

# Artrosis

Variedad muy frecuente del reumatismo crónico; afecta sobre todo a las mujeres de edad avanzada, y cursa con predominio de las lesiones de desgaste y degeneración del cartílago articular.

No debe confundirse con la artritis, que es de carácter inflamatorio.

## Localizaciones

La artrosis interesa con frecuencia a los distintos segmentos de la columna vertebral; así se constituye la cervicartrosis en la región del cuello o raquis cervical, la de espalda o dorsartrosis, la lumbartrosis hacia los riñones.

Otras regiones frecuentemente afectadas son la cadera (artrosis coxígea), la rodilla (genuartrosis) y los tobillos; no es tan frecuente la afección en muñecas, pies y manos, excepto la localización en el pulgar, bastante banal.

## Síntomas

En términos generales, la articulación no se presenta en la artrosis tan caliente e inflamada como en la artritis; los dolores aparecen con el movimiento y se calman con el reposo, en especial durante la noche.

Los dolores locales de las articulaciones que soportan el peso del cuerpo en la postura vertical suelen ser moderados, pero lancinantes, y se calman hasta cierto punto cuando la articulación se calienta, se «desatasca» como suelen decir los enfermos, pero retornan a menudo con el esfuerzo y la fatiga, en ocasiones acompañados de cierta rigidez y de crujidos al mover la articulación, sobre todo las de la espalda y las rodillas.

## Medidas a tomar

Evitar el frío, las humedades así como toda presión excesiva sobre las articulaciones, en especial las más predispuestas a las lesiones de la artrosis. Eliminar el sobreesfuerzo articular, como las largas horas de permanencia en pie o la deambulación en espacios reducidos, que son causas de deterioro anatómico.

Las fajas o vendajes elásticos son muchas veces necesarias para sostener, calentar y proteger las articulaciones (rodilla, tobillo, etc.).

Cabe recomendar también las rodilleras, las tobilleras, los cojines anatómicos especiales de «postura curva» para la espalda; ciertos tejidos especiales recurren a las propiedades de la triboelectricidad para generar un calentamiento local favorable.

## Papel del yoga

Excepto la postura del cuerpo muerto (fig. 10) o shavasana, que no impone ningún esfuerzo físico, se prescindirá de la práctica del yoga durante los periodos de recidiva evolutiva así como ante cualquier forma dolorosa o mal estabilizada. Nada impide, en cambio, que el paciente aproveche los beneficios de las técnicas respiratorias del pranayama.

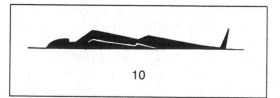

10

En los demás casos, es decir los de baja intensidad, raro sería que no se pudiesen practicar las más fáciles y sencillas de entre la infinita variedad de asanas disponibles, aunque nunca sin previo consejo médico y sin el control de un profesor.

Por lo que se refiere a las indicaciones y contraindicaciones, hay que considerar si la artrosis tiene o no carácter generalizado; en el primer caso se impone una máxima prudencia.

Cuando las localizaciones sean muy definidas se evitarán las asanas de esfuerzo sobre las articulaciones afectadas, o por lo

menos serán especialmente vigiladas. En cambio es posible poner en acción las articulaciones sanas siempre y cuando no resulten afectadas las regiones enfermas.

Suele plantear problemas delicados la fragilidad de la columna cervical, y también la de la región lumbar, especialmente la articulación de la quinta vértebra lumbar con el sacro. Véase para mayores detalles Artrosis cervical y Artrosis lumbar.

Es muy frágil, también, la rodilla; los meniscos situados en el interior de la articulación pueden hallarse deteriorados, sobre todo en quienes hayan practicado deportes (futbolistas, etc.). Ahora bien, la rodilla suele intervenir en muchas posturas de yoga, siendo preciso actuar con las mayores precauciones y observando una progresividad científicamente controlada; lo contrario podría acarrear deterioros quizá definitivos. La postura del loto supone una solicitación especialmente intensa de la rodilla.

# Artrosis cervical

Localización de la artrosis (véase artículo anterior) a nivel de las vértebras del cuello.

## Medidas a tomar

Son idénticas a las recomendadas para la artrosis (véase); sin embargo la localización implica ciertas particularidades.

## Higiene general

Consiste en evitar las posturas de esfuerzo sobre el segmento cervical de la columna, que además fatigan los músculos del cuello. Téngase en cuenta que ciertos trabajos como coser, poner remiendos o hacer punto inmovilizan el cuello con la cabeza inclinada hacia abajo, en una postura rígida y desfavorable.

Al llevar la compra o transportar maletas se tratará de repartir el peso entre ambas manos, evitando disimetrías peligrosas.

Están contraindicados los viajes largos en automóvil, aunque el empleo de una almohada cervical permite reducir en parte la fatiga de la nuca.

## Asanas a evitar

- La postura en media vela (11);
- la postura en vela completa (12);
- la postura de permanecer sobre la cabeza (13);
- la postura del arado (14);
- la postura de orejas presionadas (15).

Las posturas desfavorables son las que repercuten más o menos el peso del cuerpo

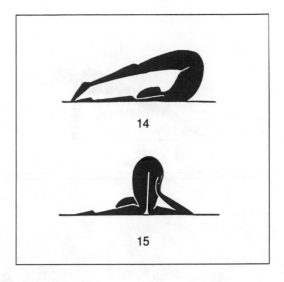

14

15

sobre el cuello, o las que ejercen sobre esa zona presiones no compatibles con sus posibilidades y con las lesiones que la afectan. También hay que evitar las posturas en que la cabeza puede caer hacia atrás a consecuencia de un error técnico:

- posturas con fuerte tracción del cuerpo hacia delante (16);
- la postura de la mesa de cuatro patas (17).

Y se impone la prudencia en la ejecución de la:

- postura del feto (18).

## Asanas favorables

Las posturas sentado o en pie determinan un estiramiento automático del cuello, que es de efecto favorable. El occipucio experimenta una tracción hacia arriba al estirar los brazos con las palmas vueltas hacia arriba hasta llegar a manos juntas sobre la cabeza con los dedos entrecruzados:

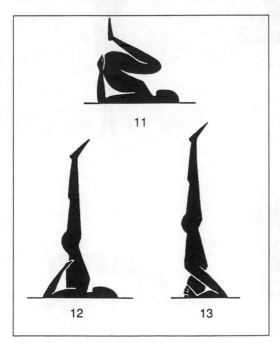

11

12          13

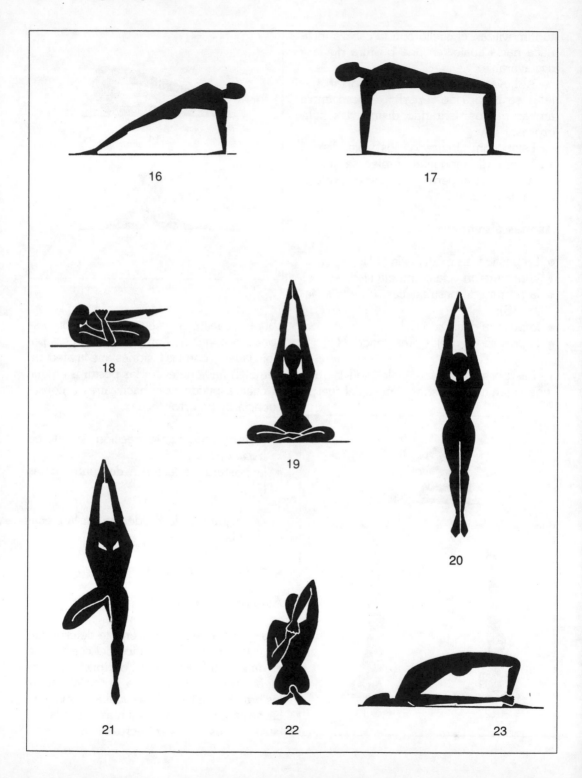

- postura de la montaña (19);
- postura de atentos (20);
- postura del árbol (21).

Todas las asanas que implican flexión del raquis cervical o una torsión de cuello son beneficiosas a título preventivo de la cervicartrosis, pero exclusivamente en los sujetos que no presenten ninguna anomalía ni dolor en tal región, y ejecutándolas con la máxima suavidad.

Cuando una tensión patológica del raquis haya motivado un dolor de cabeza de tipo congestivo en presencia de cervicartrosis leve, puede obtenerse un cierto alivio mediante la postura de la cabeza de vaca (22).

La postura en medio puente con ligadura (23) confiere flexibilidad y tonifica la espalda, evidenciándose particularmente favorable contra los dolores y esguinces a nivel del cuello.

## Técnicas anejas

Jalandhara bandha (véase capítulo 3) es una modalidad excelente de yoga para los casos de artrosis cervical, debido a su poder amortiguador en cuanto a las repercusiones de diversas posturas sobre la columna vertebral. No obstante, hay que recordar que aquélla determina una gran flexión anterior que imperativamente debe ser bien tolerada. En caso contrario nos abstendremos de practicarla. La asociación con los movimientos oculares con arreglo al método de Bates, o de drishtis con movimientos obligados de cuello parece mejorar sus repercusiones beneficiosas, tanto más interesantes en la medida en que se halle muy reducida la movilidad del cuello; para los detalles de su aplicación véase el artículo Agudeza visual.

# Artrosis lumbar o lumbartrosis

Localización de la artrosis (véase) en las vértebras lumbares de la columna.

## Su incidencia

De gran frecuencia en la mujer, en los obesos, y sobre todo en las profesiones caracterizadas por la extenuación lumbar, en las que se presentan con mucha frecuencia determinados desequilibrios estáticos de la columna lumbar.

## Síntomas

La lumbartrosis es una de las causas del lumbago y se manifiesta por dolores lumbares habitualmente difusos y que irradian al conjunto de la región externa de las caderas. La sensación dolorosa aparece muchas veces insidiosamente, por las mañanas al despertar y hacia el final de la jornada, sobre todo cuando la causa es la fatiga. A veces el dolor es permanente, con recidivas más intensas en determinados momentos. Es un dolor variable, sordo o muy vivo, siendo posibles todas las gradaciones intermedias, acompañado de una sensación de rigidez, de entumecimiento muscular. Aumenta con el esfuerzo, y desde luego con el sobreesfuerzo; cuando se mantiene mucho rato una postura incómoda, tiende a manifestarse en el momento de cambiarla. Suele calmarse con el reposo; en cambio el frío y la humedad lo exacerban.

## Evolución

Es muchas veces caprichosa; los dolores aparecen a rachas, agravadas o atenuadas según el tiempo atmosférico. Sin embargo las lesiones anatómicas y los signos radiológicos son irreversibles. Pueden estabilizarse pero es más común la característica progresiva.

## Complicaciones

- Neuralgia del ciático: es una de las complicaciones más frecuentes, y difiere de la ciática por hernia discal (véase).
- Neuralgia de la cara anterior del muslo (cruralgia).

## Medidas a tomar

- Reposo absoluto en cama durante la fase aguda (crisis de lumbago);
- en las formas crónicas hay que tener en cuenta la localización anatómica concreta de la afección. En particular se intentará combatir la obesidad eventualmente presente, ya que este factor supone una sobrecarga de la parte inferior de la columna, así como de la pelvis. Abstenerse de levantar pesos muy grandes o empleando una técnica defectuosa. Atención a los movimientos bruscos de flexión o de rotación del raquis, así como a los viajes largos o trayectos sometidos a fuertes vibraciones. Es fundamental evitar los enfriamientos, aconsejándose el uso de prendas interiores de tejido especial, de las que proporcionan el *efecto* beneficioso de la triboelectricidad.
- Asimismo conviene evitar los esfuerzos físicos violentos, las largas permanencias en pie, etc. De noche, una tabla colocada entre el somier y el colchón puede evidenciarse sumamente eficaz.
- La defensa permanente de la región lumbar puede realizarse por medio de almohadas anatómicas que se colocan en los respaldos de los asientos de trabajo, en el coche, durante las comidas, etc. Existen modelos adaptables a todas las situaciones, particularmente los que imponen la «postura en curva».
- Todas las veces que, en las actividades de la vida cotidiana, sea inevitable realizar un esfuerzo susceptible de afectar a la columna vertebral se practicará la técnica de bloqueo lumbar.

Es tan sencilla como eficaz, y consiste en contraer simultáneamente la musculatura abdominal, metiendo barriga, y las nalgas.

A veces se recurre al uso del lumbostato, corsé ortopédico que proporciona sostén a las regiones lumbar y dorsal de la columna vertebral; los hay en ejecución de faja con ballenas, o de materiales plásticos, etc.

## Papel del yoga

Para no repetirnos, remitimos a lo dicho sobre el tema en el artículo Artrosis.

Teniendo en cuenta la localización lumbar, sin embargo, procede que insistamos sobre varios puntos:

- En el individuo sano, la aparición de dolor lumbar durante la ejecución de una asana puede indicar la necesidad de simplificarla, abreviarla o suprimirla;
- cuando aparezca una lumbalgia durante una asana cuyo punto de partida sea la posición sedente, como en la postura del bastón (24), es preferible que el sujeto se apoye en una pared.

Algunas posturas son temibles si se realizan incorrectamente o como primeras tentativas de un neófito; citaremos al respecto:

- la postura de la vela (25);
- la postura de permanecer sobre la cabeza (26), donde el problema se complica con la posibilidad de hacerse daño en caso de caída intempestiva.

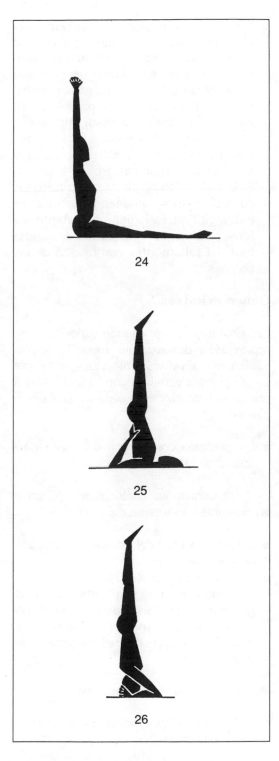

24

25

26

Las posturas que partiendo del decúbito supino inicial realizan una flexión del tronco hacia delante refuerzan la parte baja de la columna lumbar, pero deben cuestionarse en caso de dolor o dificultad durante su ejecución:

- la postura con flexión-extensión de las piernas sobre la pelvis (27);
- la postura sedente en pinza (28).

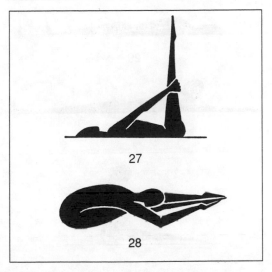

27

28

Las posturas en decúbito supino (de espaldas) sin movilización del tronco ni de los miembros inferiores presentan la ventaja de aliviar la región lumbar, que entonces no soporta el peso corporal. Además relajan músculos cuya tensión perjudica la región lumbar: el cuadrado lumbar y varios músculos abdominales:

- la postura del cuerpo muerto o shavasana (29) es siempre útil, junto con las técnicas respiratorias de pranayama, incluso para las formas dolorosas, ya que el sujeto recibe el beneficio de su efecto sedante frente a calambres y nerviosismos;
- la mudra de estómago (30).

Las asanas que parten del decúbito prono inicial tienen diferentes efectos según cuál sea el cuadro clínico:

- la postura del perro cara al cielo (31);
- la postura de la cobra (32);
- la postura del arco (33),

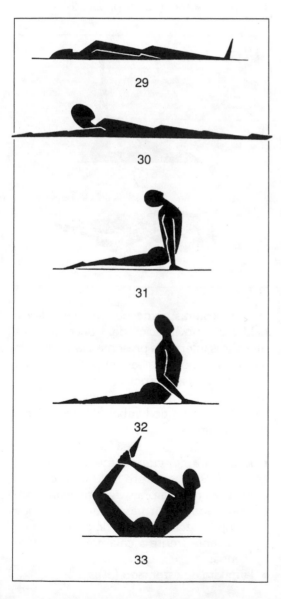

así como la postura del saltamontes (34), de todas las cuales se dice que consolidan la región lumbar. Téngase en cuenta que estas diferentes posturas se reservan a los tratamientos preventivos, por anquilosamiento de la parte baja de la espalda o dolor moderado estrictamente funcional. Están contraindicadas ante las algias definidas y sus formas orgánicas, sobre todo estructurales. No obstante y supuesto un control riguroso, pueden paliarse algunas algias sacro-lumbares bastante intensas mediante una variante de la postura del saltamontes con flexión de las piernas.

**Deben evitarse:**

Las posturas de pie, cuando supongan una repercusión desfavorable sobre la región lumbar por agravar las afecciones estáticas de la columna vertebral con su incidencia a ese nivel; este efecto se observa, por ejemplo, en:

- las posturas con flexión del busto partiendo de la posición de pie (35).

Consideraciones análogas se aplican a las posturas con torsión del raquis:

- la torsión a nivel del estómago partiendo del decúbito (36);
- la postura de Marici (37);
- la torsión en triángulo partiendo de la posición de pie (38), sobre todo cuando además de padecimiento lumbar hay una lordosis o una sensibilidad del nervio ciático,

así como a varias otras posturas:

- la del arado (39), dificultosa para el conjunto del raquis;

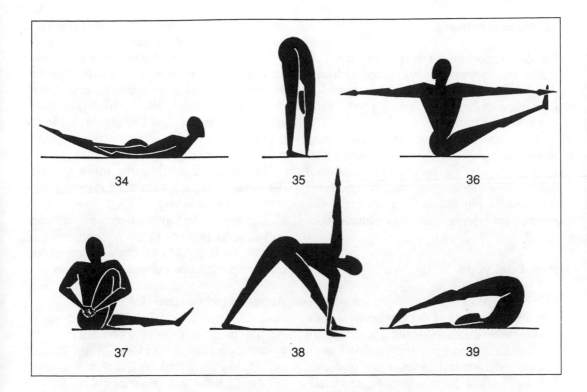

- con mayor razón, la postura de orejas presionadas (40), que deriva directamente de la anterior pero con más grado de dificultad.

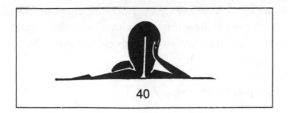

# Asma

Enfermedad de las vías respiratorias, que típicamente se manifiesta en forma de crisis caracterizadas por la contracción espasmó-dica de la musculatura lisa de los bronquios (broncoespasmo). Aislada en esta forma, tenemos el asma seca; pero si además hay fuerte secreción de moco bronquial, el asma se dice «húmeda».

Las crisis de asma son de intensidad y duración muy diversas según los pacientes, y suelen producirse durante la noche, con accesos de ahogo, respiración trabajosa y gran opresión. Al término de la crisis, las salvas de tos seca provocan una expectoración grisácea en forma de «esputos perlados». Las crisis graves que se suceden una tras otra se denominan «crisis subintrantes», siendo el estado de «mal asmático» la expresión más intensa de las crisis agudas; en los casos en que las crisis son casi permanentes nos hallamos ante un asma «inveterada».

En el niño, el asma suele cursar con fiebre y puede confundirse con una bronco-neumonía.

## Medidas a tomar

La más importante, evitar la presencia de polvo, el frío húmedo, los humos incluyendo el del tabaco y los ambientes cargados. Evítense asimismo los alimentos mal tolerados o sensibilizantes.

La reeducación respiratoria debe integrarse en la vida cotidiana del asmático desde la infancia. El problema consiste en aprender a realizar en distintas posturas una respiración activa y prolongada, con recurso preferente a la musculatura abdominal.

## Papel del yoga

El trabajo más consecuente de los realizados a tal efecto es el del Centro de Jaipur, en la India, instituto de estudios oficial y subvencionado, cuyos protocolos fueron analizados durante dos años por el doctor Olivier Boulard. Se comprobó que los pacientes que habían practicado regularmente el yoga durante un tiempo suficiente obtuvieron con ello grandes beneficios, en particular la disminución de la intensidad y la frecuencia de las crisis, mejoría que pudo mantenerse siempre y cuando los sujetos perseverasen en aquella práctica. En Francia se han efectuado otros estudios, a cargo particularmente de los doctores Olivier y Lionel Coudron, del doctor Laurence Maman, etc.

Interviene en el asma otro factor, que es el medio ambiente: la contaminación, el clima, el tabaquismo activo y pasivo. En esto no puede influir el yoga directamente, aunque se ha comprobado que los practicantes del yoga van abandonando el hábito de fumar.

El otro parámetro principal del asma son las reacciones psicoafectivas. Es verdad que se desencadenan crisis de asma durante los periodos de conflicto, de estrés, de preocupaciones o de agotamiento por fatiga. En este aspecto la práctica del yoga es beneficiosa por cuanto disminuye la sensibilidad a las repercusiones del estrés. Mejora asimismo el control de la vida afectiva reduciendo la vulnerabilidad a las múltiples agresiones de la existencia. Las asmas de fuerte o total componente psicosomática mejoran con la práctica del yoga.

En ciertos tipos de asma sobre terreno hereditario atópico sería inútil querer intervenir mediante el yoga.

Las asmas de fondo infeccioso mejoran con el yoga pero de manera inconstante o parcial, en la medida en que se logre mejorar la capacidad de defensa inmunitaria.

## Aspecto preventivo del yoga

No hay medidas específicas en ese caso; la práctica equivale a un Hatha Yoga clásico, incluyendo relajación en shavasana, posturas equilibradas con alternancia de flexiones y extensiones, rotaciones, practicando las asanas sin forzarlas y un trabajo respiratorio consistente sobre todo en la reeducación diafragmática y la agudización de la sensibilidad propioceptiva. Bajo estas condiciones, al cabo de dos o tres años de práctica disminuyen muy sensiblemente las infecciones de las vías superiores y se obtiene una estabilización del clima afectivo, que elimina muchas de las afecciones debidas al estrés.

## Aspecto curativo

Aquí hay que seleccionar aquellas modalidades de yoga que favorezcan el equilibrio modificando el terreno constitucional del asmático.

*El asmático durante la crisis intensa*
El sujeto traduce su angustia mediante crispaciones; pueden observarse los estigmas

de la crisis en su facies y en las manos agarrotadas. Ahora bien, la crispación de las manos determina la de las cadenas musculares que recubren la parrilla costal desencadenándose con ello un bloqueo de la respiración. Al descontraer y estirar las manos se distienden todos los fascia que abarcan las cadenas musculares desde el extremo de los dedos hasta los hombros y la parrilla costal, lo cual facilitará la respiración en sus dos tiempos.

Esta técnica de utilización de las manos se halla en los mudra (véase); el más recomendable para el asmático en fase de crisis es el china mudra, que alivia el bloqueo de la espiración; en el periodo de remisión entre crisis es más indicado el jnana mudra (véase el artículo especialmente dedicado).

El asmático es un ser que lucha y que va a salir sumamente fatigado de su combate contra la crisis. Durante ella no se le puede exigir ningún esfuerzo suplementario, por lo que se limitará a tratar de relajar por medio de técnicas sencillas las manos y el semblante. La confianza en el restablecimiento y la paciencia durante el transcurso de la crisis complementan la acción farmacológica.

*El asmático durante la crisis moderada*
El broncoespasmo de la crisis corresponde a la opresión de los pulmones, que se perciben como demasiado pequeños al tiempo que la caja torácica está dilatada, con bloqueo inspiratorio y dificultad para espirar. Buscaremos, pues, en la práctica del yoga todo lo que dinamice interiormente el pulmón y todo cuanto favorezca la espiración, en el sentido de «cerrar» la parrilla costal.

Abundaremos por tanto en la posturas de repliegue, de las llamadas en longhana, con flexión anterior, que poco a poco suavizarán el mecanismo torácico y facilitarán la expulsión del aire inhalado. Al término de la espiración se insistirá lentamente por

medio del abdomen y el diafragma, pero sin forzar, a fin de no provocar un colapso de los bronquiolos de las bases pulmonares. Se trata, pues, de una técnica respiratoria muy precisa: espiración ayudada, pero sin violencias, y educación de la musculatura abdominal.

Este tipo de respiración puede simultanearse con la postura del arado o halasana, por ejemplo, clásicamente privilegiada en el tratamiento del asma. Es en efecto una postura de gran repliegue, sobre todo sub-clavicular, en longhana. Otra postura favorable, ésta sedente, es la de la pinza, con la diferencia de que no se mantiene la espalda recta como en el gran mudra (41); al contrario, hay que tratar de redondear el raquis, y si concurre una fragilidad lumbar, se autorizará una ligera flexión de las rodillas. Importa sobre todo redondear la espalda para acentuar el repliegue anterior del tórax. Esta misma consideración se aplica a todas las posturas sedentes con inclinación del busto hacia delante:

- la sedente con flexión de la pelvis (42),
- la postura del diamante (43) en fase de «hoja doblada», etc.;
- también es favorable el repliegue corporal con redondeo de la espalda en la postura fetal (44), pudiendo emplearse esta asana, por tal motivo, para contrarrestar la dificultad al exhalar o disnea espiratoria del asmático.

Con esto no decimos en modo alguno que sea preciso descartar sistemáticamente las posturas de expansión en el asmático; lo que sí se impone es relegarlas necesariamente a los periodos de calma entre una y otra crisis, durante los cuales procuraremos una dilatación tanto pulmonar como torácica. Por el contrario, sería catastrófico intentarlo durante la crisis, ya que acentuaríamos el bloqueo respiratorio, la horizontali-

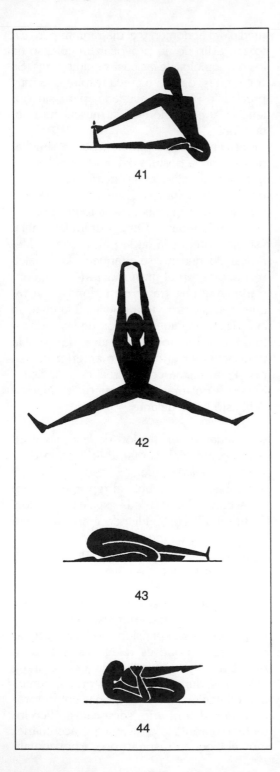

41

42

43

44

dad de la parrilla costal y la dificultad espiratoria.

Entre crisis pueden practicarse asimismo las posturas complementarias, como la de la cobra (45) y la del arco (46), aunque ésta exclusivamente en su forma dinámica y evitando la forma estática.

Prescindiremos de la postura del saltamontes (47), que muchos asmáticos toleran mal por razones no del todo dilucidadas.

Un *segundo* aspecto importante *es* el de la *reeducación respiratoria*. El asmático no sabe respirar y debe adquirir conciencia de su respiración diafragmática. Después

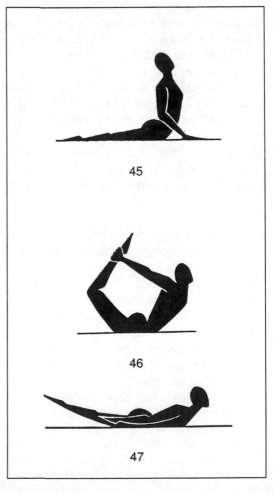

45

46

47

de una buena relajación en shavasana que disipe su angustia y lo relaje, debe aprender a respirar correctamente con el diafragma mientras descansa los demás músculos.

## Aspecto paliativo

Algunos asmáticos bajo tratamiento de corticoides u otros sufren accesos de ahogo entre crisis con depleción total de la energía, y no soportan ningún esfuerzo.

Aquí el yoga no anuncia ninguna pretensión terapéutica, pero tiene todavía un lugar en el terreno de la relajación y la reeducación respiratoria, actuándose principalmente sobre el uso correcto del diafragma y las técnicas que favorezcan la espiración.

Asimismo permite contribuir al restablecimiento de la energía, siendo de las más eficaces para ello la postura de la barca (48) o navasana (véase el artículo correspondiente).

Debe ejecutarse de manera progresiva, pues acentuará la fatiga al principio, y se acompañará de movimientos de circumducción de los tobillos y las muñecas, respiraciones completas, etc. También será útil la postura en mesa a cuatro patas, alternando espalda ahuecada y espalda redondeada.

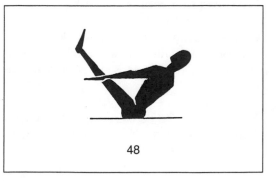

48

## Efecto vagotónico del yoga

Es sabido que la práctica del yoga, a largo plazo desvía las tendencias de base del sujeto hacia la vagotonía, es decir la estimulación del sistema parasimpático. A priori ello debería ser desfavorable para el asmático, quien suele recibir, por el contrario, una medicación simpaticotónica, dirigida a estimular el sistema simpático. Los hechos rebaten esa objeción; pese a su acción selectivamente vagotónica el yoga se evidencia al mismo tiempo como regulador del sistema nervioso, y tanto del parasimpático como del simpático *en presencia de un desarreglo patológico duradero*. No nos hallamos, por lo tanto, ante el problema de la adolescente emotiva propensa a sufrir una lipotimia hacia el término de la sesión de yoga, por crisis de vagotonía debida a las repercusiones inmediatas de tal sesión; en el asmático, enfermo de larga evolución, se producirá por el contrario una feliz regulación del sistema nervioso en su conjunto gracias a la práctica del yoga.

En trabajos modernos se ha demostrado que incluso en presencia de una parasimpaticotonía acentuada, aumentaba el *turn-over* de las catecolaminas producidas por el simpático.

Ciertas asanas pueden emplearse en el asma por su *efecto simpaticotónico*, por ejemplo diversas torsiones y sobre todo las realizadas en posición de pie o sedente con el busto en vertical:

- las posturas de Marici (49),
- la torsión en triángulo de pie (50), etc.

El efecto estimulador del simpático, marcado en la posición de pie, persiste pero con menos intensidad para las torsiones desde el decúbito, por ejemplo a nivel del estómago.

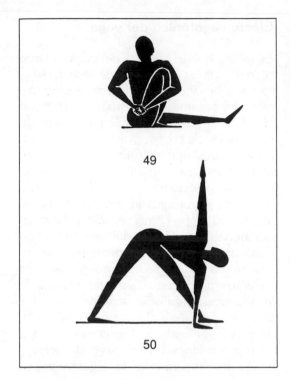

49

50

## Atención

Entre las facultades intelectuales, la de la atención tiene un papel destacado por cuanto condiciona la memoria y constituye un instrumento imprescindible de la inteligencia.

Algunas posturas gozan de la reputación de ser especialmente propicias para su desarrollo.

### Asanas que se juzga benéficas

- La postura de la cobra (51);
- la postura de permanecer sobre la cabeza (52), siempre y cuando se ejecute a la perfección;
- la postura en extensión dorsal sedente o sedente en pinza (53);
- la postura de Vasistha (54), que estabiliza el psiquismo e incrementa sus facultades.

### Efectos de las técnicas respiratorias del pranayama

La respiración tipo kapalabhati, teniendo en cuenta las precauciones particulares, habituales con esa técnica, mejoran la irrigación cerebral.

El shikatari, y en menor medida el shitali, ejercen notables efectos beneficiosos.

### Técnicas anejas

Se recomienda la de jnana mudra.

## Audición (anomalías de la)

Son de diversa intensidad, desde la simple disminución (hipoacusia), hasta la pérdida total de la audición, o sordera.

Ambos oídos, o uno solo, pueden aparecer afectados; los orígenes de estas anomalías son muy variados y pueden afectar al oído externo, al oído medio o al oído interno.

Ante un problema tan complejo el papel del yoga es necesariamente modesto. Puede, no obstante, insertarse en el cuadro de los ejercicios psicosensoriales.

### Posturas favorables

- A la postura del arado (55) se le atribuye la propiedad de mejorar la audición, aunque sólo en los casos de anomalía funcional.

En la práctica de ciertas asanas pueden darse zumbidos de oído (véase el artículo correspondiente).

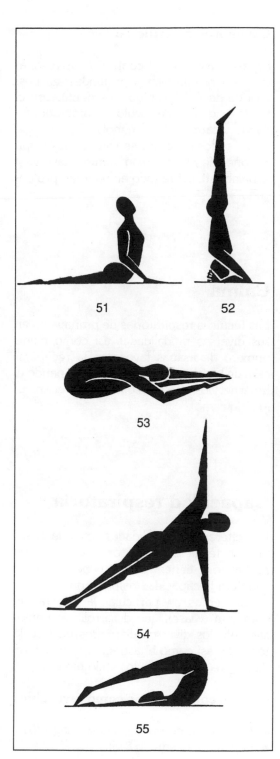

51

52

53

54

55

# Calambres

Contracción de los músculos estriados, intensa y muy dolorosa, independiente de la voluntad; suelen afectar sobre todo a los gemelos de las pantorrillas pero también se manifiestan en el muslo, el pie, la musculatura torácica, etc. El calambre sobreviene brutalmente después de un movimiento en falso, o sin causa aparente. Favorecen su aparición los esfuerzos violentos o prolongados, el exceso de ejercicio, la transpiración excesiva, el estado de embarazo, el alcoholismo, la hipertensión arterial, la acción de los diuréticos tiazídicos y las insuficiencias de calcio o de magnesio.

Se observan con frecuencia en las personas con intolerancia al estrés y muy especialmente en los espasmófilos.

**Papel del yoga**

**Posturas favorables**

Algunas asanas tienen efectos beneficiosos ciertos, aunque no específicos, y coadyuvan en medida no desdeñable al tratamiento médico, esencial en cualquier caso: derivados de la quinina, vitaminas del grupo B, y en homeopatía, cuprum, etc.

- La postura de la cabeza de vaca tiene reputación de favorable contra los calambres;
- y conviene destacar una asana que goza de justificado prestigio, a lo que parece, en relación con los calambres. Es la postura de la silla (56), y se le atribuye eficacia sobre todo para los calambres en los pies.

Para detalles complementarios sobre el aspecto práctico y su papel en lo que concierne a los calambres, véanse los artículos Circulación e Hipernerviosismo.

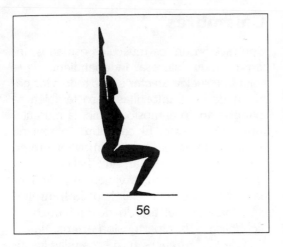

56

## Respiraciones favorables

Diversas modalidades de pranayama contribuyen a obtener la regularización del sistema nervioso y de la circulación, factores esenciales en la génesis de muchos tipos de calambres.

Se tendrá en cuenta, no obstante, la necesidad de adaptarlas según el origen de éstos.

## Calambres de origen circulatorio

Respirar lentamente, moderando la amplitud respiratoria, y relajarse en shavasana, tumbados de espaldas, o de costado si no se tolera bien aquella postura. Se practicará con insistencia el inflamiento abdominal durante la inspiración, y se estudiará la repercusión, muchas veces favorable, de las retenciones del aliento después de la inspiración (antara kumbakha). Conjugados con las posturas en decúbito supino, miembros inferiores en extensión, los movimientos de circumducción de pies intervienen favorablemente sobre los problemas circulatorios de los miembros inferiores.

## Calambres de esfuerzo

En este caso, por el contrario, las respiraciones serán amplias y profundas, en postura de decúbito supino, o sedente, con el fin de oxigenar el músculo acalambrado, fatigado y carente de oxígeno.

En todos los casos se evitarán las respiraciones de ritmo rápido, como bhastrika y kapalabhati, sobre todo en régimen prolongado.

## Calma

Las técnicas respiratorias de pranayama en sus diversas modalidades así como cierto número de asanas favorecen la recuperación de la calma, por lo general disipando el hipernerviosismo (véase, así como el artículo Psiquismo).

## Capacidad respiratoria

Las diferentes modalidades con que cuentan las técnicas respiratorias yóguicas de pranayama tienen efecto beneficioso en cuanto a la capacidad respiratoria.

Citaremos en particular la respiración completa (véase), que desarrolla armoniosamente los diversos diámetros de la caja torácica, así como bhastrika, que solicita el diafragma y los músculos abdominales.

### Asanas consideradas como favorables

- La postura de mudra de estómago (57);
- la postura del arado (58);

- la postura de la silla (59) amplifica marcadamente la respiración;
- la postura del bastón (60) favorece la apertura respiratoria;

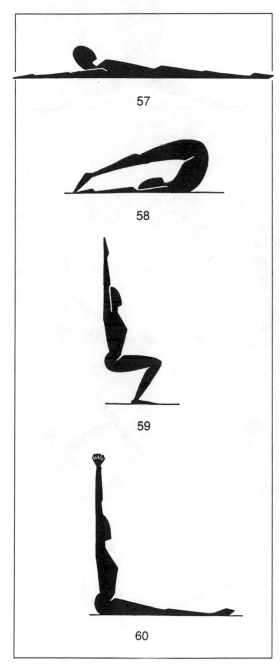

57

58

59

60

- el mismo efecto se atribuye a la postura de la montaña (61);
- la postura sedente con flexión de la pelvis (62);
- la postura en triángulo de pie (63);
- la postura de la cabeza de vaca (64);
- la postura con flexión-extensión de la pierna sobre la pelvis (65);
- la postura del diamante (66);
- la postura del perro cara al cielo (67).

Muy beneficiosas para los individuos sanos, las posturas en decúbito prono (acostados sobre el vientre):

- la postura del arco (68),
- la postura de la cobra (69),
- la postura del saltamontes (70),

deben ser evitadas por los enfisematosos y los asmáticos, así como en todas las afecciones respiratorias con dificultad de espiración.

# Cefalea

Es la denominación médica del dolor de cabeza. Éstos constituyen síntoma muy banal en numerosos estados patológicos de diversa gravedad.

## Medidas a tomar

Reposo, inmovilización en estancia aislada del ruido, oscuridad más o menos completa, son los paliativos generales. Se proscriben los excitantes congestivos, como el alcohol; en cambio el té o el café tendrán, según el temperamento del sujeto, repercusiones favorables o desfavorables.

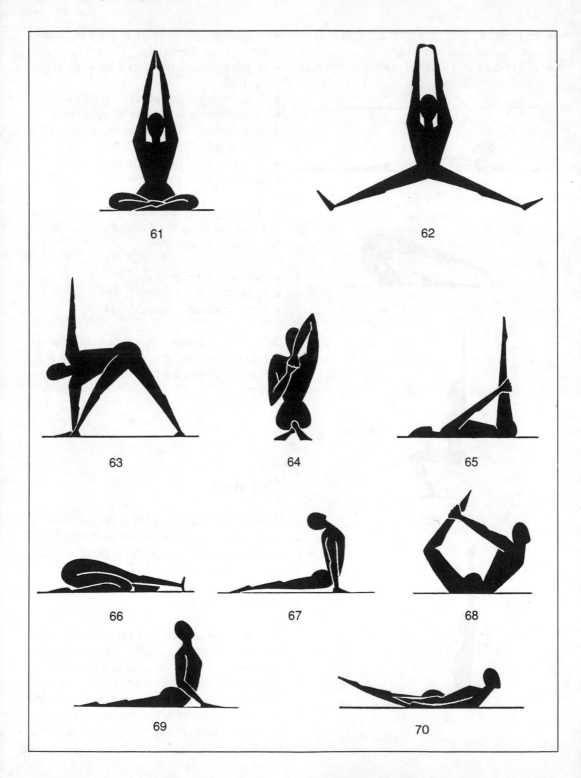

El agua fría en compresas sobre la frente o en baños sedantes, así como los baños de pies con sinapismo, en ocasiones fomentan la circulación sanguínea y descongestionan el cerebro.

Es importante un estudio de la postura en la cama, en razón de la habitual recrudescencia nocturna de los dolores.

Por lo general se aconseja el decúbito supino, con la cabeza en horizontal muy escasamente sobreelevada con respecto a los pies, sobre colchón duro.

Lo esencial es que el paciente se ponga cómodo y se relaje.

Según las consideraciones individuales se preferirá la almohada travesera con un apoyacabezas, o mejor aún los cojines de gomaespuma moldeados en formas que se adaptan a la nuca, y las almohadas anatómicas especiales tipo mariposa, *cervicor*, etc.

Es primordial evitar los enfriamientos de cuello, y no debe ignorarse la capacidad protectora de la triboelectricidad.

## Papel del yoga

En periodo de crisis, ni pensar en su práctica; pero luego recobraremos sus ventajas en tanto que modificador del terreno, cuando menos en las cefaleas que no son de origen orgánico y resultantes de una causa particular como una afección ocular o deficiencia visual, una sinusitis, una hipertensión arterial, etc.

Véanse los artículos Circulación, Hipernerviosismo, Capacidad respiratoria, dominios en que se aprecian los beneficios del yoga siempre y cuando se acierte a proceder con cierta selectividad.

- La postura de flexión en pie (71) supone un estiramiento intenso y es eficaz para los casos puramente funcionales, debidos a la neurotonía, o a perturbaciones

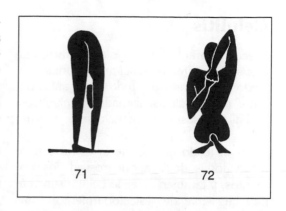

71          72

digestivas, o concurrentes a ciertas depresiones reactivas.
- La postura de la cabeza de vaca (72) es útil cuando la cefalea se fundamenta en una tensión patológica del raquis cervical (véase Artrosis cervical).
- En todas las posturas con elevación de los brazos por encima de la cabeza, en un primer tiempo uniremos las palmas de las manos como para la oración; luego se entrecruzan los dedos y se vuelven las palmas al revés, hacia arriba. Se realiza así una autoelevación con estiramiento sobre la columna cervical, de muy beneficiosos efectos.

## Papel del pranayama y anejos

- Mediante jalandhara bandha (véase la pág. 236) se combaten los zumbidos de oídos y las cefaleas de origen congestivo;
- la respiración tipo shitali descongestiona la cabeza, con repercusión favorable sobre los dolores de cabeza benignos y de origen puramente funcional.

# Celulitis

Afección caracterizada por la infiltración de la sustancia intersticial del tejido conjuntivo, tejido diseminado por todo el organismo y entre cuyas células, llamadas conjuntivas, se halla la sustancia mencionada, rica en colágeno.

Es el tejido que forma la estructura de los tendones, de las aponeurosis de los ligamentos, y también el tejido celular subcutáneo que sirve de «estacionamiento» a las grasas. Contiene vasos sanguíneos y linfáticos, así como nervios.

La afección se traduce por la formación de acumulaciones planas, endurecimientos y nudosidades localizadas; los cambios de consistencia se advierten progresivamente al tacto y, por último, a simple vista.

## Régimen

Excepto en los casos en que la celulitis se superpone a una obesidad, el régimen para aquélla no es el mismo que deben seguir los obesos. Es decir, no se trata de reducir calorías, y las prohibiciones no son las mismas.

Sobre todo se procura evitar la degeneración celular, la intoxicación del organismo, y eliminar los excitantes ficticios que desequilibran el sistema nervioso, al igual que todo cuanto pueda deteriorar las funciones hepática y renal.

Desconfiaremos, pues, de los horarios irregulares en las comidas, de la masticación insuficiente, de las anomalías flagrantes tanto en la composición como en la variedad de la dieta, con posibles carencias en cuanto a vitaminas y oligoelementos.

En caso de alergia a determinados alimentos (pescado, marisco, etc.), éstos serán formalmente proscritos. Se estudiarán con atención las reacciones del organismo a la leche y sus derivados, a los huevos. En líneas generales se evitará el consumo de bebidas alcohólicas, el tabaco, las grasas cocinadas y los condimentos susceptibles de irritar el tracto digestivo. Y se reducirá cuanto sea posible el empleo de la sal.

## El papel del yoga

Recurriremos a su práctica para:

- remediar las anomalías circulatorias en general;
- regularizar la función ovárica, cuyas anomalías originan puntos de apoyo para la celulitis;
- disipar el hipernerviosismo, cuya intervención patológica en la génesis de la celulitis se halla bien establecida;
- combatir la insuficiencia respiratoria crónica, excesivamente frecuente.

Mediante estas cuatro líneas de acción, el yoga puede colaborar útilmente en la lucha contra esta afección compleja y rebelde que aflige a tantas mujeres, incluso jóvenes.

Para mayores detalles véase Circulación, Hipernerviosismo, Regla y las técnicas respiratorias que se explican en el marco de pranayama.

Se atenderá en particular a la respiración completa.

# Ciática o neuralgia del ciático

Dolor localizado en el territorio del nervio ciático, relativo por lo general a un conflicto entre un disco intervertebral y una raíz nerviosa. El caso más corriente responde a una hernia discal que comprime las raíces posteriores y sensibles del nervio. Cuando afecta asimismo a las raíces anteriores, las motrices, nos hallamos ante un caso de ciática paralizante.

## Síntomas

El dolor es el más señalado, a menudo acompañado de agitación e insomnio, y agravado por las toses, el esfuerzo al defecar, los estornudos. El reposo no lo calma, o muy poco.

Según la sede del dolor se distinguen dos casos principales:

## 1. Ciática L 5

Corresponde, en caso de hernia discal, a la localizada entre las vértebras lumbares 4ª y 5ª. Se originan los dolores en la región lumbar y luego descienden a lo largo de la cara externa del muslo, continúan hacia las regiones anterior y externa de la pierna, pasan por la parte anterior del tobillo y cruzan en sentido oblicuo del dorso del pie hasta la articulación del dedo gordo.

## 2. Ciática S 1

En caso de hernia discal, ésta se hallará entre la 5ª vértebra lumbar y la primera del sacro. El dolor principia igualmente en la región lumbar, pero aquí desciende a lo largo de la parte posterior o postero-externa de la pierna, pasa detrás y por la región externa del tobillo, prosigue su trayecto por la planta del pie y termina generalmente a nivel del meñique.

## Papel del yoga

Suele citarse la ciática como una de las contraindicaciones formales a la práctica del yoga. Es exacto para la mayor parte de las formas agudas y álgidas, como asimismo para gran número de formas crónicas. No

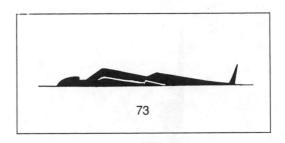

73

obstante conviene sentar algunas distinciones, como se verá en el análisis siguiente:

La postura del cuerpo muerto (73) o shavasana, puesto que no requiere ningún esfuerzo físico, siempre puede realizarse, y las técnicas respiratorias mantienen su interés cualquiera que sea el tipo de ciática.

## Asanas consideradas como beneficiosas en determinadas ciáticas, y por lo general a título puramente preventivo

- La postura de la silla (74), que supuestamente consolida la 5ª vértebra lumbar, esa charnela tan frágil de la columna, siempre y cuando se ejecute con la espalda bien recta. Es favorable su acción preventiva en el individuo sano, y puede incluso paliar ciertas ciáticas crónicas, si se procura aprovechar los intervalos libres de recidivas dolorosas;
- la postura del diamante (75), a la que se atribuyen propiedades sedantes de la irritabilidad ciática; a evitar en todo caso durante los periodos dolorosos o cuando no se soporte bien;
- la postura en flexión-extensión de las piernas sobre la pelvis (76), considerada como favorable para el nervio ciático en el individuo sano y en los enfermos de ciática crónica benigna fuera de los periodos dolorosos. La aparición del dolor constituye el llamado signo de Lasègue y es señal de que debe abandonarse inmediatamente la postura;

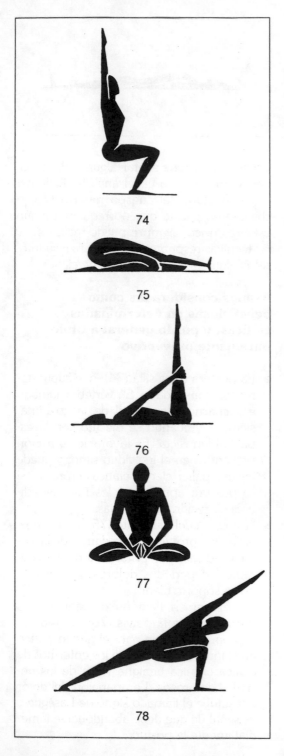

74

75

76

77

78

- la postura de fijación en ángulo de la pelvis (77) es también de propiedades sedantes;
- la flexión de la pelvis con extensión lateral (78) es sedante para ciertas ciáticas crónicas fuera de los episodios agudos.

### Asanas que deben evitarse

Se trata sobre todo de las que ejercen un efecto desastroso sobre la hernia discal; para no repetirnos remitimos al artículo correspondiente.

# Cifoescoliosis

Doble desviación del raquis, formando convexidad posterior y lateral, es decir que reúne cifosis y escoliosis (véanse estos términos).

# Cifosis

Encorvadura defectuosa del raquis, de convexidad posterior, frecuente en los niños.

### Medidas a tomar

Gimnasia médica con reeducación muscular y respiratoria, medidas ortopédicas y, eventualmente, la intervención quirúrgica.

Se debe prestar atención a las posturas del niño en casa, en la escuela y durante sus juegos, para ver si son correctas. Gimnasia respiratoria y cultura física suficiente, pero sin excesos. Las deformaciones deben descubrirse precozmente y se abordará el tratamiento sin demora.

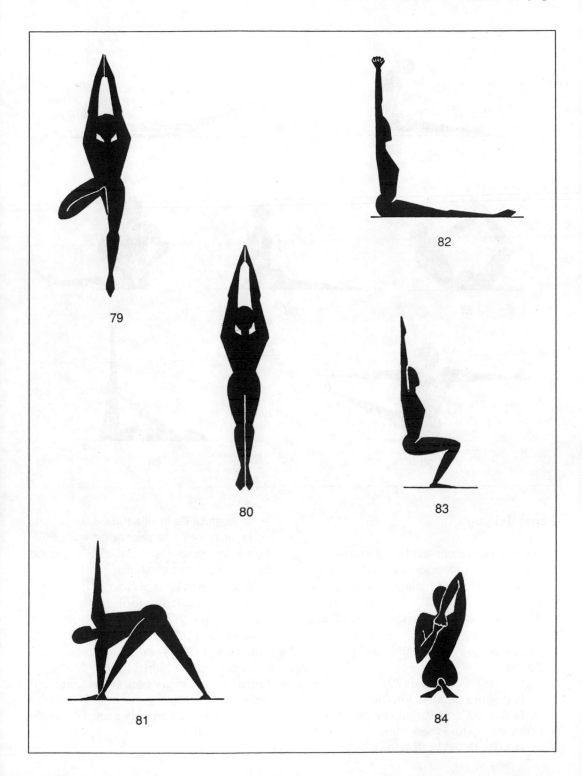

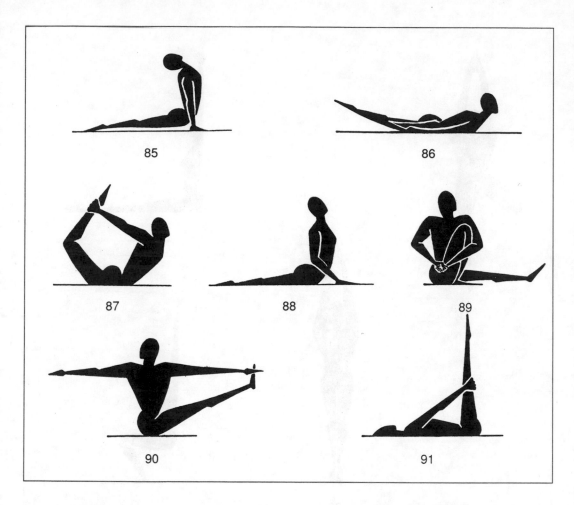

85    86

87    88    89

90    91

## Papel del yoga

Existe una gran diversidad de posturas favorables para la prevención de la cifosis, o corregirla en tanto sea maleable, y no estructural.

Señalaremos como asanas favorables:

- Entre las que se ejecutan en posición de pie:
    - la postura del árbol (79);
    - la postura de atención (80);
    - la postura en triángulo de pie (81).
- Entre las posturas sedentes:
    - la postura del bastón (82);
    - la postura de la silla (83);
    - la postura de la cabeza de vaca (84).
- Entre las posturas en decúbito prono (acostados sobre el vientre):
    - la del perro cara al cielo (85);
    - la del saltamontes (86);
    - la del arco (87);
    - la de la cobra (88).
- Entre las posturas con torsión:
    - la postura de Marici (89).
- Entre las iniciadas con el decúbito supino:
    - la de torsión asentada a nivel del estómago (90).

## Asanas que deben evitarse en caso de cifosis

La postura con flexión-extensión de las piernas sobre la pelvis (91) se halla especialmente contraindicada cuando la cifosis se acentúa hacia la gibosidad.

- la postura sedente en torsión de Marici (94);
- la postura de la tortuga (95);
- la postura en triángulo de pie con torsión (96).

### Respiración favorable

- La respiración completa presenta un interés primordial para la eliminación de las grasas superfluas y de la celulitis.

# Cintura (adelgazamiento de la)

La mayoría de las asanas implican una torsión del tronco, de manera que su ejecución surte un efecto favorable en este plano.

### Asanas más especialmente favorables

- La postura en torsión asentada a nivel del estómago (92);
- la postura del buitre (93);

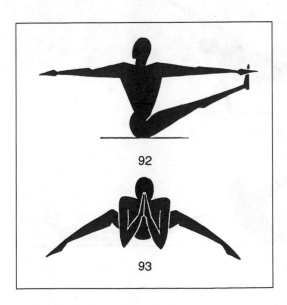

92

93

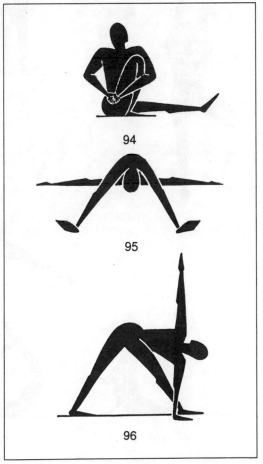

94

95

96

# Circulación
# (anomalías de la)

### Asanas que se considera favorables

- La postura del árbol (97);
- la postura de flexión en pie (98), de estiramiento intenso que calma los dolores menstruales de origen banal;

- la postura del diamante (99) mejora la circulación general;
- la postura con flexión de la pelvis en estiramiento lateral (100) descongestiona selectivamente los ovarios;
- la postura de la cobra (101), estimulante de la circulación en general, *debe evitarse durante las reglas*, al igual que todas las demás posturas en decúbito prono,

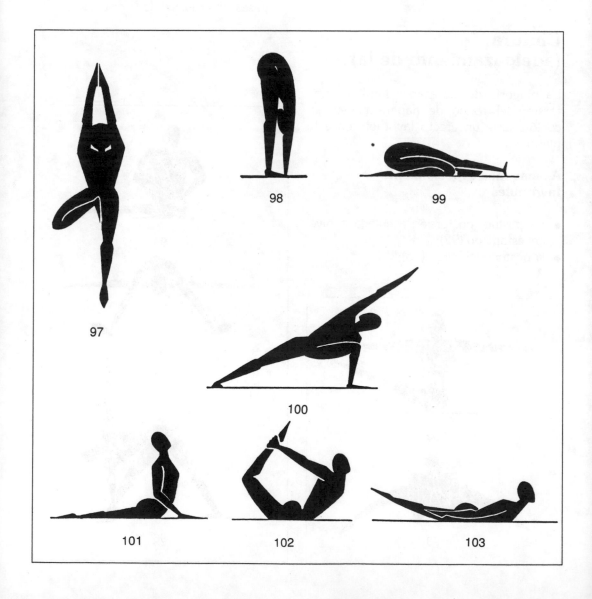

97

98

99

100

101

102

103

como la postura del arco (102) y la del saltamontes (103).

### Precauciones

Al practicar la postura del bastón (104) se observa, sobre todo en sujetos predispuestos, una serie de anomalías circulatorias tipo pesadez, hormigueos a nivel de los miembros superiores, etc. Bajo estas condiciones, prescíndase de esta asana o abréviese su duración.

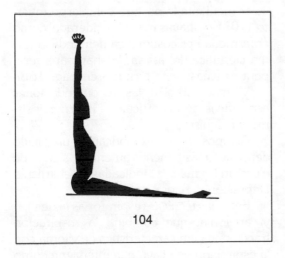

104

### Observación

Las asanas susceptibles de mejorar la circulación:

- surten efectos generales sobre las diversas anomalías de la regla (véase);
- contrarrestan la pesadez de piernas y los hormigueos de manos y pies;
- y sus efectos locales son favorables para prevenir y eliminar la celulitis, la obesidad, etc.

# Colopatías funcionales

Recibe ese nombre un conjunto de manifestaciones intestinales, sistematizadas y crónicas, muy particulares, bien diferenciadas de las patologías abdominales corrientes y desprovistas de todo carácter infeccioso u orgánico.

La frecuencia de las colopatías funcionales y el papel privilegiado del yoga en relación con ellas han sido señalados por los doctores Olivier y Lionel Coudron en el decurso de los coloquios médicos sobre yoga de 1987 en la Facultad de Medicina Lariboisière.

Las colopatías funcionales representan más de la mitad de las consultas por afecciones de las vías digestivas.

### Síntomas

En nueve casos de cada diez los enfermos se quejan de dolores abdominales crónicos e hinchazones. Tres cuartas partes de aquéllos padecen dificultades del tránsito intestinal con estreñimiento, diarrea o alternancia de ambos síntomas.

Hay otras manifestaciones facultativamente asociadas: náuseas, pérdida del apetito, palpitaciones, etc.

### Factores de predisposición

Son dos veces más frecuentes en las mujeres que en los hombres. La cincuentena es la edad más afectada, y de preferencia los individuos en situaciones de inactividad forzada: retirados, parados, gentes sin oficio. Por otra parte, afecta asimismo a quienes asumen grandes responsabilidades, profesionales, familiares u otras, ante el temor de no estar a la altura de su tarea, o en presencia de dificultades reales.

## Factores desencadenantes

En más de la mitad de los casos, los enfermos revelan abusos alimenticios y acusan a determinadas comidas. En todos los demás, prácticamente, la causa es un estrés que no se tolera: emociones, lutos, contrariedades financieras, familiares o sentimentales, etc. La fatiga profesional y el temperamento ansioso también se citan con mucha frecuencia.

## Consideraciones generales

Este tipo de enfermo suele cuidarse de manera anárquica, autorrecetándose medicamentos diversos y de efectos muchas veces contradictorios. En cambio, habitualmente son poco disciplinados por lo que se refiere a seguir las prescripciones del médico.

El diagnóstico de colopatía funcional no puede ser firme sin que se haya descartado, mediante las exploraciones radiológicas y endoscópicas, entre otros medios, una causa infecciosa u orgánica. Un medio reciente, la electromiografía cólica, permite caracterizar ciertos desórdenes de la motricidad intestinal.

## Medidas a tomar

Es difícil establecer un régimen, teniendo en cuenta las repercusiones adversas de ciertos alimentos, que el mismo paciente señalará; además debe ser diferente según se acuse constipación o diarrea, y los casos con alternancia de ambos síntomas no facilitan precisamente la cuestión.

La medicación se individualizará según la naturaleza y la importancia de los síntomas; a menudo consistirá en fibras, antiespasmódicos, mucílagos y regeneradores intestinales.

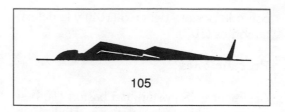

105

## Papel del yoga

Su acción es muy principal aunque en absoluto específica. Tenderá a calmar la ansiedad y a disipar los espasmos, en particular mediante la postura del cuerpo muerto (105) o shavasana. Considerada como enfermedad psicosomática demanda la forma científica del asana, la shavasana terapéutica (véase este término en pág. 168).

Véanse también las recomendaciones específicas de los artículos Hipernerviosismo y Psiquismo.

Algunos casos desembocan en un estado depresivo más o menos auténtico, siendo de elección las medidas indicadas en el artículo Depresión nerviosa.

Entre las técnicas respiratorias la de ujjayi anuloma, que combina la respiración fraccionada tan característica de viloma con la espiración en ujjayi, que interviene como elemento compensador, se evidencia tanto más útil cuanto más predomine el factor psicosomático.

En algunas formas rebeldes, cuando los síntomas presentan un carácter casi obsesivo, se ensayará la respiración de tipo kapalabhati en combinación con nadi shodana.

## Formas que cursan con estreñimiento

Consúltese el artículo Constipación para las modalidades técnicas recomendadas.

# Concentración (facultad de)

La concentración mental se evidencia tanto más fácil cuanto más robusto y mejor organizado esté el psiquismo; un poder de concentración suficiente es indispensable para la inteligencia, la memoria y el espíritu de decisión.

A fin de optimizar estas posibilidades, la concentración debe vencer las manifestaciones inhibidoras del hipernerviosismo (véase, como también Psiquismo y Atención).

**Papel del yoga**

Su acción es potente por dos caminos:

1) Mediante las técnicas respiratorias de pranayama, y en particular las combinaciones alternativas y con frecuencia fraccionadas de ujjayi, anuloma y viloma.

● La respiración nadi shodana (alternando ambos orificios nasales) calma la agitación mental y favorece el poder de concentración;
● la respiración kapalabhati, que es un tipo de respiración rápida, aumenta la irrigación cerebral y se muestra favorable a la concentración mental, siempre y cuando se tomen las precauciones habituales e inherentes a su práctica.

2) Mediante diversas asanas consideradas favorecedoras de las facultades psíquicas nobles:

● la postura de flexión en pie (106);
● la postura de Vasistha (107);
● la postura del perro hocico al cielo (108);
● la postura de la montaña (109);
● la postura del acorde perfecto (110);
● la postura del loto (111);
● la postura de permanecer sobre la cabeza (112);
● la postura de torsión en triángulo de pie (113);
● la postura del gran mudra (114).

# Constipación

Insuficiencia o retraso de la evacuación fecal.

**Diversos tipos de constipación**

Clásicamente se distingue la constipación por defecto de evacuación, que es de origen rectal, y la de tipo cólico debida a anomalías de la progresión.

Distinguimos asimismo la constipación del colon izquierdo, o descendente, la del ciego y la del colon derecho, o ascendente, éstas mucho más graves y cuyas consecuencias son manifestaciones debidas a descargas tóxicas con alteración frecuente del estado general.

Difieren igualmente las constipaciones vinculadas a una lesión por compresión y las puramente funcionales.

Estas últimas pueden presentarse en forma de constipación atónica, por déficit muscular, o de constipación espasmódica, que es la concomitante a graves anomalías nerviosas y a las colitis. Se caracterizan por ser dolorosas, alternando a menudo con la diarrea y acompañadas de náuseas, etc. Las más espectaculares son las formas de constipación de las colopatías funcionales (véase).

**El régimen**

Debe incluir alimentos ricos en fibras y en celulosa, legumbres y frutas frescas o en compota. Un vaso de agua fría en ayunas,

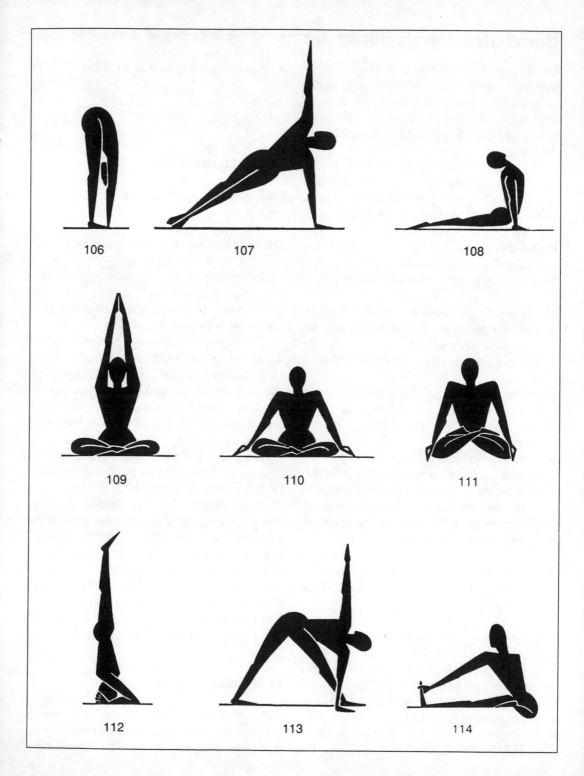

106

107

108

109

110

111

112

113

114

por las mañanas, a menudo resulta de una sencillez definitiva.

## Papel del yoga

Cierto número de asanas tienen un efecto favorable sobre la eliminación de los desechos orgánicos, es decir que estimulan la excreción urinaria y también la eliminación intestinal.

## Asanas favorables

- Aquí citaremos en primer lugar, naturalmente, la postura de la eliminación (115), que comprende dos modalidades según se practique alternando una y otra pierna, o con ambas al mismo tiempo: eka pada asana o apana asana; se considera que fomenta la eliminación de las heces y también la de los gases;
- la postura de la silla (116);
- la postura sedente de la pinza (117);
- la postura en torsión asentada a nivel del estómago (118);
- la postura de permanecer sobre la cabeza (119), sobre todo alternada con la siguiente:
- la postura de la vela (120);
- la postura de la tortuga (121) se emplea especialmente para combatir el estreñimiento de los primeros meses del embarazo;
- las posturas derivadas de la posición de pie son demasiado abundantes para enumerarlas aquí; por otra parte no revisten la intensidad ni el interés de las mencionadas con anterioridad.

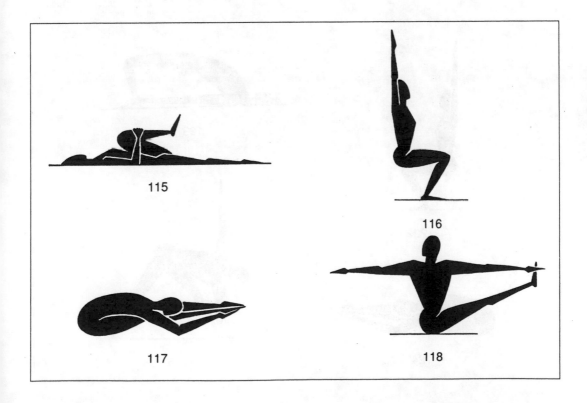

115

116

117

118

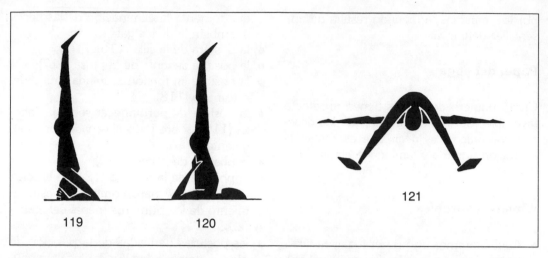

119          120

121

**Entre las respiraciones y técnicas anejas:**

- Se recomiendan las de nadi shodana, mula bandha y uddiyana.

# Corazón

## Asanas favorables

Las posturas siguientes gozan de propiedades cardiotónicas menores:

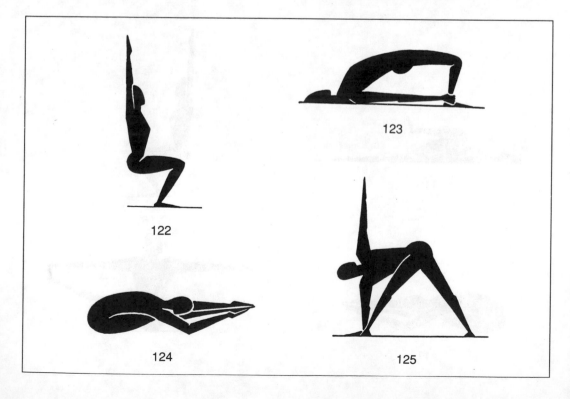

123

122

124          125

- la postura de la silla (122) en la variante en que el sujeto se acuclilla con la espalda apoyada;
- la postura de medio puente con ligadura (123);
- la postura sedente de la pinza (124);
- la postura del perro hocico al cielo (fig. 67 de la pág. 40).

El efecto de algunas posturas es sedante del eretismo cardíaco acompañado de palpitaciones y taquicardia:

- la postura en triángulo de pie (125).

**Asanas que deben evitarse en caso de insuficiencia cardíaca, incluso ligera**

- La postura en media vela (126):
- la postura de la vela (127);
- la postura de permanecer sobre la cabeza (128);
- la postura del arado (129);
- la postura de orejas presionadas (130).

**Respiraciones y técnicas anejas**

- La respiración de tipo kapalabhati realiza un ligero masaje cardíaco,
- como también uddiyana (véase en pág. 249);
- por el contrario, las modalidades respiratorias anuloma y viloma están contraindicadas.

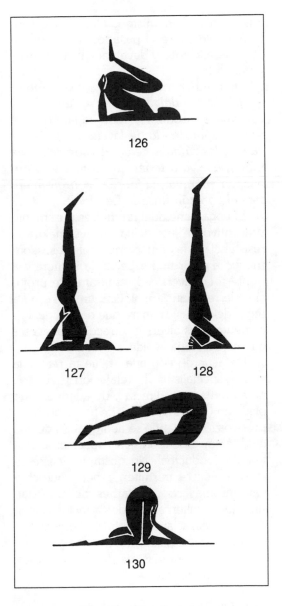

126

127 128

129

130

rentes, tanto por sus manifestaciones como por su gravedad y por las modalidades del tratamiento.

# Depresión nerviosa

Terminología popular que corresponde a lo que médicos y psiquiatras prefieren llamar más exactamente estados depresivos, dado que corresponden a subdivisiones muy diferentes.

### Síntomas

Alteración del ánimo marcada por la falta de interés y por una tristeza peculiar, ausencia de dinamismo, elucubración interminable sobre el pasado, sensación de falta de aliciente y devaluación de la existencia, etc.

*Una mujer todavía joven, y sin embargo ¡tan cansada!, se pasea. ¡Cuántos recuerdos la invaden! ¿Quién adivinaría que ya no espera nada de la vida? Se alza el cuello; las ráfagas de viento son cada vez más frías. Va a tener que tomar el autobús... Y mañana, la fábrica, sonreír mientras el corazón llora... (Le Moal)*

El yoga tiene aquí un interés puramente preventivo en la medida en que mejora la resistencia a las emociones nefastas. Contribuye a crear una especie de indiferencia frente a la adversidad, escasamente propicia a la resonancia maléfica, en el fuero íntimo, del estrés: nombre que damos genéricamente a los diversos y frecuentes reveses que no escatima la vida.

De acuerdo con una encuesta realizada entre especialistas, la relajación y el yoga no surten acción directa y duradera a largo plazo en todas las formas de los estados depresivos sino cuando se acompañan de una medicación antidepresiva específica o una terapia conductual. No obstante, los resultados prácticos permiten esperar que ciertos síntomas concomitantes no persistan sino que resulten atenuados o incluso eliminados: tristeza, apatía, falta de interés, dolores de cabeza psicógenos, dorsalgias, elucubraciones sombrías, pérdida de la autoestima, insomnio, etc.

## Respiraciones recomendadas

Son todas aquellas que globalmente imponen un ritmo respiratorio más lento y confieren al individuo la sensación de poderlo controlar conscientemente: nadi shodana, en particular, y la respiración completa, practicada con lentitud y concentración.

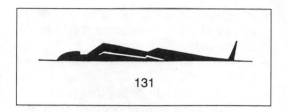

131

## Posturas recomendadas

Las que aseguran una buena relajación: shavasana (131), entre otras. Se practicará aquí, de preferencia, la shavasana terapéutica (véase artículo en pág. 168), recordando la necesidad de conservar el dinamismo energético. Por consiguiente, se hará insistencia en la fase Jacobson, la de las contracciones activas, anterior a la fase de relajación según Schultz. Se aconseja practicar después de la shavasana terapéutica un planteamiento sofrológico, a cargo de persona formada en esa disciplina. En cualquier caso, grave error sería olvidar que la mayoría de las verdaderas depresiones no son enfermedades psicosomáticas. De ahí que la técnica aludida, por perfeccionada que sea, no pueda excusar una terapéutica médica de base: antidepresivos, asociados o no a los anxiolíticos y los sedantes. Desde el punto de vista del mantenimiento energético, la sesión siempre debe ir seguida de movimientos de estiramiento o *stretching*, al objeto de compensar la no recuperación total del tono, que se observa a veces cuando la relajación ha sido demasiado bien conseguida.

## Otras asanas favorables

- Posturas de equilibrio partiendo de la posición en pie:
  - la torsión en triángulo de pie (132);
  - la postura del árbol (133) en que apoyados en una pierna, efectuamos con la otra un movimiento de flexión;

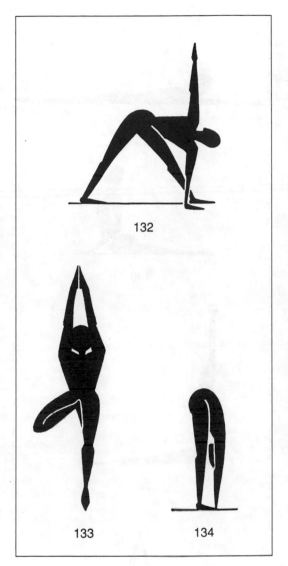

132

133          134

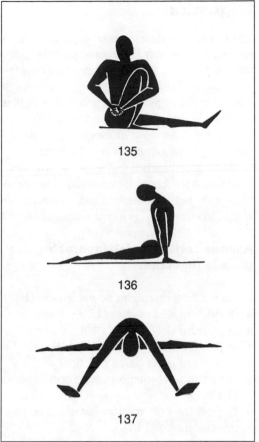

135

136

137

– la postura de la tortuga (137), sedante tanto para los deprimidos como para los coléricos.

Durante toda la sesión de yoga insistiremos en sincronizar la respiración con los movimientos y con la sensibilidad propioceptiva al esquema corporal.

– la postura de flexión en pie (134) o estiramiento intensivo.
● Posturas sedentes con torsión moderada de la pelvis:
– postura de Marici (135), de eficacia muchas veces asombrosa.
● Posturas diversas:
– la del perro hocico al cielo (136) estimula la confianza en sí mismo y ahuyenta la timidez;

# Digestión

Cierto número de asanas se supone tradicionalmente que son favorables para la digestión, si bien hay que reconocer que esta terminología es un poco vaga; igual se trata de estimular un hígado perezoso o una vesícula biliar de evacuación un poco remisa, que de las secreciones y el funcionamiento del estómago, del páncreas o del intestino.

Si nos reducimos a los datos empíricos relativos a los casos de causalidad no orgánica y de relativa benignidad, entrarían en el cuadro descrito las asanas siguientes:

## Asanas consideradas favorables para la digestión

- La postura de mudra de estómago (138);
- la postura de la cobra (139);
- la postura del bastón (140);
- la postura de la montaña (141);
- la postura de la barca (142);
- la postura del medio puente con ligadura (143);
- la postura con torsión asentada a nivel del estómago (144);
- la postura de la pinza sedente (145);
- la postura de la tortuga (146);
- la postura del perro hocico al cielo (147);
- la postura de Marici (148);
- la postura del buitre (149).

## Respiración

Ciertas técnicas respiratorias ejercen también efectos favorables sobre la digestión:

La combinación de la respiración fraccionada peculiar de viloma con la espiración, en ujjayi (véase el capítulo 3) actúa selectivamente sobre las molestias digestivas de origen psicosomático, en particular las colopatías funcionales. Los resultados son superiores cuando se practica simultáneamente la shavasana terapéutica (véase pág. 168).

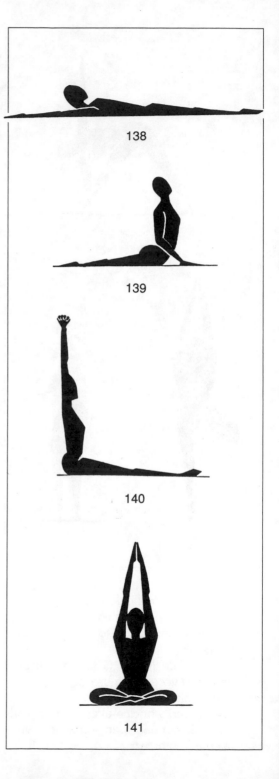

138

139

140

141

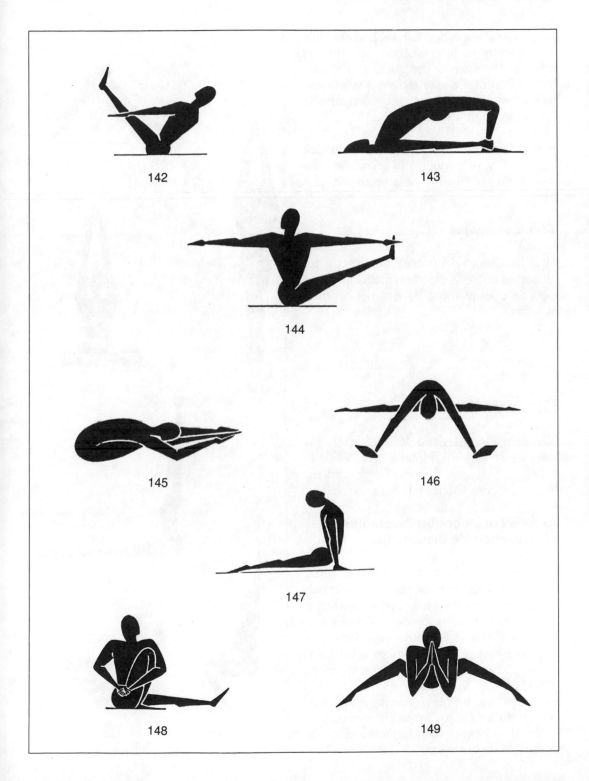

142

143

144

145

146

147

148

149

La respiración tipo kapalabhati estimula la secreción del jugo gástrico; no obstante hay que observar las precauciones habituales e inherentes a esta técnica respiratoria, ya que en caso contrario provocaríamos la aparición de molestias digestivas.

Mediante shitali se refresca la boca, pero si se prolonga demasiado produce sequedad y se perjudica la secreción salivar. Es un estimulante de la secreción gástrica.

### Técnicas anejas

Mula bandha y uddiyana ejercen efectos tonificantes sobre la digestión mediante la acción de masaje sobre las vísceras del tubo digestivo

# Discopatía

Denominación genérica de las afecciones o lesiones de los discos intervertebrales de la columna: pellizcos, dilatación, aplastamientos, etc. Véase Ciática y Hernia discal.

### Asanas consideradas favorables en presencia de discopatías

- La postura del perro hocico al suelo (150) vigoriza la musculatura de la espalda, contrarresta las dorsalgias banales y asegura la prevención de las discopatías; a evitar, por el contrario, ante las algias pronunciadas, las formas ya estructuradas y, sobre todo, la hernia discal constituida;
- las posturas en pie o sedentes con elevación de los brazos estirados, manos juntas al principio, luego entrelazadas por encima de la cabeza:

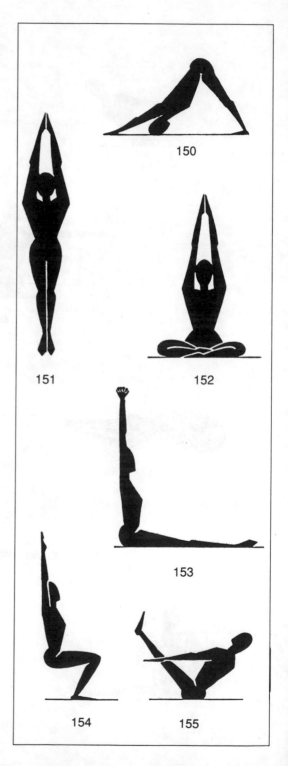

150

151          152

153

154          155

– la postura de atención (151);
– la postura de la montaña (152), etc.

tienen un efecto de extensión favorable, sobre todo para el raquis cervical.

● Las posturas en que se mantiene la espalda muy recta:
  – la del bastón (153);
  – la postura de la silla (154); ·
  – la postura de la barca (155);

ya que refuerzan la musculatura dorsal y contrarrestan los dolores así como las desviaciones del raquis.

### Asanas desfavorables

En líneas generales, todas aquellas posturas que parten del decúbito prono. Deben eliminarse en caso de dolores lumbares por discopatía. No obstante, esas mismas posturas pueden ser beneficiosas a título de preventivo para el individuo sano, o cuando la discopatía se presenta acompañada de cifosis, siempre y cuando se pueda contar con el control estricto de un profesor y previa consulta con el médico. Se eliminará igualmente la postura de permanecer sobre la cabeza (156) ante la más mínima fragilidad de las vértebras del cuello, y por lo mismo todas las posturas inversas cabeza abajo y piernas levantadas. También:

● la postura en triángulo de pie (157), y
● prudencia con todas las posturas que impliquen torsión del raquis.

Asimismo se prescindirá de todas las posturas señaladas como desfavorables en los artículos Hernia discal y Ciática.

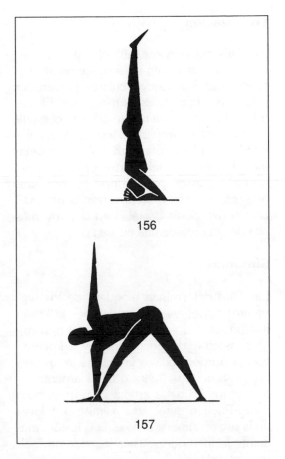

156

157

# Dislocación intervertebral menor o DIM

Reciben este nombre los desplazamientos mínimos, no detectables radiológicamente, del segmento intervertebral móvil de Junghans en la columna vertebral. Estas DIM repercuten profundamente sobre las apófisis articulares posteriores de las vértebras o sobre el disco. Sus consecuencias patológicas son mucho más importantes de lo que cabría suponer teniendo en cuenta la escasa entidad del desplazamiento anatómico.

## Localización

Las DIM pueden ser múltiples y escalonadas, o localizadas en un solo elemento vertebral. Las lesiones articulares posteriores pueden ser bilaterales o unilaterales. El sentido del desplazamiento se aprecia con dificultad, lo que complica la terapia de recolocación. Las DIM interesan global o aisladamente a las charnelas principales: cervical superior, cervico-dorsal, dorso-lumbar, lumbo-sacra. También se observan a nivel del centro del raquis dorsal o en la parte más alta de la curva de una cifosis.

## Síntomas

Las DIM determinan bloqueos de los segmentos vertebrales afectados por la lesión anatómica, y dolores. Éstos suelen transmitir sensación de quemadura, y aumentan con la presión axial o lateral de la apófisis espinosa de la vértebra o del ligamento interespinoso o de la articulación interapofisaria. Pueden detectarse asimismo dolores en la región situada debajo de la lesión, mediante la maniobra clásica llamada de «palpación rodada».

## Causa

Hay que contraponer las *causas físicas*, traumatismos a menudo pequeños y que pasan desapercibidos, caída mal amortiguada, contracción muscular de resultas de un esfuerzo (como transportar en postura incorrecta una carga pesada), movimiento en falso durante la danza o la práctica deportiva, etc., y las *causas psíquicas*, consecuentes a un estrés mal soportado y causante de contracciones musculares tan intensas, que luxan las articulaciones vertebrales posteriores; en particular los espasmófilos están expuestos a este tipo de dificultad.

## Papel del yoga

En la mayoría de los casos se reduce necesariamente a un modesto papel auxiliar. En efecto las DIM precisan un tratamiento médico de carácter reumatológico, en particular manipulaciones a cargo de personal especializado e infiltraciones de las articulaciones posteriores afectadas. La quinesiterapia dispone asimismo de técnicas antiálgicas: masajes en pellizcado rodado, en repliegue, de fondo, de estiramiento longitudinal o transversal. La fisioterapia utiliza los efectos del calor: diatermia, ondas cortas, etc.

Utilizado juiciosamente, el yoga puede constituir una automanipulación eficaz y nada peligrosa. Lo mismo que en la manipulación clásica, el «crujido» indica el resultado positivo.

La finalidad es doble:

1) Reducir las tensiones musculares dolorosas, y también el nerviosismo ansioso que las acompaña; estos síntomas se reducen mediante la relajación en shavasana (véase en pág. 168). Se insistirá en el beneficio obtenido simultaneando con respiraciones sedantes-euforizantes del tipo nadi shodana.

2) Intentar la corrección de las perturbaciones vertebrales locales, cuando sean todavía susceptibles de movilización aportada por las diferentes posturas. Conviene proceder por tanteo dada la imprecisión en cuanto al sentido del desplazamiento articular vertebral. A unos les alivia una flexión hacia delante, a otros una flexión dorsal. La técnica debe individualizarse con arreglo a la respuesta obtenida y de ningún modo cabe plantear un tratamiento estándar.

En líneas generales, y en caso de imposibilidad de actuar sobre los desplazamien-

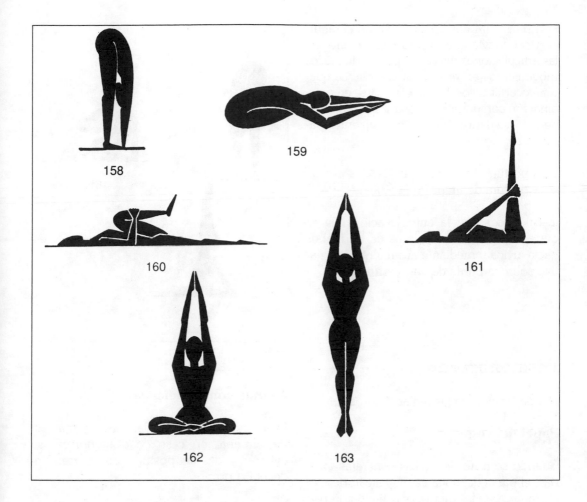

158

159

160

161

162

163

tos articulares, trataremos de restablecer el equilibrio de los músculos interesados. La tonificación muscular se inscribe en el cuadro de una flexibilización general; en particular se reforzará la cincha muscular abdominal mediante:

● posturas de «pinza» en pie (158) o en posición sedente (159);
● posturas que partiendo del decúbito supino movilizan las piernas:
  – la postura de eliminación (160);
  – la postura con flexión de piernas hacia la pelvis (161).

A lo cual asociaremos maniobras para flexibilización del isquio-crural y de los flexores de la cadera, así como para reconducción de la pelvis, que suele llevarse demasiado adelantada.

La vida cotidiana impone no pocos movimientos de rotación del tronco. Su peligrosidad deriva sobre todo de la solicitación que afecta a la charnela sacro-lumbar. Una manera de atenuar estas repercusiones molestas es dejar en relativa libertad los tobillos y sobre todo evitar las largas permanencias con los pies plantados en el suelo como si estuvieran atornillados.

En las DIM con localización en el raquis cervical conviene un estiramiento suave de las articulaciones del cuello por medio de los movimientos en que la cabeza parece querer «tocar el cielo». Puede efectuarse en combinación con numerosas asanas en posición de pie o sedente; las más convenientes parecen ser:

- la postura de la montaña (162);
- la postura de atención (163),

insistiendo sobre la autoelevación que se obtiene al volver las palmas de las manos hacia arriba y mediante alzamiento alternativo sobre la punta de uno y otro pie.

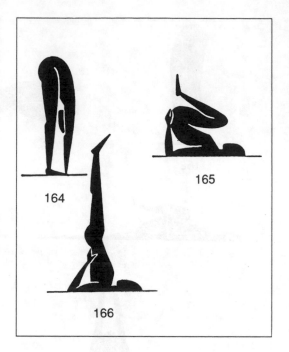

164

165

166

# Dismenorreas

Denominación de las reglas dolorosas.

### Papel del yoga

Cuando se trate de causas concretas y serias, el papel del yoga es muy aleatorio. No obstante, puede intervenir a título complementario –lo cual no es desdeñable– sobre todo en las dismenorreas primarias. Su papel consistirá, en muchos casos, en combatir el hipernerviosismo, la ansiedad y la agitación mental.

Para más detalles véase Reglas, Hipernerviosismo y Circulación

### Asanas más indicadas en las dismenorreas leves

- la postura de flexión en pie (164);
- la postura en media vela (165);
- la postura de la vela (166).

### Asanas contraindicadas

En el periodo de la regla (véase) y más especialmente en caso de dismenorrea, se evitarán todas las posturas que parten del decúbito prono:

- la postura del arco (167);
- la postura de la cobra (168);
- la postura del saltamontes (169).

# Dolores de cabeza, véase Cefalea

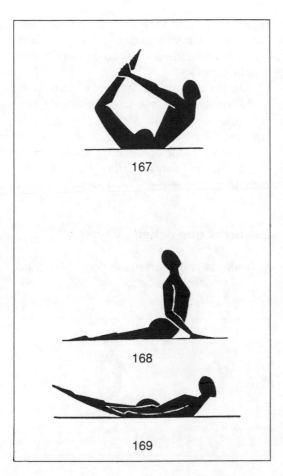

167

168

169

tud incorrecta durante el trabajo (mecanografía, secretariado, etc.). A menudo los diversos estados de depresión nerviosa cursan acompañados de dorsalgias.

**Asanas favorables para la región dorsal**

- Las posturas iniciadas a partir del decúbito supino, seguidas de flexión de las piernas: postura con flexión-extensión de las piernas hacia la pelvis;
- la postura sedente en flexión de pelvis;
- la postura del perro hocico al suelo (170) refuerza la musculatura dorsal y goza de prestigio favorable en presencia de dorsalgias;
- la postura del perro hocico al cielo (171) sugiere análogas consideraciones; la sedación de las dorsalgias de diverso origen se acompaña de una corrección de las cifosis;
- la postura del diamante (172) contrarresta asimismo las dorsalgias funcionales y combate la gibosidad;
- la pinza en posición sedente (173) relaja la contracción de la musculatura dorsal;
- la postura de Marici (174) flexibiliza la espalda;

# Dorsalgias funcionales, dolores de espalda

No contemplamos aquí las dorsalgias funcionales vinculadas a lesiones o deformaciones vertebrales, a una discopatía o a una dolencia de carácter general.

Entendemos por espalda el *segmento de la columna vertebral comprendido entre la parte baja de la columna cervical y la región lumbar.*

En este segmento asientan fácilmente las fatigas o los dolores localizados, o dorsalgias; muchas veces la causa es una acti-

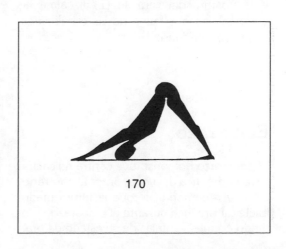

170

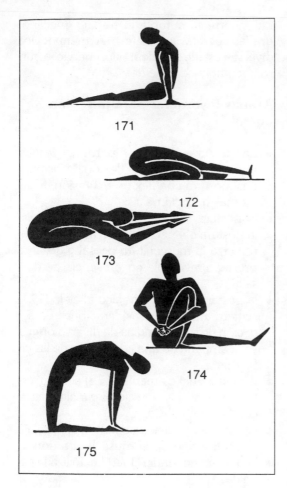

171

172

173

174

175

• la postura del camello (175) calma las dorsalgias por fatiga de las espaldas escasamente musculadas.

# Embarazo

El embarazo no constituye contraindicación para la práctica del yoga, antes al contrario; es muy recomendable que la futura madre inicie tal práctica durante el embarazo, contando con las ventajas de su estado de gran receptividad y motivación cara a una gestación favorable y una criatura bien constituida para inducirla a la asiduidad en la asistencia al curso.

De un curso se trata, en efecto, pues sería impensable que la embarazada pretendiese ejercitarse a solas. La guía del profesor es indispensable, a fines de la oportuna regulación según el estado físico y mental de la interesada, y en función, también, de las distintas fases del embarazo.

## Posturas que deben evitarse

• Todas las que parten del decúbito prono:
  – la postura de la cobra (176);

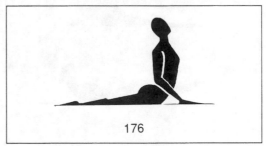

176

  – la postura del arco (177);
  – la postura del saltamontes (178).
• Las posturas inversas deben contemplarse con mucha prudencia y por lo general se reducirán a:
  – la postura en media vela (179), y sólo durante los primeros meses y previa opinión autorizada.
• Se proscribirá lo acrobático y lo excesivamente fatigoso, así como las posturas expuestas a caídas, dado que el centro de gravedad varía como consecuencia del embarazo; así especialmente:
  – la postura de Vasistha (180).

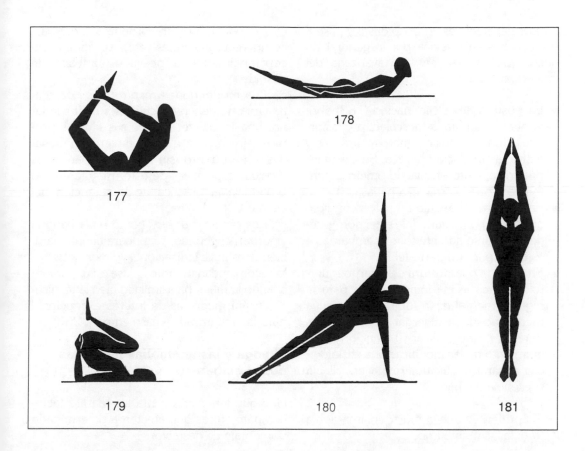

## Posturas favorables

Se prestará atención a la columna vertebral de la mujer embarazada, ya que la presencia de la criatura tiende a desviarla de su eje. Se acentúa la lordosis fisiológica de la parte lumbar, tendiendo a evolucionar patológicamente, con dolores dorsales y de las caderas.

Están indicadas las asanas que impliquen un estiramiento del raquis y la vigorización de la musculatura abdominal, torácica y dorso-lumbar:

- La postura de atención (181), por ejemplo, sin olvidar la fase de alzamiento sobre la parte anterior de los pies.

Para combatir la pesadez de piernas es aconsejable la deambulación de puntillas y levantar las piernas partiendo del decúbito.

El profesor atenderá también a facilitar la apertura de la pelvis, y señalará los ejercicios que flexibilicen los miembros inferiores y sus articulaciones.

- La postura de la tortuga (182) es muy favorable a la apertura de la pelvis y vigoriza en especial las articulaciones de los pies y los tobillos. Tonifica y flexibiliza el perineo, lo cual mejora su funcionalidad; combate el estreñimiento, previene las hemorroides y mejora la capacidad de contracción de la vagina.

Por desgracia es un poco difícil y pese a sus ventajas su práctica por lo general no puede prolongarse en fase avanzada del embarazo.

- La postura de la eliminación (183) abre la pelvis, ejercita la musculatura y las articulaciones de los miembros inferiores y activa la circulación pélvica. Se ejecutará preferiblemente alternando simétricamente una y otra pierna (eka padasana).
- La postura en ángulo de pelvis con ligadura (184) o postura del remendón, puede ejecutarse durante todo el embarazo y es clave para un parto feliz.
- Shavasana o la postura del cuerpo muerto (185) es asana indispensable para la higiene mental de la futura madre, cuya mente no debe albergar pensamientos parásitos, sino dedicar su atención al seguimiento de las modificaciones fisiológicas naturales que determina en ella la presencia del hijo.

Es preferible que la mujer encinta doble las rodillas, sin embargo.

Cuando la postura produzca molestias, como regurgitaciones, etc., se admite excepcionalmente la posición tumbada de costado.

*Las modalidades respiratorias* de pranayama no deben descuidarse: nadi shodana, bhastrika, etc. Aparte sus efectos propios, sirven para que las mujeres interesadas en el parto sin dolor preparen las técnicas específicas de éste. Requiere gran prudencia la práctica de la retención del aliento o kumbakha.

*Las técnicas anejas* como mula bandha vigorizan el perineo; jalandhara bandha también constituye indicación. Algunos obstetras lo recomiendan durante la fase de expulsión, cuando la mujer ha asimilado bien la técnica.

Asvini mudra es de interés excepcional para la embarazada (véase en pág. 233).

## El yoga y las anomalías inducidas por el embarazo

Hay que tener en cuenta las manifestaciones patológicas que afectan a determinado porcentaje de gestaciones.

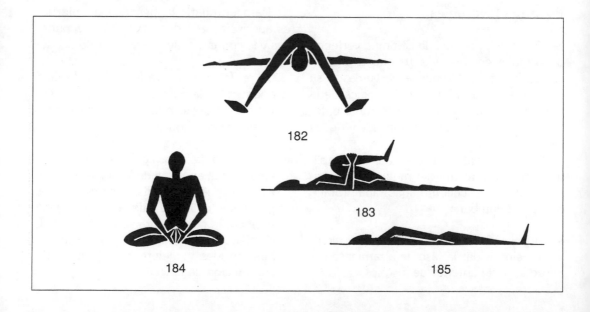

182

183

184

185

Las anemias del primer trimestre imponen que se modere la intensidad de las sesiones de yoga.

El déficit de calcio suele sobrevenir hacia el final de la gestación, y complica las carencias de magnesio también instauradas durante tal periodo. El yoga no puede evitar estas perturbaciones del equilibrio mineral de la sangre, pero sí prevenir o tratar las manifestaciones de espasmofilia (véase) que derivan de aquéllas.

Cuando una secreción excesiva de progesterona confiere a la gestante una flexibilidad lindante con la relajación articular patológica, deberá reducirse la amplitud de los movimientos. Cuanto más avanza la evolución del embarazo más atención hay que prestar a que las posturas de la pelvis sean adecuadas, así como a la corrección de las deformaciones vertebrales existentes, o inducidas por la proyección del vientre hacia delante, tendiendo a acentuar la hiperlordosis fisiológica. La vigorización de la musculatura paravertebral es, en este sentido, un factor coadyuvante no desdeñable.

# Emotividad

Es una de las manifestaciones del hipernerviosismo (véase).

# Enfisema pulmonar

Afección caracterizada por la infiltración difusa de aire en los tejidos pulmonares, el deterioro de los alvéolos, la dilatación de los bronquios y la pérdida de elasticidad de las estructuras pulmonares, sobre todo en el varón a partir de los 50 años. Se observa a menudo en el curso de las bronquitis crónicas caracterizadas por la presencia de secreciones tenaces, que irritan las mucosas y obstruyen en mayor o menor grado los bronquios y bronquiolos.

## Papel del yoga

Las técnicas respiratorias de pranayama en todas sus modalidades son beneficiosas para el enfisematoso, aunque con la prudencia de rigor en las respiraciones de ritmo rápido como shitali, bhastrika, etc.

## Lugar de las asanas

Son realizables la mayoría de las posturas, aunque siempre teniendo en cuenta las posibilidades del paciente. Las mejores son las que desarrollan la capacidad respiratoria (véase), *excepto* las que tienen el decúbito prono como punto de partida:

- la postura de la cobra (186);
- la postura del arco (187);
- la postura del saltamontes (188).

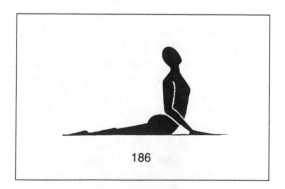

186

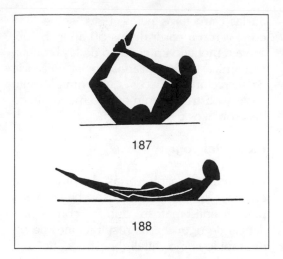

187

188

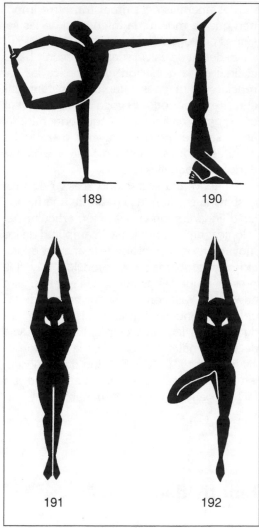

189      190

191      192

# Equilibrio

Algunas asanas favorecen el desarrollo del sentido del equilibrio.

### Asanas que se considera beneficiosas

- la postura del bailarín (189);
- la postura de permanecer sobre la cabeza o shirsasana (190), excelente factor de equilibrio para el practicante avezado que la domina a la perfección, es problemática, por el contrario, para el neófito o en caso de ejecución incorrecta. El control por parte de un profesor es siempre deseable.
- Todas las posturas que se realizan de pie, sobre todo cuando van acompañadas de movimientos de las piernas, o de elevación de brazos, o de movimientos de torsión, benefician al sentido del equilibrio. Demasiado numerosas para detallarlas aquí, citaremos únicamente:
  - la postura de atención (191), siempre y cuando se insista en la 4ª fase, con alzamientos alternativos de puntillas;
  - la postura del árbol (192) bajo reserva de efectuar muy lentamente el movi-

miento ascensional de flexión de la pierna.

### Efectos de pranayama

Es favorable la respiración nadi shodana a fin de refinar el sentido del equilibrio en el individuo sano. A los que padecen de vértigos se les desaconsejan las retenciones de aliento habituales en dicha técnica respiratoria.

# Escoliosis

Desviación lateral de la columna vertebral; se distinguen escoliosis a la derecha o a la izquierda según el sentido de la curvatura.

Se diferencia también entre actitud escoliótica y escoliosis verdadera. A la primera corresponde la mayoría de las escoliosis en los escolares, en este caso debida a un defecto pasajero de postura, corregible mediante la voluntad.

## Higiene general

Evítese el sobreesfuerzo físico en el niño. El mobiliario escolar debe estar correctamente adaptado a la talla del alumnado; se vigilará la permanente actitud correcta de la columna vertebral, particularmente durante la estancia en clase; se dedicará un número de horas suficiente a la gimnasia y al deporte, tendiendo a vigorizar huesos y ligamentos.

Algunas escoliosis son consecuencia de portar carteras demasiado pesadas, siempre del mismo lado, en cuyo caso se aconsejará a los niños las lleven alternativamente en mano izquierda y derecha.

## Papel del yoga

### Asanas que se considera beneficiosas

● La postura en torsión asentada a nivel del estómago (193) previene la escoliosis y combate su agravación una vez constituida. En los casos avanzados o ya estructurados, sin embargo, la utilidad del yoga es cada vez más aleatoria, pudiendo servir a lo sumo como coadyuvante de las medidas de reeducación por quinesiterapia. Bajo ninguna circunstancia permite diferir las medidas ortopédicas o quirúrgicas que haya dictaminado un especialista;

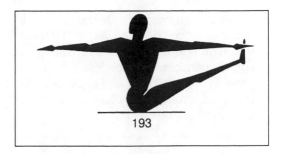

193

● la postura del bastón (194) contribuye a la reestructuración de la columna vertebral;

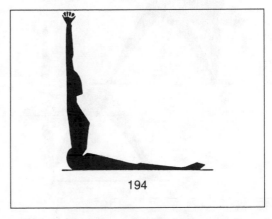

194

● la postura con flexión-extensión de las piernas sobre la pelvis (195) previene las deformaciones vertebrales de cualquier género y contrarresta su agravamiento, excepto en caso de lordosis lumbar asociada;

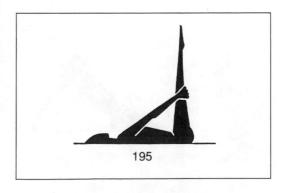

195

● la postura en triángulo de pie (196) y la de torsión con triángulo de pie (197) disfrutan de una reputación favorable, pero constituyen contraindicación si la escoliosis se complica con una lordosis vertebral y las anomalías articulares han afectado a la cadera;

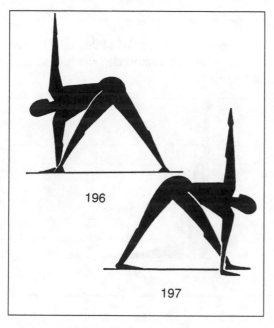

● la postura de la cabeza de vaca (198) ejerce un efecto corrector que incide sobre todo en el segmento dorsal de la columna vertebral;
● la postura del perro cara al suelo (199), así como

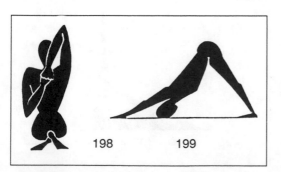

● la postura del perro hocico al cielo (200) consolidan favorablemente la estructura del raquis, siendo notables sus repercusiones sobre todo a nivel del segmento dorsal;

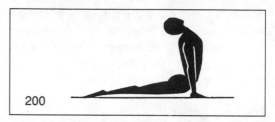

● la postura del diamante (201) reestructura la columna vertebral y presenta un interés especial en caso de cifosis asociadas a la escoliosis (cifoescoliosis);

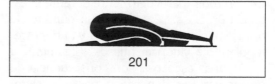

● la postura de la tortuga (202), de efectos análogos a los de la anterior;
● la postura en medio puente con ligadura (203) previene especialmente las deformaciones vertebrales a nivel del cuello, al tiempo que combate la rigidez del segmento dorsal del raquis;

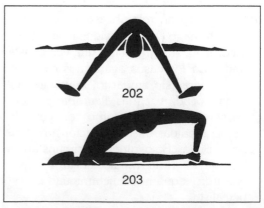

- la postura de Vasistha (204) es de efecto corrector sobre la escoliosis;
- la postura en torsión asentada a nivel del estómago (205) es útil sobre todo como preventiva y en los casos poco estructurados.

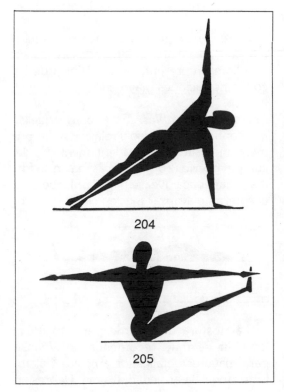

204

205

# Espalda cargada, véase Cifosis

# Espalda (dolores de), véase Dorsalgias funcionales

# Espasmofilia

Nombre que recibe un conjunto de manifestaciones patológicas bastante complejas y de definición relativamente vaga: estado permanente, pero latente, de hiperexcitabilidad neuromuscular, del que resulta una predisposición humoral a la baja de la tasa de calcio en la sangre así como al déficit de magnesio. Tales perturbaciones condicionan accesos de calambres y convulsiones que pueden conducir a crisis de tetanismo.

### Causas

Son muy variables y proceden de dominios bastante diferentes: anomalía funcional o lesión orgánica de ciertas glándulas de secreción interna, como la paratiroides; perturbación del metabolismo del calcio, del magnesio, del fósforo, etc., por carencia alimentaria o deficiencia de asimilación, etc. Aparte estas causas que remiten a mecanismos concretos, hay que tener en cuenta el papel importantísimo de las circunstancias favorecedoras: estados prolongados de agotamiento tanto físico como mental, insomnio crónico. Todo estrés puede generar crisis de espasmofilia, sobre todo en los individuos constitucionalmente angustiados: los lutos, las grandes contrariedades financieras, familiares, sociales, etc.

### Síntomas

La fatiga es la manifestación más frecuente, o casi constante (en nueve casos de cada diez). El sujeto despierta cansado por las mañanas, agotado, y esa fatiga no se disipa hasta el atardecer. Otra característica de la espasmofilia es la tendencia a crispaciones musculares permanentes o, cuando menos, fácilmente provocadas. Éstas en ocasiones afectan a toda la musculatura corporal, pero más a menudo se localizan a nivel de los músculos de la nuca, la espalda y los brazos, originando rigidez y contracciones muchas veces acompañadas de dolores. En cuanto a otros signos más o menos corrientes: hormigueos, calambres brutales, lipotimias (véase), vértigos, espasmos respiratorios o digestivos, dispepsia, estreñimiento o diarrea, o alternancia de ambos, desequilibrio nervioso con tendencia depresiva, crisis de ansiedad, a veces manifestaciones fóbicas.

### Signos de examen

Las pruebas de laboratorio, medidas de calcemia, magnesemia, etc., dan resultados demasiado inconstantes para confiar en ellos. El profesional reconoce la hiperexcitabilidad muscular por el «signo de Chvostek»; otro signo espectacular es el «signo de Trousseau» o mano de comadrón, tetanismo de la mano producida al comprimir el brazo con un torniquete. El electromiograma, examen muscular eléctrico, por desgracia de práctica delicada, proporciona informaciones de gran interés sobre la actividad de los nerviosos interesados en la aparición del fenómeno.

Como detalle de máxima importancia, el mantenimiento de una respiración amplia y rápida (hiperpnea) corrobora el estado de espasmofilia, que se define entonces con claridad, aunque antes hubiese parecido dudoso: «Es el signo absoluto de la predisposición espasmófila» (Prof. Klotz).

### Papel del yoga

Se comprende fácilmente cuál le corresponde en los casos de espasmofilia, ya que gran parte del yoga se basa en las respiraciones, cuyos mecanismos codifica de manera muy exacta. De donde resultarán tanto las indicaciones para todas las modalidades respiratorias que enlentecen el ritmo y lo regularizan, como las contraindicaciones para las respiraciones rápidas, potentes o irregulares.

*Respiraciones favorables:* Nadi shodana (siempre y cuando se eviten las retenciones del aliento o kumbakha), respiración completa practicada en estado relajado y con moderación, samavritti (sin retención del aire), ujjayi.

*Respiraciones que deben evitarse:* anuloma, bhastrika, kapalabhati, shitakari, shitali.

Viloma representa el caso típico de las contraindicaciones mayores.

*Posturas favorables:* Son todas aquellas que confieren descanso y relajación. En primera línea situamos, evidentemente, la del cuerpo muerto (206) o shavasana en su forma «terapéutica» (véase pág. 168), que es la que permite avanzar más en el tratamiento.

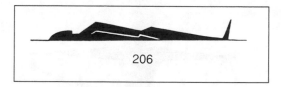

206

La postura del acorde perfecto (207) también es muy recomendable. Véanse para mayores detalles los artículos Calambres, Angustia-ansiedad, Calma, Depresión nerviosa, Fatiga, Hipernerviosismo, Psiquismo, Insomnio.

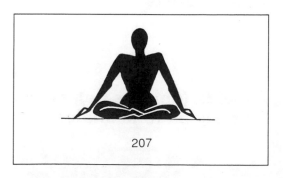

207

Cuando se declara una crisis de espasmofilia, acompañada o no de respiración demasiado amplia y demasiado rápida, estamos asistiendo de hecho a una manifestación de la alcalosis respiratoria (véase). El yoga beneficia indiscutiblemente a los pacientes de espasmofilia por cuanto evita el despilfarro de la energía nerviosa.

## Observaciones importantes

Ninguna modalidad de yoga, ni siquiera las más indicadas, debe proseguir en caso de fatiga, de malestar o incluso de incomodidad en presencia de un terreno espasmófilo.

Aunque proporcione por sí solo efectos beneficiosos apreciables, desde luego el yoga no permite prescindir de las medidas terapéuticas clásicas, sobre todo cuando se trata de regularizar unos metabolismos tan sensibles como el del magnesio y el calcio, o las funciones de las glándulas de secreción interna.

# Espondilartritis anquilosante

Es una enfermedad reumática de particular gravedad y afecta a individuos relativamente jóvenes, por lo general incluso antes de los 40 años. Existe una predisposición hereditaria y las causas aún no están bien dilucidadas. La evolución es caprichosa, pero provoca a largo plazo muy importantes deformaciones y desemboca en el total anquilosamiento de la columna vertebral con deformación permanente en cifosis (joroba).

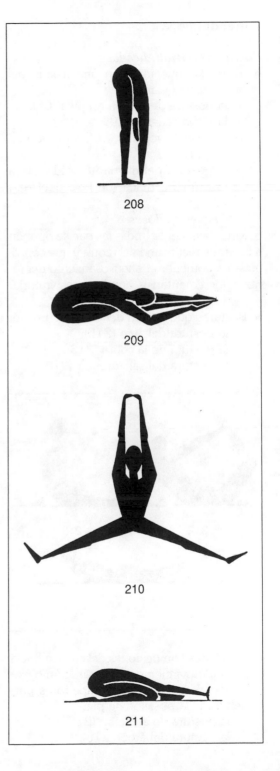

208

209

210

211

## Papel del yoga

*Posturas contraindicadas:*
- Todas las que implican una flexión del busto hacia delante:
  - la postura de flexión en pie (208);
  - la pinza sedente (209);
  - la postura sedente en flexión de pelvis (210);
  - la postura del diamante (211), en la fase final llamada «de hoja doblada».

*Posturas beneficiosas:*
Serán, obviamente, todas las que se oponen a la cifosis rectificando el raquis y que contribuyen a combatir el anquilosamiento del tórax e incrementan la amplitud respiratoria.

- Posturas que parten del decúbito prono:
  - la postura del arco (212);
  - la postura de la cobra (213);
  - la postura del saltamontes (214);

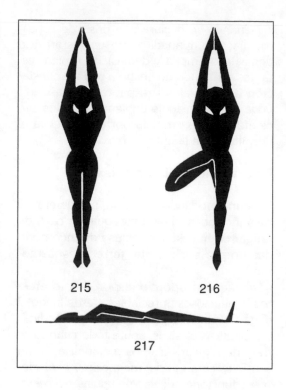

215      216

217

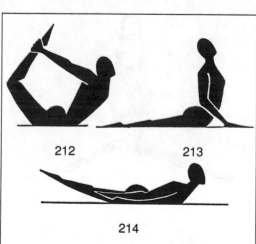

212      213

214

- La postura del cuerpo muerto (217) o shavasana, por la relajación que aporta, permitirá evitar el empeoramiento de los bloqueos de origen físico y combatirá el estado depresivo, frecuente en este tipo de enfermedad invalidante.

*Respiraciones beneficiosas:*
Son todas las realizadas en longhana, es decir que privilegian la retención del aliento después de la inhalación (antara kumbakha).

- Asociadas con flexiones del cuerpo hacia atrás y movimientos de separación o elevación de los miembros superiores partiendo de la posición de pie:
  - la postura de atención (215);
  - la postura del árbol (216)

# Estreñimiento, véase Constipación

# Faringitis

Inflamación de la faringe, elemento anatómico que viene a constituir una encrucijada aerodigestiva y comprende tres partes: la región superior o nasofaringe, la intermedia o bucal, y la inferior o laringoesofágica. Las faringitis pueden afectar al conjunto, o localizarse en el velo del paladar, en sus pilares o en las amígdalas; esta última localización, muy frecuente, recibe el nombre de anginas (véase).

Se clasifican las faringitis en agudas y crónicas.

Los individuos predispuestos son los que viven bajo climas fríos y húmedos, así como los expuestos a vientos, humos, polvaredas, corrientes de aire, los fumadores, los que trabajan con gases irritantes, los alcohólicos crónicos, los pletóricos, los ansiosos y los espasmófilos.

### Papel del yoga

RESPIRACIONES
Recordaremos que aquí están contraindicadas las modalidades respiratorias del yoga que introducen el aire en la garganta de manera directa, rápida e intensa, en particular la respiración lengua fuera o shitali.

POSTURAS
Excepto la postura del cuerpo muerto (218) o shavasana y algunas asanas de sencillez elemental, toda actividad dependerá del

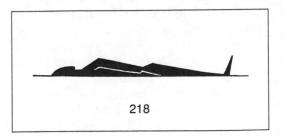

218

criterio médico; en cualquier caso la regla para las formas agudas es la abstención.

En las formas crónicas se les reconoce cierto interés a:

● la postura del arado (219), que descongestiona el cuello;
● la postura de permanecer sobre la cabeza (220) mejora la resistencia a las inflamaciones de las vías aéreas superiores.

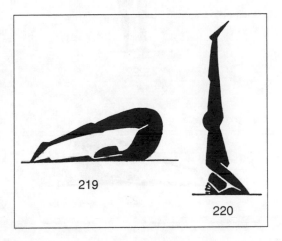

219

220

# Fatiga

Son muchas las asanas que tienen la facultad de disipar la fatiga, bien se trate del cansancio muscular, en lo cual interviene un efecto de distensión, o de fatiga nerviosa, que se combate por el efecto sedante del yoga, al tiempo que se disipa la agitación mental y la ansiedad.

Ante todo hay que reconocer los méritos de la postura del cuerpo muerto, que por añadidura presenta la ventaja de su máxima sencillez. No obstante, el rigor en su ejecución es factor indispensable para el éxito.

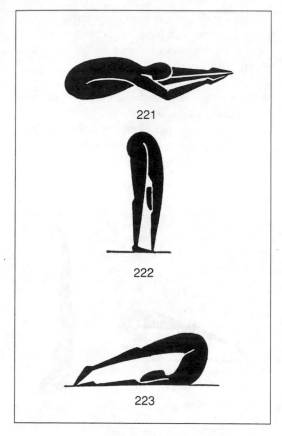

221

222

223

## Asanas recomendables para disipar todas las clases de fatiga

Las posturas con flexión anterior del busto son las asanas que podríamos llamar de tipo «cerrado». Aumentan la flexibilidad del raquis y ejercen además repercusiones profundas en cuanto a la sensibilidad propioceptiva (conciencia del esquema corporal). Están particularmente indicadas en los estados de fatiga acompañados de una excesiva excitación nerviosa, y en todos los casos de falta de disponibilidades energéticas consiguiente a un agotamiento de las reservas naturales.

Estas flexiones anteriores se presentan en estado puro cuando el asana no implica torsión, como es el caso de:

- entre las posturas sentadas, la de la pinza (221) o postura sedente de extensión dorsal;
- entre las posturas de pie, la flexión en pie (222) o postura de estiramiento intenso.
- Las demás flexiones anteriores del tronco pueden practicarse también, aunque vayan acompañadas de torsión, como la flexión de la pelvis sedente en estas otras tres posturas, siempre y cuando no estén contraindicadas por alguna otra patología concurrente.

Las posturas «inversas» y sus asimiladas constituyen un recurso precioso frente a la fatiga, en el supuesto de que su dificultad técnica no resulte invencible:

- la postura del arado (223);
- la postura de orejas presionadas (224);
- la postura en media vela (225);
- la postura de la vela (226);
- la postura de permanecer sobre la cabeza (227) o shirsasana, siempre y cuando sea perfectamente libre y muy correcta su ejecución.

A otras asanas de diferentes categorías se les reconocen efectos tónicos: postura en torsión asentada a nivel del estómago, postura de la montaña, postura del perro hocico al cielo.

### Efectos de las respiraciones

- Combinando la inspiración en ujjayi con la exhalación lenta y refrenada tan peculiar de anuloma, se disipa activamente la fatiga de origen nervioso y psíquico; este ejercicio también contribuye a eliminar la fatiga de origen muscular;
- también la nadi shodana tiene una acción de descanso no desdeñable;
- la respiración kapalabhati, por el contrario, debe evitarse en caso de fatiga.

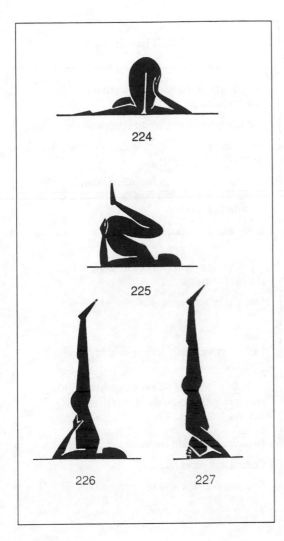

224

225

226        227

## Efecto de los mudra

Su acción energética no es desdeñable, por cuanto combaten las pérdidas de energía (véase en particular Jnana mudra en el capítulo 3).

## Fiebre

Es una contraindicación formal para la práctica del yoga en cualquiera de sus formas o modalidades.

No obstante, en los casos de fiebre ligera debida por ejemplo a una insolación, una jaqueca acompañada de molestias congestivas febriles, etc., la respiración tipo shitali puede ejercer, por el contrario, efectos favorables. Pero nos abstendremos de practicarla siempre que la fiebre provenga de afecciones de garganta, laringe, senos faciales o vías respiratorias.

## Friedman (tipología conductual de)

Partiendo del estudio de las reacciones de una persona ante el medio, visto como desafío, Friedman ha distinguido dos tipos de comportamiento.

Se diferencia el tipo conductual A del tipo B, aunque la distinción pocas veces se presenta de manera tajante, puesto que aparece toda una serie de estados intermedios, y entremezclados los síntomas de uno y otro tipo, no sin algunas contradicciones desconcertantes.

Lo que importa señalar es que cuanto más se conforma el sujeto al tipo A, más predispuesto le hallamos a sufrir dolencias cardiovasculares, y en particular afecciones coronarias: angina de pecho, infarto de miocardio y formas graves de la hipertensión arterial.

Se determina la pertenencia a un tipo conductual mediante cuestionarios y tests psicométricos.

A grandes trazos, el sujeto del tipo A es un individuo que soporta responsabilidades,

| Tipo A | Tipo B |
|---|---|
| Nunca se presenta con retraso | No presta demasiada atención a la puntualidad en sus citas |
| Espíritu competitivo muy desarrollado | No tiene mucho espíritu competitivo |
| No espera a que los demás hayan acabado de explicarse | Sabe escuchar y procura hacerlo con los demás hasta el final |
| Siempre con prisas | Nunca tiene prisa, ni siquiera cuando se ve sometido a las urgencias del medio o de los acontecimientos |
| Impaciente cuando se ve obligado a esperar | Sabe esperar con paciencia |
| No repara en medios cuando persigue un objetivo y se emplea a fondo en sus tareas | Se toma las cosas tal como vienen, con despreocupación |
| Intenta hacer varias cosas al mismo tiempo y siempre está pensando en lo que le toca hacer después | Hace una sola cosa a la vez |
| Se expresa con energía y vigor | Lento, ponderado, circunspecto en su manera de hablar |
| Quiere que se le reconozcan sus cualidades de buen trabajador | Sólo le preocupa su propia satisfacción, con independencia de lo que opinen los demás |
| Come y camina con rapidez | |
| Se complica la vida | Lo hace todo con tranquilidad |
| Demuestra sus sentimientos | Oculta sus sentimientos |
| Tiene muchos centros de interés | Pocos intereses aparte su trabajo |
| Ambicioso, quiere progresar en la escala social | |

muy irritable, que reacciona con energía ante el estrés y siempre tiene prisa.

En la tabla adjunta se detallan los elementos de apreciación según la escala de Bortner.

## Papel del yoga

La noción de tipo conductual A según Friedman describe un factor de riesgo no despreciable y que demanda el recurso a to-

das las medidas susceptibles de contrarrestarlo.

Tratándose de una problemática tan delicada no se puede esperar que el yoga lo solucione todo. No obstante, puede coadyuvar a la mejoría jugando en dos terrenos, ya que las medidas recomendables actúan, efectivamente, en dos órdenes:

1) Intentar la modificación del comportamiento de ese individuo. Como escuela de

sabiduría que es, el yoga puede contribuir a ello, aunque sin excluir la psicoterapia clásica, las terapias conductuales y un tratamiento sintomático mediante fármacos.

2) Hay que limitar asimismo las repercusiones de ese temperamento tipo A sobre el corazón, las vísceras, la tensión arterial, etc.

En la conducta a seguir se estará a lo expuesto en los artículos Hipertensión arterial, Hipernerviosismo y Psiquismo.

La shavasana terapéutica (véase pág. 168) es de primordial interés en este aspecto.

# Hernia

Formación patológica causada por la salida de una víscera o de parte de ella a través de una abertura natural o accidental. Distinguimos entre hernias congénitas, las debidas a una disposición embrionaria que ha persistido anómalamente, y hernias adquiridas, las consiguientes al debilitamiento de la pared abdominal en el decurso de la existencia. Entre éstas, llamamos hernias *de debilidad* a las que se han manifestado en un punto de menor resistencia de la pared abdominal, y hernias *de fuerza* a las sobrevenidas pese a no existir ningún debilitamiento, por traumatismo o como consecuencia de un esfuerzo violento.

Las formas que interesan la parte inferior del vientre son, esencialmente, la *hernia crural* y la *hernia inguinal*. Se dan además *hernias umbilicales* y *hernias diafragmáticas*.

## Conducta que debe observarse

Consiste en vigilar la hernia con regularidad, teniendo presente que siempre existe el riesgo de estrangulamiento. Siempre que sea posible, la solución quirúrgica es la mejor, por cuanto una vez aplicado este tratamiento radical quedamos a salvo de la temible complicación que supone una hernia estrangulada (excepto en caso de recidiva).

Las hernias inoperables y tratadas por vía ortopédica deben controlarse especialmente, tanto en lo que toca al aspecto de la hernia misma como al estado del dispositivo de contención.

## Papel del yoga

Se trata sobre todo de reforzar la musculatura abdominal; más no se le puede exigir.

Algunas asanas presentan efecto favorable en sentido preventivo de las formas adquiridas de la hernia abdominal, o enlentecen la evolución de las ya formadas; en estos casos no cabe esperar sino un efecto modesto que no consiente, en modo alguno, el aplazamiento de una intervención quirúrgica ya decidida, ni sustituir el uso de un dispositivo ortopédico recomendado por el médico.

Samavritti refuerza los puntos débiles de la musculatura abdominal; véase ese término bajo el epígrafe que dedicamos a las respiraciones.

## Asanas consideradas como favorables

Las posturas que toman como punto de partida el decúbito supino, seguido de flexiones de los miembros inferiores:
* la postura de la eliminación (228);

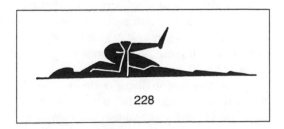

228

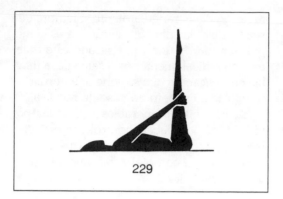

229

● la postura con flexión-extensión de las piernas sobre la pelvis (229).

# Hernia discal

Variedad de hernia localizada a nivel de la columna vertebral. Los discos situados entre las vértebras contienen un núcleo gelatinoso; éste puede desplazarse y sobresalir del espacio intervertebral. Así se constituye la hernia discal.

La parte anterior de la columna es mucho más sólida que la posterior; en consecuencia el desplazamiento del núcleo se produce más fácilmente hacia atrás.

A menudo son precursoras de la hernia discal las tensiones puramente internas por fisura del disco e infiltración del núcleo en aquélla, manifestaciones por lo general acompañadas de dolores lumbares crónicos.

Cuando sucede efectivamente la protrusión del núcleo gelatinoso tenemos fenómenos de irritación al entrar aquél en contacto con el ligamento posterior o ligamento amarillo, ricamente inervado.

Si la protrusión llega a determinar la ruptura completa de dicho ligamento, se dice que la hernia discal es completa, siendo de temer a partir de ese momento la compresión de las raíces de los nervios.

## Síntomas

En un 15 por ciento de los casos, la hernia discal no provoca ningún síntoma. En los demás, que son la mayoría, la irritación de las raíces nerviosas suele originar intensos dolores. Cuando se trata de las que asoman entre la 4ª y la 5ª vértebra lumbar o entre la 5ª lumbar y el primer hueso del sacro, quedan afectados los nervios ciáticos y se manifestará el dolor en toda la zona inervada por éstos (véase Ciática). Las hernias discales figuran entre las causas más frecuentes de las ciáticas.

Algunas hernias discales provocan anomalías reflejas e incluso anomalías de la motricidad.

El proceso puede observarse a todos los niveles de la columna vertebral, aunque sea más frecuente en el lumbar. En el del cuello, por ejemplo, puede provocar una neuralgia cervicobraquial.

## Evolución de la hernia discal

En algunos casos el núcleo gelatinoso retorna espontáneamente por el agrietamiento que le sirvió de salida y en estos casos se dice que la hernia discal es móvil.

En los demás, permanece atascado en luxación y nos hallamos ante una hernia discal permanente. Tal situación provoca un edema local que amplifica los efectos mecánicos de la compresión producida por la hernia; se instaura un círculo vicioso autoalimentado y toda movilización local agrava las molestias.

## Medidas a tomar

*En fase aguda:* Reposo absoluto obligado. En combinación con el tratamiento médico, permitirá la reabsorción del edema. El dolor disminuye y en los casos más favorables el núcleo regresa a su espacio propio, liberando las raíces nerviosas.

El periodo agudo impone la prohibición absoluta de toda manipulación, quinesiterapia o postura de yoga excepto la del cuerpo muerto o shavasana, postura de relajación en decúbito supino que corresponde exactamente a la necesidad de reposo del paciente, y que contribuye a calmar su ansiedad. Los fracasos terapéuticos se explican a menudo por la no observancia del reposo en caso de excesivo nerviosismo, de ahí el interés de la shavasana.

Pueden practicarse las modalidades sencillas de pranayama, aunque siempre en decúbito: nadi shodana, por ejemplo, ya que la postura sedente fácilmente se evidencia dolorosa. Cabría pensar en la práctica de una postura en pie, como la de atención o thadasana, pero sería un error, ya que la permanencia en pie muchas veces se soporta mal y peor aún la elevación de puntillas para contrarrestar la estasis venosa.

La reanudación prudente de los ejercicios de yoga no puede plantearse sino después de una curación médicamente corroborada, es decir transcurridos por lo general tres meses, y aun entonces será preciso tener en cuenta las consideraciones siguientes:

- evitar la movilización de la parte dolorida del raquis;
- evitar las flexiones intensas del busto hacia delante en posición de pie;
- evitar la flexión del tronco en posición sedente con las piernas estiradas; mediante la flexión de éstas se atenúa la solicitación sobre la columna vertebral y se reducen los riesgos de la hernia discal. Tal flexión favorece asimismo la relajación muscular y la espiración;
- evitar las posturas que impliquen una torsión;

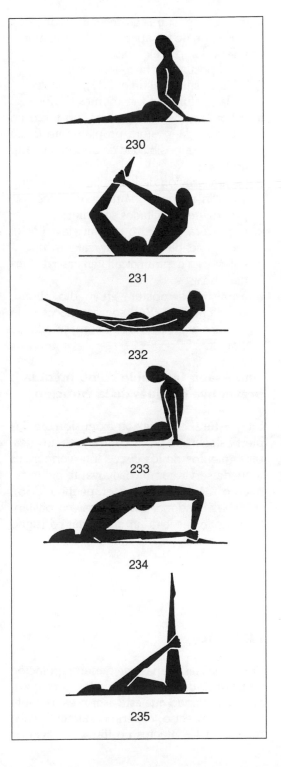

230

231

232

233

234

235

- evitar las posturas en decúbito prono con elevación de la cabeza y de los miembros inferiores, por ejemplo:
  - la postura de la cobra (230);
  - la postura del arco (231);
  - la postura del saltamontes (232);
- evitar las posturas inversas, no tanto en razón de la postura propiamente dicha sino por la posibilidad de un movimiento en falso;
- la movilización de los tobillos en circumducción proporciona muchas veces sorprendentes resultados sedantes;
- la postura del perro cara al cielo (233), recomendada para las dorsalgias funcionales, está contraindicada en caso de hernia discal;
- asimismo la postura en medio puente con ligadura (234), sobre todo cuando la hernia discal cursa acompañada de ciática.

**Una asana favorable como medida preventiva después de la curación**

La postura con flexión-extensión de las piernas sobre la pelvis contrarresta los desplazamientos de los discos intervertebrales y puede servir como coadyuvante del tratamiento médico y quinesiterapéutico (235); se debe abandonar sin demora, no obstante, cuando resucita un dolor ciático (signo de Lasègue).

# Hígado

Son varias las asanas que tienen reputación de favorecedoras de los hígados perezosos. Aun admitiendo que este aserto es bastante vago e impreciso, experimentalmente cabe reconocer los efectos positivos de diversas

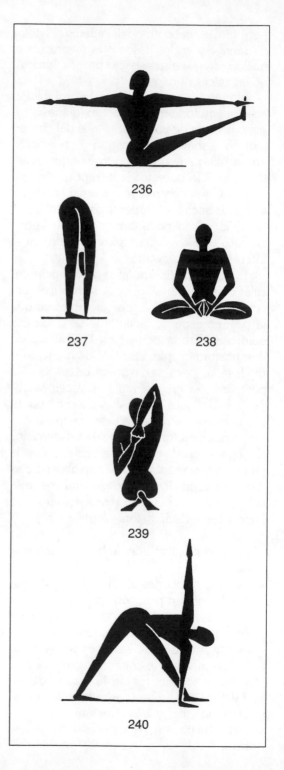

236

237

238

239

240

posturas en cuanto a las digestiones y los estados nauseosos. Conviene no echar en olvido que muchas veces se atribuye al hígado lo que proviene en realidad de la vesícula biliar, el estómago, el páncreas o los intestinos.

### Asanas que se considera favorables

- la postura con torsión asentada a nivel del estómago (236);
- la postura de flexión en pie (237);
- la postura en ángulo de pelvis con ligadura (238);
- la postura de la cabeza de vaca (239);
- la postura en triángulo de pie con torsión (240).

### Efecto de las respiraciones de pranayama

La respiración rápida tipo kapalabhati, goza de una reputación favorable en relación con las funciones hepáticas, como asimismo la respiración bhastrika.

## Hipernerviosismo

El nerviosismo excesivo es frecuente y le acompaña todo un cortejo de anomalías: sensación de tensión interior, bloqueo respiratorio, espasmos digestivos con bolo epi-

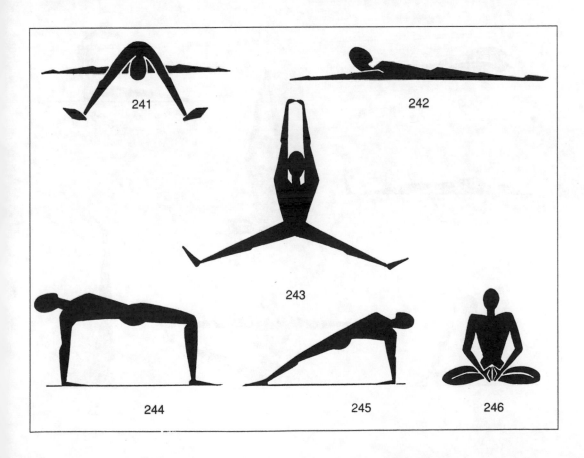

241

242

243

244

245

246

gástrico que «sube y baja», aerofagia, dispepsia, colitis espasmódica, estreñimiento preocupante que lleva al hábito de consumir laxantes, o por el contrario, episodios de diarrea imperiosa, vértigos, zumbidos de oído, agitación perpetua de manos y pies, como de «títeres», etc.

## Papel del yoga

Actúa favorablemente sobre el terreno:

- por una parte, gracias a la regulación respiratoria que establece sistemáticamente y que constituye uno de los elementos principales de control del sistema nervioso;
- por otra parte, son muchas las asanas que de por sí tienen un efecto sedante, calman la agitación cerebral desordenada y favorecen la concentración mental. Indirectamente, el efecto equilibrador del yoga favorece el sueño y hace que sea más reparador.

## Asanas que se considera favorables

- La postura de la tortuga (241);
- la postura de mudra de estómago (242);

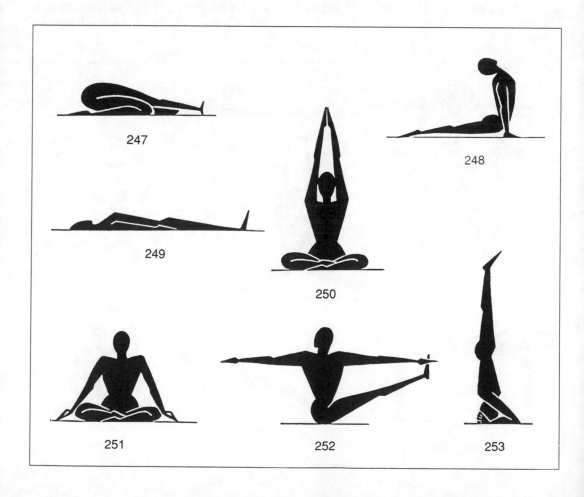

247

248

249

250

251

252

253

- la postura de flexión de pelvis sedente (243), que disipa la angustia;
- la postura de la mesa de cuatro patas (244), que ejerce una decontracción electiva de la región epigástrica, la sede del plexo solar;
- la postura de gran estiramiento frontal del cuerpo (245), cuya acción es similar a la del anterior, pero todavía más intensa;
- la postura en ángulo de pelvis con ligadura (246) calma la angustia, sobre todo durante el periodo de gestación;
- la postura del diamante (247), cuya acción sedante nerviosa se produce en el momento en que la frente toca el suelo, y viene acompañada de un mejoramiento de la resistencia al estrés;
- la postura del perro hocico al cielo (248);
- la postura del cuerpo muerto (249) o shavasana es una de las claves principales para conseguir que el individuo nervioso se relaje. En las formas severas aplicaremos la variante científica:
- shavasana terapéutica (véase pág. 168).

Algunas posturas son clásicamente representativas de la concurrencia de un efecto a la vez tranquilizante y clarificador del psiquismo, por ejemplo:

- la postura de la montaña (250);
- la postura del acorde perfecto (251);
- la postura en torsión asentada a nivel del estómago (252) que disipa la angustia y calma la agitación mental;
- la postura de permanecer sobre la cabeza (253) favorece la irrigación cerebral siempre y cuando sea ejecutada a la perfección y sin sobrecargar la parte cervical de la columna. Se considera que es uno de los factores más beneficiosos del yoga para lo que concierne a la concentración mental y el dominio de sí mismo;

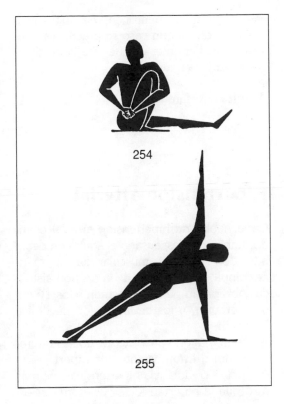

254

255

- la postura de Marici (254), de efecto electivo para disipar la timidez;
- la postura de Vasistha (255) estimula el psiquismo y contrarresta el hipernerviosismo.

En cuanto a las modalidades respiratorias de pranayama, se juzga beneficiosas:

- la respiración tipo nadi shodana, cuyos efectos apaciguantes son potentes y duraderos, siempre y cuando se dominen a la perfección las retenciones del aire y se ejerciten moderadamente los frenados nasales;
- combinar la inspiración en ujjayi con la espiración en anuloma se recomienda específicamente para el hipernerviosismo cuando éste se traduce en emotividad anormal y timidez, o por la tendencia a

caer en estados neuróticos de angustia o bloqueo (en ningún caso se practicará anuloma aisladamente, ya que está contraindicada para las neurotonías).

**A evitar:** Visamavritti.

# Hipertensión arterial

Cabe hablar de hipertensión arterial cuando, habiendo descansado el adulto en decúbito y en relajación muscular durante quince minutos, los valores de la presión sistólica sobrepasan permanentemente los 16 cm de mercurio, y los de la presión diastólica los 9 cm.

En la mayoría de los casos no se concreta la causa; estamos ante una hipertensión «esencial» o «dolencia hipertensiva». Es más raro que la hipertensión sea síntoma de alguna afección orgánica.

Se llama hipertensión lábil la fuerte subida de la tensión arterial en determinadas ocasiones de tensión nerviosa o de esfuerzo, pero que retorna a los valores normales una vez desaparecida la causa.

## Medidas a tomar en caso de hipertensión arterial esencial

Limitar el esfuerzo físico e intelectual, vida tranquila, descanso nocturno suficiente y que debe funcionar como reparador. La ansiedad, telón de fondo del carácter de muchos hipertensos, debe abordarse mediante sedantes, tranquilizantes, anxiolíticos, psicoterapia y relajación.

La supresión más o menos absoluta de la sal es un elemento de primer orden.

## Papel del yoga

Los terapeutas conceden un papel importante a la reducción del hipernerviosismo en el hipertenso. En ese dominio es donde el yoga puede servir como muy útil coadyuvante; véase al respecto el artículo Hipernerviosismo.

Un folleto que resume la opinión de varios especialistas internaciones en hipertensión rindió homenaje explícito, por cierto, al yoga en relación con la forma esencial de la hipertensión.

Son desde luego útiles las posturas favorables a la circulación (véase) y las que contrarrestan la pesadez de piernas (véase).

## Síntomas

A veces ausentes, no descubriéndose la hipertensión ignorada por parte del paciente sino en ocasión de alguna revisión médica.

En la mayoría de los casos, no obstante, y supuesto que la hipertensión empiece a ser algo pronunciada, se advierten molestias como: dolor de cabeza, predominantemente en la región occipital, ráfagas, palpitaciones, zumbidos de los oídos, etc.

La gravedad de la hipertensión proviene de las complicaciones que ella acarrea a más o menos breve plazo: accidentes cerebrales, lesiones oculares, renales, cardíacas, etc.

## ¿Por qué el yoga ejerce también efectos beneficiosos directos?

Aun admitiendo que la influencia del yoga sobre las causas de muchas hipertensiones sin duda es nula o hipotética, está demostrado que, en conjunto, la práctica de las posturas y las modalidades respiratorias yóguicas favorece el equilibrio entre parasimpático y simpático, si bien con una acción sedante privilegiada sobre este último. Y esa

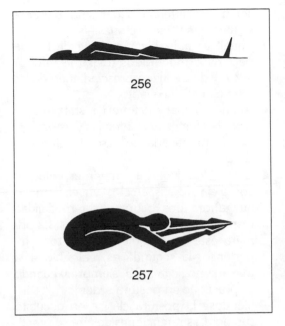

256

257

sedación que libera el tono del parasimpático (efecto vagotónico) es muy beneficiosa en los casos de hipertensión.

## Asanas favorables

La postura del cuerpo muerto (256) o shavasana es absolutamente notable en la medida en que calma los sistemas nerviosos irritables. Se le confiere máxima eficacia practicándola bajo su modalidad médica, la shavasana terapéutica (véase pág. 168).

Cuando la hipertensión se presenta acompañada de facciones tensas, ansiedad, agitación, se continuará después de la shavasana con flexiones, preferiblemente en postura sedente (257) y sin forzar, flexionando ligeramente las piernas y privilegiando la exhalación frente a la inhalación.

## Posturas contraindicadas en los hipertensos

Son, esencialmente, las posturas «inversas» como la de la vela (258), etc., en donde la

parte baja del cuerpo queda claramente por encima de la cabeza. En estas condiciones y cuando la tensión sistólica o «máxima» excede de 22 quedan muy perturbadas las regulaciones seno-carotidianas y las posturas inversas implican un riesgo importante.

Por debajo de la máxima de 20 se descarta ese riesgo, aunque persiste la contraindicación para los aterosclerosos y en presencia de signos o peligro de lesiones de la retina.

Las posturas que parten del decúbito prono se desaconsejan, en particular:

- la postura del arco (259);
- la postura del saltamontes (260);
- la postura de la cobra (261),

sobre todo en presencia de deterioros retinianos, de vértigos o de zumbidos del oído.

## Influencia de las modalidades respiratorias

- Anuloma figura entre las contraindicaciones clásicas;
- bhastrika no aumenta los valores de la tensión pero podría empeorar los síntomas anejos: vértigos, zumbidos de oído.

Las evitaremos, pues, cuando se hallen presentes dichos síntomas o aparezcan durante el ejercicio.

- Bhramari posee influencia sedante y más bien favorable, pero demasiado tenue para desempeñar por sí sola algún papel en cuanto a la hipertensión.
- La acción apaciguadora de ujjayi es mucho más acentuada e incluso se ha recomendado para las hipertensiones arteriales esenciales de origen neurotónico, incluso en presencia de coronaritis, siempre y cuando se suspenda la práctica durante las crisis de angina de pecho.

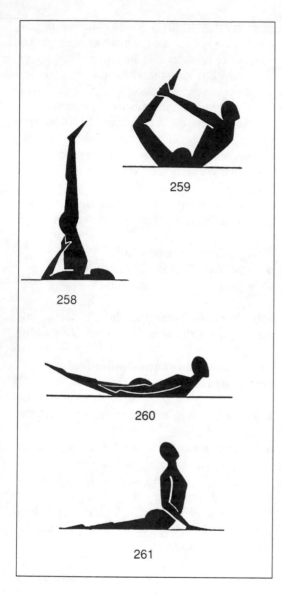

258

259

260

261

- Nadi shodana se revela muy interesante aquí, en razón de su acción sedante intensa, muy eficaz en las afecciones que tienen por origen una irritación del sistema nervioso. Obsérvese no obstante la necesidad de evitar las retenciones de aire o kumbakha.
- Samavritti guarda una gran analogía técnica con nadi shodana pero sus efectos son menos intensos y lo mismo, por consiguiente, sus indicaciones.
- Shitali es utilizable por parte de los hipertensos moderados (máxima inferior a 20) y desde luego prescindiendo de las retenciones del aliento.
- Aunque similar a la anterior, shitakari desarrolla efectos más intensos y es preferible no practicarla en caso de hipertensión.
- Viloma da lugar a una interpretación compleja de sus efectos en el dominio que ahora nos ocupa. Esta modalidad respiratoria comprende dos fases. La primera está contraindicada para todo hipertenso; la segunda es realizable si la máxima no llega a 20, siempre y cuando se practique en postura sedente, proscribiéndose la postura clásica en decúbito supino. Las retenciones de aire se practicarán sólo si se toleran bien; en especial deben controlarse las que siguen a la espiración (bhaya kumbakha).
- Visamavritti es una respiración muy fatigante y absolutamente contraindicada para todos los hipertensos.

# Hipotensión arterial

Reciben este nombre las tensiones arteriales demasiado bajas. Clásicamente decimos que hay hipotensión cuando la sistólica o «máxima» no llega a 11 y la diastólica o «mínima» es inferior a 7.

## Modalidades de obligada distinción

*Hipotensiones agudas:* Nada aporta el yoga en estos casos que se observan, por ejemplo, durante los estados de choque, en las manifestaciones agudas de la insuficiencia suprarrenal o enfermedad de Addison, en algunos casos de tuberculosis, cáncer, etc.

*Hipotensiones crónicas:* Algunas son permanentes y otras regularmente recurrentes. Distinguimos:

● las vinculadas a un estado de fatiga u ocasional debilidad y que recidivan fácilmente;
● las de origen constitucional, es decir que dependen del temperamento del sujeto. Son benignas por lo general, aunque permanentes y sólo precisan tratamiento en caso de agudización de las molestias.

### Síntomas de las hipotensiones crónicas u ocasionales benignas

Vértigos, anomalías visuales con impresión de velo negro o puntos oscuros, ráfagas, desmayo fugaz o simple presentimiento de encontrarse mal, lo que se llama en términos técnicos una lipotimia (véase). A menudo se observan otros signos concomitantes: fatigabilidad, estado depresivo, disminución de la libido y la potencia sexual.

### La hipotensión ortostática

Es una caída brutal de la tensión que se manifiesta al ponerse en pie el individuo.
Se vincula a menudo con los efectos secundarios indeseables de ciertos fármacos y suele cesar al retirar la medicación.

### Medidas a tomar

La dieta, bien equilibrada en cuanto a carnes, grasas y azúcares, debe aportar una ración suficiente de calorías así como las vitaminas y los oligoelementos indispensables.
El ejercicio debe ser regular, a fin de mantener en buen estado la musculatura y

favorecer la circulación sanguínea, pero sin llegar jamás a la fatiga y al agotamiento. Se aconseja la quinesiterapia y serán útiles las modalidades energéticas de yoga adaptadas a la condición del individuo.

### Papel del yoga

Poco influirá en cuanto a los valores de la tensión propiamente dicha, y de comprobarse alguna mejoría será de escasa entidad. Sí se obtienen algunos efectos sobre las molestias derivadas de la hipotensión, lo que invita a tener en cuenta los hechos siguientes:

● la hipotensión constitucional que no provoque ninguna molestia no precisa ninguna tentativa correctora;
● el tratamiento mediante el yoga se dirige a las molestias provocadas por la hipotensión y no a ésta;
● conviene saber que además de sus efectos beneficiosos, en lo tocante a la hipotensión arterial el yoga presenta cierto número de contraindicaciones que es preciso tener en cuenta.

### Estudio de las repercusiones individuales de las asanas y las respiraciones

● La postura de atención (262) puede surtir efectos favorables, sobre todo cuando la hipotensión se expresa como debilidad y anomalía del sentido del equilibrio, el cual puede mejorar contrarrestando las tendencias mórbidas causantes, siempre dentro de las limitaciones del dominio funcional. El alzamiento de puntillas en la última fase contrarresta las molestias de la circulación y no debe ser omitido;
● la postura del árbol (263) tiene efectos similares a la anterior;

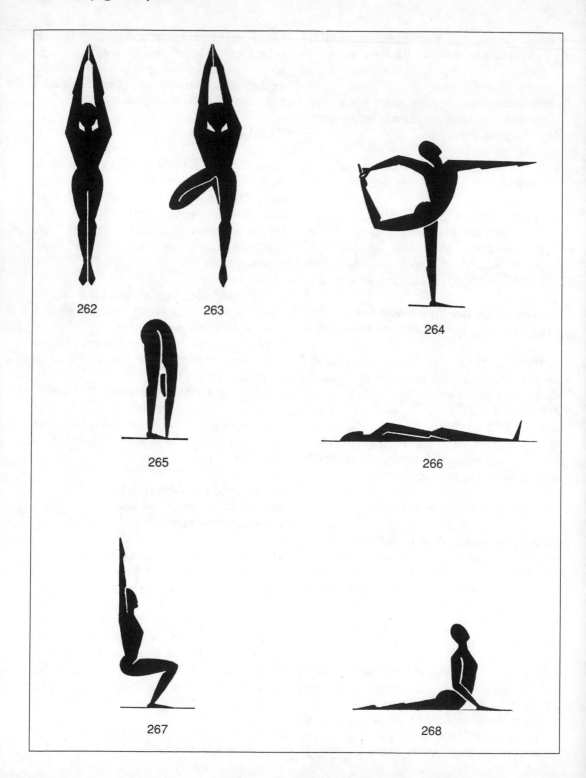

262

263

264

265

266

267

268

- la postura del bailarín (264) es en esencia un ejercicio de equilibrio, también útil aquí;
- la postura de flexión en pie (265) o estiramiento intenso es el prototipo de las posturas «cerradas», de poderoso carácter energético;
- la postura del cuerpo muerto (266) o shavasana es de especial utilidad para corregir los desequilibrios nerviosos, en particular cuando la hipotensión determina lipotimias;

- la postura de la silla (267), por sus efectos favorables, mejora el equilibrio; su ejecución con apoyo dorsal contra una pared es preferible a la versión clásica, y además el hipotenso no debe alzar los brazos salvo cuando tolere perfectamente tal postura;
- la postura de la cobra (268), cuando se ejecuta en fase dinámica, combate la insuficiencia suprarrenal, de donde resulta una utilidad específica cuando la hipotensión curse con dicha insuficiencia;

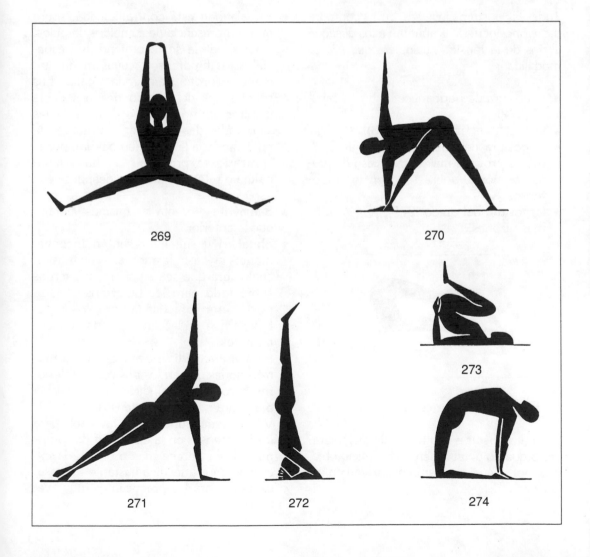

269

270

273

271    272    274

- la postura sedente con flexión de la pelvis (269) es útil cuando las molestias causadas por la hipotensión tienen un carácter de hipotonía pronunciada;
- la postura en triángulo de pie (270) se aconseja especialmente cuando la hipotensión cursa acompañada de corazón irritable y acelerado;
- la postura de Vasistha (271) tiene efectos equilibradores sumamente favorables.

## Posturas que procede evitar

Todas las posturas inversas, cuyas contraindicaciones generales apuntan a los desequilibrios de la tensión cualquiera que sea su modalidad:

- la postura de permanecer sobre la cabeza (272);
- la postura en media vela (273);
- la postura del camello (274), que fácilmente provoca malestar en caso de predisposición y sobre todo en los hipotensos;
- la postura del arado (275), por las mismas razones.

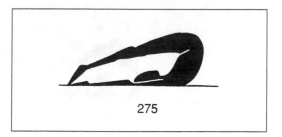

275

## Criterios de abstención

Todas las posturas relativamente mal toleradas o que no determinen un beneficio objetivo, por lo cual carecerán de utilidad en estos casos.

## Efectos de las respiraciones

- Anuloma se evitará frente a cualquier desequilibrio de la tensión sobre todo cuando cursa acompañado de anomalía neurotónica, siendo no obstante menos serias las repercusiones en los hipotensos que en los hipertensos arteriales.

- Bhastrika, pese a sus efectos tónicos, agrava el estado de los hipotensos que padecen vértigos o zumbidos de oídos.

- Kapalabhati está contraindicada, sobre todo en presencia de zumbidos de oídos.
- Nadi shodana se recomienda en especial a los hipotensos, cuyas manifestaciones neurotónicas tiende a paliar. Las retenciones del aliento después de la inspiración no sólo son aconsejables sino indicadas durante la práctica de nadi shodana (antara kumbakha); por el contrario se proscribe la bhaya kumbakha o retención del aire después de la espiración.
- Samavritti presenta las mismas ventajas que la anterior.
- Shitakari y shitali presentan inconvenientes en caso de anomalías de tensión cualquiera que sea su signo; proscritas sobre todo para los hipertensos, tampoco serán practicadas por los hipotensos que padezcan molestias concomitantes.
- Para visamavritti se plantean las mismas reflexiones que en los dos casos anteriores pero la contraindicación es todavía más clara para los hipotensos.
- Viloma sería teóricamente favorable para los hipotensos en la ejecución de su primera fase; parece más prudente la exclusión de esa técnica bastante fatigosa, excepto para los practicantes muy avezados.

**Efectos de las técnicas anejas**

- Jalandhara bandha, a solas o en asociación con diversas posturas, equilibra el sistema nervioso en presencia de molestias neurotónicas por parte del hipotenso, y también combate los vértigos y los zumbidos de oídos.
- Uddiyana ejerce un efecto de masaje tónico suave de la base del corazón, que puede resultar beneficioso.

tratamiento debe dirigirse a la afección causante.

**Papel del yoga**

En las afecciones neurológicas y en los casos de origen orgánico, el yoga presenta un interés mínimo, aunque se restablece su utilidad en presencia de anomalías puramente de la circulación o de hipertensión (véanse las págs. 48 y 88).

# Hormigueo

Sensación subjetiva y patológica compuesta de picor y entumecimiento, que se manifiesta sobre todo en los extremos de los miembros: los pies y las manos. Se observa con mucha frecuencia en la eventualidad de postura defectuosa de un miembro durante la noche; también puede ser consecuencia de una compresión local, o efecto del frío, etc.

Salvo las causas de tipo banal antedichas, algunos hormigueos pueden expresar una dolencia real de variable gravedad: hipertensión arterial, perturbaciones de la circulación de diversa etiología, afecciones neurológicas, etc.

**Tratamiento**

En los casos corrientes y no graves, hay que apretar y relajar alternativamente el puño, o movilizar el pie, con lo que se disipa a no tardar el hormigueo, por lo general.

La administración de tónicos circulatorios, las fricciones revulsivas locales, son de efectos favorables y también desempeñan un papel preventivo. En los demás casos el

# Ideas fijas

La respiración que combina la inspiración fraccionada particular de viloma con la espiración en ujjayi se considera adecuada para prevenir y disipar las ideas fijas, aunque en todo caso no procede fiarlo todo a una eficacia definitiva cuando el síntoma forma parte del cuadro de una neurosis obsesiva claramente estructurada.

# Incontinencia urinaria femenina

A esta forma de incontinencia pueden aplicársele directamente las técnicas de yoga, que no surten efecto, por el contrario, sobre las incontinencias masculinas.

Más de un millón y medio de mujeres padecen problemas de continencia urinaria, de las cuales un 32 por ciento orinan con demasiada frecuencia, si bien conservan un control suficiente de la emisión urinaria; un 15 por ciento tienen micciones muy imperiosas; un 3 por ciento se quejan de fugas urinarias permanentes. Un 65 por ciento de estos casos lo representan las incontinencias de esfuerzo y los demás corresponden a urgencias descompensadas.

El frío, las emociones, la visión del agua, las crisis de hilaridad, el temor a tener que orinar fuera de casa, con frecuencia son factores desencadenantes.

Se requieren exploraciones urológicas especializadas para eliminar las causas orgánicas, infecciosas, neurológicas, etc., que demandan a su vez tratamientos especializados; en esos casos el yoga tiene una indicación nula o insignificante.

Conviene clasificar a las mujeres incontinentes en dos categorías antes de decidir la modalidad aplicable de yoga:

1) Las mujeres que padecen dificultad en controlar la emisión urinaria, pero capaces de soportar el efecto de la pesadez sin mojarse, así como las contracciones abdominales.

● Las posturas agachadas constituyen aquí una indicación interesante y entre ellas:
   – la postura en ángulo de la pelvis con ligadura (276) o postura del remendón;
   – la postura de la montaña (277);
   – la postura del acorde perfecto (278);
   – la postura del loto (279) entra en esta categoría pero su realización es difícil, salvo preparación previa, y está contraindicada para las mujeres con rodillas débiles, ya que exige meniscos en perfecto estado.
● Las posturas inversas deben acompañar necesariamente a las agachadas.

En estas últimas la cabeza se sitúa a un nivel más bajo en relación con los miembros inferiores. La sobreelevación de los órganos de la pelvis inferior va acompañada de una mejoría de la circulación local con li-

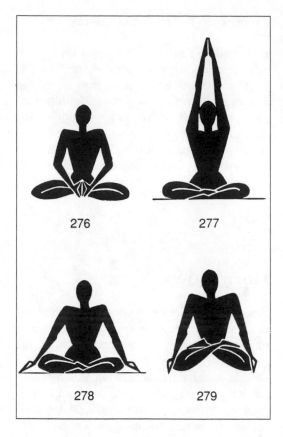

276    277

278    279

beración del efecto de pesadez en el abdomen. Las practicantes avezadas y los individuos muy dotados pueden adoptar:

● la postura de permanecer sobre la cabeza (280) o shirsasana, aunque con frecuencia resulta demasiado difícil para las no iniciadas, por lo que nos contentaremos, en la mayoría de los casos, con:
● la postura de la vela (281) a condición de que no concurra ningún problema a nivel de la columna vertebral cervical en razón de la solicitación que implica esta asana en el plano C7-D1;
● la postura en media vela (282), que no tiene estos inconvenientes y es accesible a todas.

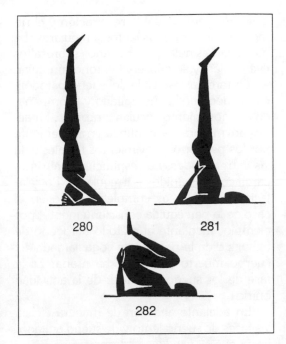

280   281

282

res que clásicamente se realiza en la última fase no debe practicarse sino cuando no vaya acompañada de ninguna sensación molesta, en particular por contracción abdominal.

## Las bandha

Hay dos de gran utilidad, uddiyana y, sobre todo, mula bandha (véase el capítulo 3), cuya acción se centra en la pelvis inferior y operan una musculación electiva de los músculos interesados en las incontinencias tanto urinarias como fecales.

## Los ejercicios de Kegel

Aunque independientes del yoga clásico, estos ejercicios deben asociársele sistemáticamente ante todas las formas de incontinencia urinaria femenina. El ginecólogo doctor Kegel ideó en 1940 un programa de ejercicios basado en el entrenamiento regular de la musculatura pubo-coxígea: basta con bloquear y luego restablecer el caudal urinario. Una vez integrados en el esquema corporal se logra contraer estos músculos a voluntad independientemente de toda micción.

2) Las mujeres que no pueden soportar el efecto de la pesadez y las contracciones uterinas, lo que se manifiesta en una pérdida de orina. Aun cuando ésta no sea sino mínima, las posturas agachadas constituyen aquí una contraindicación formal. Las mejores en estos casos son las posturas inversas (véase a continuación).

### Una postura de especial interés

La consistente en sentarse en una silla imaginaria (283), siempre y cuando no se presente ninguna pérdida urinaria durante su ejecución; en el caso contrario nos hallamos ante el mismo cuadro de contraindicaciones que con las posturas agachadas. A las principiantes, a las de musculatura débil y a las que padecen fatiga se les aconseja encarecidamente que apoyen la espalda en una pared.

La elevación de los miembros superio-

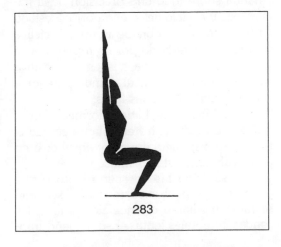

283

*Observación importante:* El éxito del yoga frente a la incontinencia urinaria femenina no permite prescindir de otras técnicas urológicas especializadas que, en los casos rebeldes, suelen evidenciarse indispensables: tratamientos eléctricos, ejercicio de biofeedback, etc.

# Inflamaciones agudas

Los estados de inflamaciones locales agudas (abscesos, flemones, etc.) constituyen contraindicaciones formales en cuanto a la práctica del yoga, lo mismo que los estados inflamatorios generales (anginas, bronquitis, enteritis, nefritis, cáncer, tuberculosis, etc.).

# Insomnio

Definido por la ausencia de sueño o la calidad deficiente de éste, el insomnio demanda sobre todo una precisión de la naturaleza y el ciclo del sueño normal: estado fisiológico reparador, de aparición cíclica regular, caracterizado por un reposo más o menos completo, una suspensión relativa de las relaciones con el mundo exterior y una evolución en varias fases:

La primera fase, la del adormecimiento, es la que media entre el instante en que el sujeto se dispone a dormir y aquel otro en que realmente está dormido.

La segunda fase o sueño lento recibe este nombre porque corresponde, según el estudio mediante el encefalograma, a las ondas cerebrales lentas. Es un sueño tranquilo, durante el cual la respiración y el ritmo cardíaco son más lentos y regulares. La movilidad es nula, salvo algunos sobresaltos eventuales, y se conserva el tono muscular.

La tercera fase es la del sueño paradójico, es decir un sueño agitado y acompañado de movimientos oculares rápidos. La actividad motora es continua, notablemente por los pequeños movimientos faciales y de las extremidades. La respiración y el ritmo cardíaco son rápidos e irregulares. La relajación muscular es completa, como en el caso de la perseguida conscientemente, por ejemplo, mediante el método autógeno de Schultz o en la postura de yoga llamada del cuerpo muerto (véase) o shavasana. Es la fase de los sueños, es decir de la actividad onírica.

En adelante alternan de manera cíclica las fases de sueño lento y de sueño agitado, hasta que se produce el despertar.

## Modalidades del insomnio

Son diversas y el yoga aporta soluciones diferentes para cada una de ellas. Puede practicarse aisladamente, acompañándolo de las habituales medidas higiénico-dietéticas, pero en cierto número de casos su papel será el de coadyuvante de diversos tratamientos mediante fármacos. Entre éstos los verdaderos hipnóticos no se emplearán sino ocasionalmente, a fin de evitar que el insomne contraiga una «adicción». Se preferirá la fitoterapia, la gemoterapia, los oligoelementos, etc., de acción más suave y por lo general suficiente.

*Insomnios agudos*
Van vinculados a dolores, enfermedades, secuelas de traumatismos físicos o morales recientes.

En esta eventualidad el yoga cede el lugar a los sedantes y el tratamiento orientado a las causas.

*Insomnios crónicos*
Responden a diversas categorías, cada una de las cuales demanda distintas modalidades de yoga.

1) *Dificultad en conciliar el sueño, con agitación:* Se vincula con frecuencia a una excitación mental estéril, con maquinación de ideas obsesivas o repaso a los acontecimientos de la jornada, tanto si han sido agradables como desagradables.

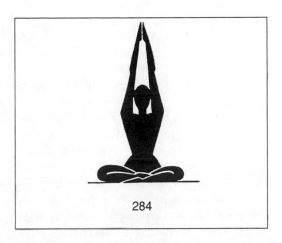

284

Las posturas y respiraciones aconsejadas son las que se indican en el artículo Hipernerviosismo. Destaquemos aquí algunos puntos: hacer hincapié en las posturas sedentes o que parten del decúbito supino, de preferencia con nadi shodana; en todas las posturas, cobrar conciencia de los puntos de apoyo y del esquema corporal. Además de fomentar el sueño hay que procurar que sea reparador. Siempre que sea posible, se practicarán los estiramientos verticales ascendentes de la columna vertebral, por ejemplo en la «postura de la montaña» (284) o «tocar con la cabeza a las nubes». En el decurso de las respiraciones que comprenden retenciones del aliento o kumbhaka, se realizarán éstas sistemáticamente siempre y cuando no existan contraindicaciones de otro origen.

2) *Dificultad en conciliar el sueño vinculada con ansiedades o angustia:* Estas sensaciones suelen plantearse hacia el término de la jornada y se intensifican en el momento de ir a acostarse. En tales casos convendrá situar la sesión de yoga un poco antes de las seis de la tarde y practicar shavasana y nadi shodana inmediatamente antes de irse a la cama. El estado psíquico de ansiedad o angustia muchas veces expresa un estado depresivo o una predisposición más o menos acentuada en tal sentido. Para los detalles sobre las modalidades convenientes de yoga, consúltese el artículo Depresión nerviosa.

3) *Sueño relativamente correcto,* pero superficial y ligero, con frecuente despertar espontáneo ante el menor ruido. Se estará a las modalidades de yoga descritas en el artículo Hipernerviosismo, pero practicando con más asiduidad las posturas en pie con elevación de brazos y efectuando siempre que sea posible jnana mudra (véase la pág. 238).

Si no existe ninguna contraindicación, como podría ocurrir en caso de anomalías del sueño consecuentes a una hipertensión arterial, quizá sean útiles las posturas inversas (véase más adelante).
Se hará hincapié en todo lo que favorezca la concentración mental (véase este artículo) y se privilegiarán las exhalaciones profundas a fin de dar actividad a los músculos abdominales profundos, sobre todo el transverso.

4) *Insomnio por despertar precoz* con recuperación demasiado intensa del estado de vigilia. Este despertar sobreviene acompañado de pensamientos quiméri-

cos o centrados en una idea obsesiva, así como de agitación y sensaciones de frío, o de calor, o escalofríos.

En muchos casos el individuo no consigue conciliar de nuevo el sueño porque el horario profesional le obliga a abandonar la cama en seguida. Entonces sufre cansancio y será el que más fácilmente acuda a la consulta por la alteración del sueño. Si tiene tiempo para volver a conciliarlo, cae en un sopor pesado, poco reparador y entreverado de sueños que fácilmente degeneran en pesadillas, y el despertar sobreviene luego acompañado de entumecimiento y sensación de fatiga agotadora. A los ojos de un observador el sueño de las primeras horas de la noche parece normal, pero se observan irregularidades respiratorias, tal vez una respiración demasiado rápida y amplia, o demasiado superficial, a veces entrecortada con pausas (apnea respiratoria). Estos pacientes deben realizar su sesión de yoga a primera hora de la mañana, insistiendo en los ejercicios respiratorios y privilegiando la respiración para trabajar el diafragma.

## Posturas favorables al sueño

Cabe aconsejar, cuando el insomnio va acompañado de palpitaciones y nerviosismo cardíaco, las posturas que indicamos como favorables en el artículo Taquicardia.

● En los insomnios de carácter variable y difícilmente catalogables, son sistemáticamente aconsejables las asanas que implican una elevación de los brazos por encima de la cabeza: posturas del árbol, de atención, del bastón, etc.
● Aumenta el efecto beneficioso de las posturas en pie cuando se acompañan con jnana mudra (véase en pág. 238):

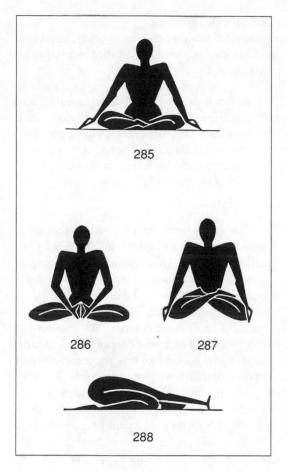

285

286    287

288

– la postura del acorde perfecto (285);
– la postura en ángulo de la pelvis con ligadura (286);
– la postura del loto (287).
● La postura del diamante (288) ejerce efectos notables en su fase final llamada de «la hoja doblada». Tan pronto como la frente toca el suelo se experimenta una curiosa impresión: las elucubraciones mentales se esfuman y se establece una gran calma, todo ello atribuible a un efecto de reflexoterapia.
● Las posturas que parten del decúbito prono:
– la postura del arco (289);

- la postura de la cobra (290);
- la postura del saltamontes (291), que favorece una expansión respiratoria análoga a la que se observa durante la fase profunda del sueño, se evidencia favorable en caso de insomnio por despertar precoz.
● Las posturas inversas tienen un efecto de descongestión, positivo para inducir el sueño:
  - la postura de permanecer sobre la cabeza (292), para los adeptos que sean capaces de ejecutarla;
  - la postura en media vela (293);
  - la postura de la vela (294),

Siempre y cuando no existan contraindicaciones objetivas en relación con el estado del cuello.

## Respiraciones favorecedoras del sueño

Están indicadas todas las que se caracterizan por una influencia sedante y reguladora del sistema nervioso, y se practican por la noche antes de acostarse, nadi shodana en particular.

El ronroneo que se emite durante bhramari crea un ambiente propicio al sueño.

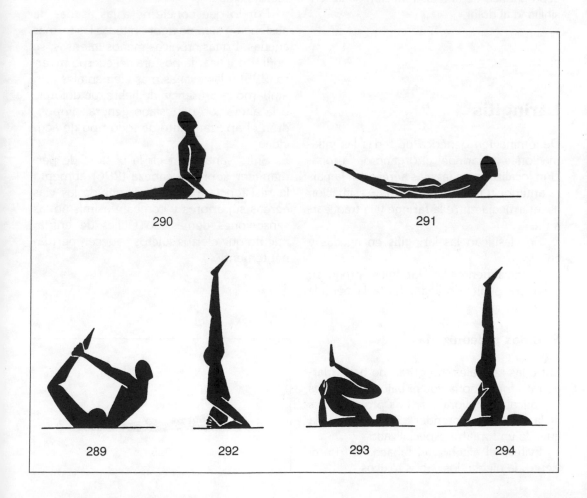

290

291

289

292

293

294

## Observación sobre el efecto fisiológico global del yoga

Los estudios científicos han demostrado que los adeptos presentan en buen número de casos un mejoría apreciable al electroencefalograma. Se observa en particular una actividad eléctrica de baja tensión muy similar a la que aparece durante las primeras etapas del sueño. El profesor Gastaut ha observado en diversos yoguis un elevado nivel de los ritmos alfa, sostenido y persistente pese a intrusiones como una iluminación violenta, ruidos fuertes y contactos con cuerpos calientes; el fenómeno se produce acompañado de una disminución de la sensibilidad al dolor.

# Laringitis

Denominación genérica de todas las inflamaciones de laringe, el órgano de la fonación localizado en las vías aéreas, en la parte anterior y media del cuello. Su situación es intermedia entre la faringe y la traquearteria.

Se clasifican las laringitis en agudas y crónicas.

Esencialmente las laringitis producen ronquera pudiendo llegar hasta la pérdida de la voz.

## Medidas preconizadas

Entre las capitales, no gritar, no hablar largo rato forzando la voz ni bajo condiciones climáticas desfavorables. Los profesionales de la voz deben aprender a impostar bajo la guía de un foniatra especializado.

Evítese el alcohol, el tabaco, el frío, el viento, la niebla, los vahos tóxicos.

## Papel del yoga

Recordaremos que las modalidades de las técnicas respiratorias están contraindicadas durante los periodos agudos y en las formas crónicas de cierta intensidad. Después de su curación, o en las formas crónicas de sintomatología leve, puede reanudarse su práctica, salvo opinión contraria del otorrino.

En cualquier caso deben suprimirse con carácter definitivo, como regla para todos los sujetos de garganta frágil, las modalidades respiratorias con irrupción del aire rápida y directa, como la respiración lengua fuera o shitali.

Por lo que concierne a las asanas, la abstención será de rigor en todas las formas agudas. En las crónicas menos intensas, se podrá practicar la postura del cuerpo muerto (295) y las asanas más elementales. Sin embargo la presencia de fiebre, de dolores, o la alteración del estado general, impondrán el aplazamiento de todo tipo de actividad.

Shirsasana, es decir la postura de permanecer sobre la cabeza (296) aumenta la resistencia a las infecciones de las vías aéreas superiores y combate asimismo las sensaciones demasiado fáciles de enfriamiento que ciertos sujetos padecen permanentemente.

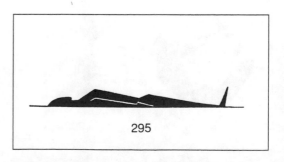

295

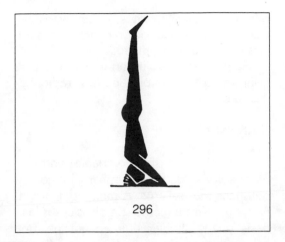

296

# Lipotimia

Llámase así a un malestar pasajero seguido con frecuencia de una impresión de desmayo inminente, si bien éste se concreta pocas veces. Caso de sobrevenir, sin embargo, nos hallamos ante un síncope. La sensación de malestar viene acompañada, en general, de angustia, sudores, palidez, visión borrosa y tintineos o zumbidos de oídos.

*Causas:* Por lo general son banales (emociones fuertes, fatiga, agotamiento físico, incorporación demasiado rápida tras larga permanencia en cama, etc.). Pero no es menos cierto que algunas veces responden a causas mucho más serias: fallo de miocardio, síndrome de Adams-Stockes, anomalía de uno u otro signo en la tensión arterial, insuficiencia aórtica, arteritis cerebral, etc.

En el dominio del yoga, conviene saber que ocurren a veces lipotimias durante la sesión, o más frecuentemente hacia el final de aquélla. Esto suele significar que la sesión no se tolera bien, o ha sido defectuosamente preparada, sin calentamiento suficiente, sin un shavasana preliminar, o se ha abordado bajo un estado de fatiga fisiológica o patológica. Puede ser también el caso de los individuos habitualmente hipotensos, o cuyo tono del sistema parasimpático es excesivo en relación con el del simpático. Ahora bien, se ha hallado experimentalmente que la práctica del yoga tiende, con carácter global, a calmar el simpático y aumentar el tono del parasimpático. De manera que la lipotimia sobrevenida hacia el término de una sesión puede responder a una descompensación ocasional debida al efecto vagotónico intempestivo.

Obviamente la sesión de yoga se interrumpe a partir del acceso de lipotimia, tras lo cual la práctica debe adaptarse al temperamento, se evitarán las posturas o las respiraciones de fuerte solicitación, y se prescindirá de ejercitarse cerrando los ojos. Las demás recomendaciones son prácticamente análogas a las que se indican en caso de vértigos (véase) periféricos benignos.

# Litiasis biliar

Formación de depósitos pulverulentos o de verdaderos cálculos en la vesícula biliar; son de colesterol, de bilirrubinato cálcico u otras sustancias. Para precisar su presencia, volumen y forma se realizan exploraciones radiológicas, ecografías, etc.

### Síntomas

A partir de un cierto volumen de estas sustancias extrañas podrán aparecer problemas digestivos diversos e incluso cólicos hepáticos o colecistitis en sus manifestaciones más espectaculares.

## Papel del yoga

Algunas asanas gozan de reputación favorable en cuanto a las funciones hepáticas (véanse Hígado y Digestión).

El papel del yoga es modesto, sin embargo, al lado de las medidas higiénico-dietéticas y el tratamiento médico, eventualmente quirúrgico.

## Debe evitarse:

● la postura de Vasistha (297) por parte de los sujetos cuyos antecedentes comprendan episodios de litiasis biliar y, en particular, cólicos hepáticos.

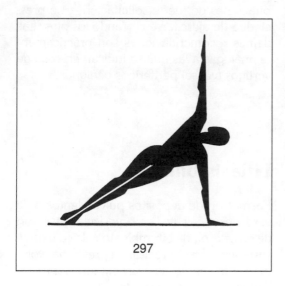

297

# Litiasis renal

La presencia de concreciones de sustancias químicas en la pelvis renal, que se presentan como microcristales, arenilla algo más gruesa o cálculos propiamente dichos, cuyo volumen a veces llega a ser importante. El examen de la composición química de los cálculos en laboratorio permite distinguir oxalatos, uratos, fosfatos, compuestos cálcicos, etc., o la asociación de varias sustancias en los cálculos «mixtos».

Su presencia, volumen y forma se precisan mediante exploraciones radiológicas, etc.

## Síntomas

Dolores de intensidad variable entre el mero dolor sordo dorso-lumbar y los cólicos nefríticos más severos. A menudo acompañados de estreñimiento. En otros casos la litiasis puede simular una apendicitis, una oclusión intestinal o, en la mujer, una salpingitis.

## Medidas que deben tomarse

Cura de abundante ingestión de líquidos, hasta 3 o 4 litros diarios, o más aún durante la estación calurosa. Ejercicio físico suficiente, pero evitando los esfuerzos violentos, los viajes fatigosos, las sacudidas y trepidaciones y el agotamiento. Además se combatirá la constipación intestinal.

El tratamiento médico, eventualmente quirúrgico, o la destrucción local del cálculo mediante la litotricia, son obviamente las terapias de elección. Hay que destacar también la enorme utilidad de las curas termales, que obligarán a visitar todos los años el balneario.

## Papel del yoga

A cierto número de asanas se les atribuyen propiedades favorables de estímulo de las funciones renales y favorecedoras de la secreción urinaria. En algunos casos pueden contrarrestar también la formación de los cristales, arenillas y cálculos organizados a diversos niveles de las vías urinarias (riñones, uréteres, vejiga, uretra). Una vez constituida la litiasis quizá sirvan de modestos coadyuvantes al lado del régimen y la terapia.

### Asanas que se considera favorables

- La postura de la eliminación (298) justifica bastante su nombre y más especialmente para lo que concierne a la función renal;
- la postura de mudra de estómago (299) activa la eliminación urinaria;
- la flexión en pie (300) estimula las funciones renales;
- la postura con flexión-extensión de las piernas sobre la pelvis (301);

- la postura de la mesa de cuatro patas (302);
- la postura en ángulo de la pelvis con ligadura (303);
- la postura del perro cara al cielo (304);
- la postura del barco (305);
- la postura de la cabeza de vaca (306).

## Lordosis

Desviación de la columna vertebral formando convexidad hacia delante.

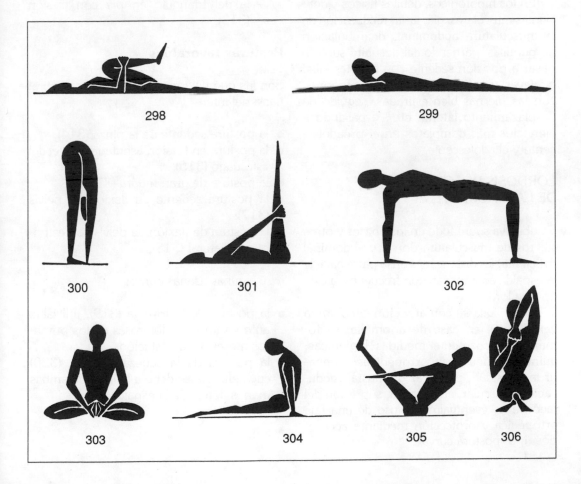

## LORDOSIS FLEXIBLE DE LOS INDIVIDUOS JÓVENES

Aparece sobre todo en la región lumbar de los niños raquíticos y de los que muestran hipotonía de la musculatura dorsal y abdominal; acarrea, por compensación, una cifosis del segmento dorsal de la columna vertebral.

### Medidas recomendadas

Es preciso combatir las distintas causas, en particular el raquitismo, cuyo tratamiento preventivo se halla actualmente bien codificado.

En los hipotónicos, débiles físicos y deficientes musculares: gimnasia, reeducación de la musculatura abdominal, deambulación de puntillas; partiendo del decúbito supino, pasar a posición sedente con los pies fijos, o elevar y bajar los miembros inferiores, con las piernas bien estiradas, seguido de desplazamiento lateral, etc., y pasando a ejercicios más completos en el preadolescente y el adolescente.

## LORDOSIS DOLOROSA DE LA CINCUENTENA

Se observa sobre todo en los obesos y otros sujetos de musculatura dorsal y abdominal deficiente; las distorsiones en la parte baja de la espalda acompañan con frecuencia a este tipo de lordosis.

Debe vigilarse con atención la columna vertebral y, en caso de anomalía, se tomarán precozmente medidas higiénicas, quinesiterapéuticas y ortopédicas: combatir la obesidad, practicar gimnasia, reeducación muscular; en la mujer, supresión del tacón alto, eventualmente uso de una faja ortopédica y protección mediante accesorios tipo «postura curva».

### Posturas que deben evitarse

● Todas las que tienden a arquear la columna vertebral, sobre todo en la región lumbar, y tanto más cuanto más definida y dolorosa sea la lordosis. En particular las que parten del decúbito prono:
  – la postura de la cobra (307);
  – la postura del arco (308);
  – la postura del saltamontes (309).
● Otras contraindicaciones:
  – la postura en medio puente con ligadura (310);
  – la postura con flexión-extensión de las piernas sobre la pelvis (311);
  – la postura en triángulo de pie (312);
  – la del triángulo en pie con torsión (313);

### Posturas favorables

Son las que flexionan la columna vertebral hacia delante:

● la postura sedente de la pinza (314);
● la postura en torsión asentada a nivel del estómago (315);
● la postura de gran mudra (316);
● la postura sedente de flexión de pelvis (317);
● la postura de flexión de pelvis con estiramiento lateral (318);

y algunas asanas como:

● la postura de la tortuga (319), utilizable ante las lordosis dolorosas de los primeros meses de la gestación;
● la postura de la cabeza de vaca (320) cuya eficacia se debe a la llave de ambas manos detrás de la espalda.

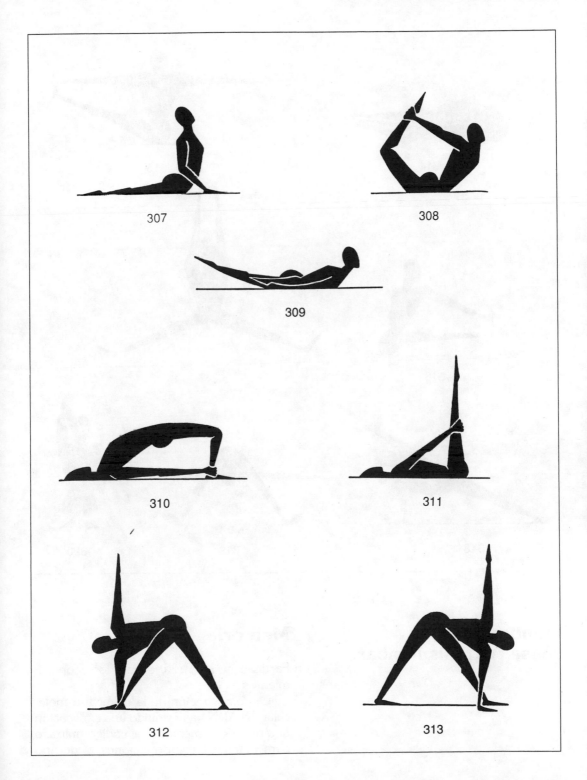

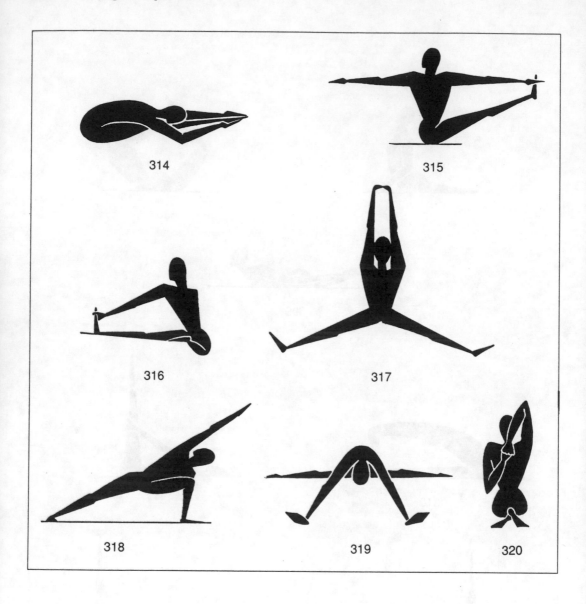

314

315

316

317

318

319

320

## Lumbartrosis, véase Artrosis lumbar

## Memoria

Facultad de retener y evocar los acontecimientos.

La demostración de la estructura molecular del ADN ha permitido una explicación orgánica de la memoria; el código utilizado para obtener las informaciones es de tipo químico y comparable a un alfabeto morse de cuatro signos.

La memoria de la neurona del cerebro humano posee:

* una memoria permanente constituida por el ADN y que contiene informaciones genéticas;
* una memoria volátil, constituida por el ARN de los ribosomas;
* una memoria relativamente estable y que se enriquece constantemente, constituida por moléculas cuya fabricación ha sido dirigida por el ARN o ácido ribonucleico, factor esencial de la memorización en función de las órdenes.

## Papel del yoga

La sede de las modificaciones biológicas constitutivas de la memoria se localiza, en esencia, a nivel de la circunvolución límbica o rinencéfalo, que filogenéticamente es la región más antigua del córtex cerebral. Otras estructuras del cerebro concurren asimismo en la formación de la función mnemónica. El yoga no puede influir directamente sobre todos estos elementos; no obstante, la práctica de sus modalidades puede favorecer la memorización al mejorar el psiquismo (véase) y estimular el poder de concentración mental (véase).

En lo que concierne a las respiraciones, su efecto beneficioso proviene más bien de la globalidad y no tanto de las modalidades concretas. Las recomendaciones de práctica exclusiva de kapalabhati no descansan en base suficiente para admitirlas sin reservas.

# Miedo escénico o bloqueo

Afección moral que suele ser la cruz de los oradores y los artistas (actores, músicos, cantantes, etc.). Sus manifestaciones son múltiples. La sensación de miedo viene acompañada de lagunas de la memoria, restricción de la faringe, espasmos epigástricos, sequedad de boca (muy típica), temblores, lividez o rubicundez del rostro, diarreas catastróficas, etc., todo lo cual se convierte a veces en una verdadera obsesión.

## Papel del yoga

*Respiración:*
Entre las modalidades respiratorias de pranayama, las de nadi shodana y shitali (véanse) son especialmente aconsejables.

*Posturas:*
Aparte la shavasana (321), preferiblemente en su variedad «terapéutica», una de las mejores que tiene el yoga contra el bloqueo es la de Marici (322) o maritcyasana.

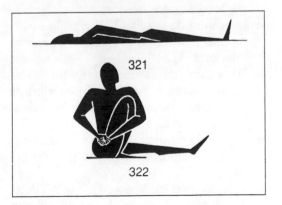

Es preciso considerar el miedo escénico como una manifestación de desequilibrio excesivo del sistema nervioso y tratarla como tal (véase Hipernerviosismo).

Sin embargo, no deben descuidarse los fármacos antibloqueo, cuya última novedad son, en alopatía, los betabloqueantes, y diversos preparados homeopáticos: ignatia, arnica, gelsemium, etc., altamente diluidos. Otro recurso es la terapia conductual específica con su técnica de inmersión o *flooding*.

# Musculatura (armonía de la)

Cierto número de asanas tienen la propiedad de armonizar la musculatura, lo que se traduce en un aspecto estéticamente más agradable. Desaparecen los abultamientos musculares, las masas anómalas y nudosas, así como las placas de celulitis, dicho esto último en interés de la mujer, sobre todo.

## Asanas que se considera favorables

- La postura del árbol (323) armoniza especialmente la musculatura entre las pantorrillas y los muslos;
- la postura de la silla (324) equilibra y armoniza la musculatura de los miembros inferiores;
- la postura de flexión-extensión de las piernas sobre la pelvis (325) equilibra la musculatura de la espalda y de los miembros inferiores;
- la postura de gran mudra (326) desarrolla una asombrosa armonía general del cuerpo;
- la postura en triángulo de pie (327) debe sus efectos a la ejecución rigurosamente simétrica;
- la postura del bailarín (328) confiere a la musculatura la gracia que engendran las posturas de equilibrio estético.

# Nervios, véase Hipernerviosismo y Psiquismo

# Neurosis

Variedad de desequilibrio mental sistematizado; el enfermo tiene conciencia de su estado y la neurosis no cursa con delirio verdadero, aunque produzca comportamientos más o menos extraños o anómalos: ritos de conjuración, reacciones de fuga, etc.

Se distingue:

LA NEUROSIS HISTÉRICA
En estos casos el paciente se complace en sus síntomas, consciente o inconscientemente. Apenas existe tratamiento útil, ya que la curación de un grupo de síntomas por lo general determina que aparezca otro, a veces incluso más grave.

LA NEUROSIS DE ANGUSTIA
Se caracteriza por la ausencia de motivación, por sus repercusiones mentales muy penosas, y por contracciones dolorosas e inquietantes de la región epigástrica y del área cardíaca.

## Papel del yoga

Es útil para completar los efectos de la indispensable medicación anxiolítica.

LA NEUROSIS OBSESIVA
En esta modalidad el paciente no consigue librarse de sus ideas patológicas infundadas.

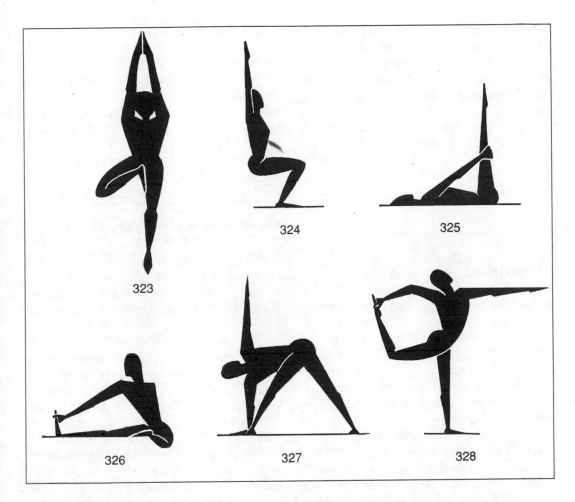

323

324

325

326

327

328

## Papel del yoga

Según los especialistas, sus indicaciones son mucho más limitadas que en los casos de neurosis fóbica o de angustia.

Recupera su interés en la prevención de las recaídas y mediante una combinación respiratoria de la inspiración fraccionada peculiar de la primera fase de viloma con la espiración en ujjayi (véase el capítulo 3). Kapalabhati no ha corroborado experimentalmente la utilidad que se le atribuía frente a las obsesiones.

## LA NEUROSIS FÓBICA

Se manifiesta súbitamente ante un objeto o una situación: agorafobia o miedo a los espacios abiertos, ereutofobia o miedo a ruborizarse, temor a los lugares cerrados o claustrofobia, miedo a las herramientas cortantes, etc.

## Papel del yoga

Carece de acción específica, pero refuerza la actividad de los medicamentos o de tratamientos como la terapia conductual. Véase Depresión nerviosa, Hipernerviosismo y Psiquismo.

La shavasana terapéutica (véase en pág. 168) resulta particularmente activa si se practica desde un planteamiento sofrológico y se asocia a medicaciones homeopáticas tipo ignatia y gelsemium bajo dilución elevada.

También es eficaz nadi shodana, a condición de que se dominen perfectamente las retenciones kumbakha y los frenados nasales.

# Obesidad

En ningún caso el yoga debe constituir aisladamente el tratamiento de la obesidad, que es un problema muy complejo. Bastantes casos derivan de un apetito excesivo y este tipo de obesidad se remedia con una dieta hipocalórica debidamente controlada, eventualmente asociada a fármacos moderadores del hambre.

En otras circunstancias debe contemplarse el papel más o menos primordial que corresponde a ciertos desequilibrios neuropsíquicos, a un terreno hereditario desfavorable y muchas veces inasequible a tratamiento alguno, a desequilibrios hormonales, a insuficiencias de la circulación, a una respiración debilitada.

En muchos de estos capítulos sí puede el yoga desempeñar un papel y bien conducido se evidencia a veces capital.

El exceso de peso es antiestético y además de incómodo para las actividades de la vida cotidiana, peligroso por las complicaciones que tarde o temprano acarrea su presencia en el plano del aparato cardiovascular, de los reumatismos articulares y sobre todo de la artrosis, así como de otros muchos sistemas orgánicos.

## Los grandes obesos

Plantean los mismos problemas que la mujer encinta al término de la gestación. La obesidad dificulta la respiración. Las apófisis espinosas de la columna vertebral se vuelven sensibles, a veces, debido al reblandecimiento de los tejidos, con lo que se hace penosa incluso la permanencia en decúbito supino, lo que obliga a modificar ciertas posturas realizándolas de costado.

## Obesidades media y ligera

Todas las posturas realizables sin dificultad aportan un ejercicio físico deseable, pero no hay que esperar de ellas sino un mínimo efecto sobre el peso, y aun esto requiere intensidad suficiente y práctica regular.

Las modalidades respiratorias de pranayama son útiles por cuanto mejoran la capacidad respiratoria y desarrollan la musculatura torácica. No es desdeñable la capacidad de destrucción de parte de las grasas corporales mediante la respiración, consiguiente a lo que técnicamente se llama la lipodiéresis respiratoria. Pranayama en su modalidad de nadi shodana ejerce sobre todo marcados efectos sedantes del sistema nervioso. El aumento de la lucidez y de la capacidad de concentración mental que engendran muchas de estas técnicas puede servir para que el obeso adquiera más conciencia de sus actos y mejore su motivación para cumplir con el indispensable régimen.

Las técnicas anejas, como mula bandha y uddiyana, tonifican la musculatura abdominal y combaten la acumulación de grasas en esa región.

Relacionamos seguidamente las posturas y otras técnicas que los profesores de yoga suelen incluir en sus programas para alumnos con tendencia a engordar:

- *Posturas inversas* (siempre y cuando la propia obesidad no dificulte en exceso su ejecución):
  - la postura en media vela (329);
  - la postura de la vela (330);
  - la postura de permanecer sobre la cabeza (331);
  - la postura del perro hocico al suelo (332);
  - la postura del arado (333).
- *Posturas con torsión:*
  - torsión en postura sedente de Marici (334);
  - torsión asentada a nivel del estómago (335);
  - triángulo de pie con torsión (336);
- *Posturas partiendo del decúbito prono:*
  - la postura del arco (337);

- la postura de la cobra (338);
- la postura del saltamontes (339).
- *Posturas con flexión del busto hacia delante:*
  - la postura en pie con flexión (340);
  - la postura sedente de la pinza (341).
- *Otras posturas*, por su efecto sedante particular, combaten el apetito excesivo que muchas veces resulta del nerviosismo interno u objetivo y el estado de ansiedad de los obesos:
  - la postura de la tortuga (342);
  - la postura de Vasistha (343);
  - la postura del cuerpo muerto (344),

ésta especialmente activa en su forma de shavasana terapéutica (véase pág. 168) y asociada a un planteamiento sofrológico y a

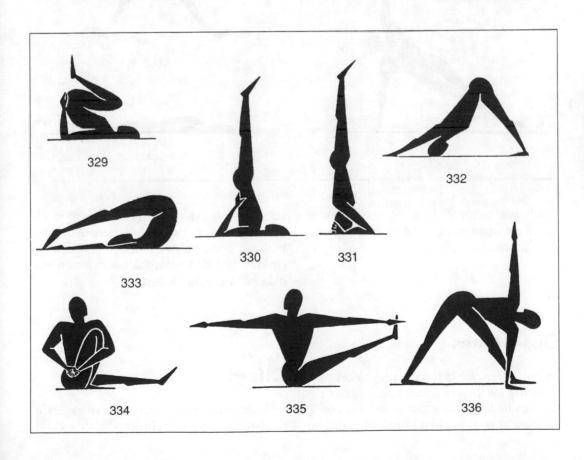

329

330

331

332

333

334

335

336

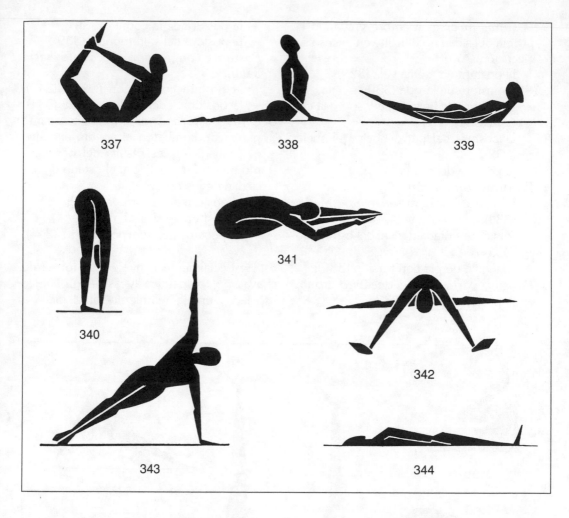

337

338

339

341

340

342

343

344

la administración de los modernos moderadores del apetito, no excitantes sino de acción sobre el metabolismo.

las ideas obsesivas, siempre y cuando éstas no formen parte del cuadro de una neurosis obsesiva ya estructurada. Cabe decir lo mismo de kapalabhati, aunque en medida mucho más modesta.

## Obsesiones

Se considera que la técnica respiratoria que combina las inspiraciones fraccionadas peculiares de la primera fase de viloma con la espiración en ujjayi logra prevenir y disipar

## Olfato

Se le atribuye a la postura del buitre (345), o rabahaddu asana, la propiedad de estimu-

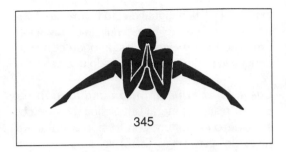

345

lar el olfato. Pero en caso de fuerte disminución olfativa funcionará como coadyuvante del tratamiento otorrinolaringológico, con frecuente empleo de corticoides, y a la organoterapia, que recurre a preparaciones a menudo presentadas en forma de supositorios en las que se asocia mucosa nasal y nervio olfativo en baja dilución de efecto estimulante.

# Parto (yoga después del)

Durante el puerperio no es necesario esperar a que la madre salga de la clínica para emprender el útil ejercicio del yoga. Durante la estancia en aquélla, determinadas medidas progresivas permitirán evitar el deterioro del abdomen, del perineo y de la región genital. Asimismo cabrá tratar la propensión a las incontinencias urinarias siempre que no sea de origen orgánico, ni infeccioso, ni neurológico. Para evitar las recaídas en este aspecto remitimos al artículo Incontinencia urinaria femenina. En líneas generales se asociarán a las técnicas del yoga algunos ejercicios sencillos:

*Respiraciones*

En el caso más favorable, las técnicas respiratorias de pranayama habrán sido practi-

cadas antes del parto y conviene reanudarlas cuanto antes. Puede asimismo aprovecharse la estancia en la clínica para enseñárselas a quienes las ignorasen, aunque evitando las formas algo fatigosas o difíciles como kapalabhati, bhastrika y visamavritti.

*Posturas*

Para combatir las anomalías circulatorias frecuentes en las paridas, emplearemos las asanas que se indican en el artículo Pesadez de piernas (véase), pero evitando la mayoría de las posturas inversas, como luego diremos. En cambio para las posturas en decúbito se introducirán variantes con respecto a la técnica clásica, consistentes en movimientos regulares y lentos de pies y manos, con movilizaciones circulares, flexiones y extensiones. En las posturas que se ejecutan de pie, como la de atención (346) o thada asana, se alternan las fases de alzamiento de puntillas con el descanso sobre la planta de los pies.

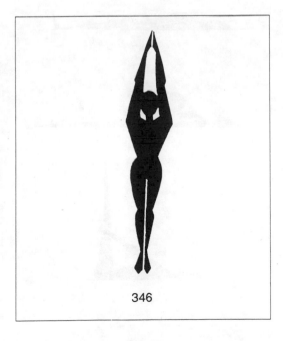

346

La shavasana o postura del cuerpo muerto (347) es el prototipo de la asana sencilla, eficaz y que no requiere ningún esfuerzo ni disposición especial.

Esta postura no siempre se tolera bien por parte de la gestante, como tampoco después del parto, aunque en estos casos por razones diferentes. El decúbito supino agrava los dolores lumbares debidos a la curvatura excesiva de la parte inferior de la columna (lordosis lumbar). La solución consiste en practicar la asana tumbándose de costado, o bien colocando una almohada, no en el hueco lumbar, puesto que entonces no haríamos sino empeorarlo, sino bajo las nalgas, en el extremo del sacro, doblando al mismo tiempo las rodillas. Convendrá colocar otra almohada bajo el occipucio (no en el hueco de la nuca).

*La postura de la eliminación* (348) se evidencia muy útil para combatir el estreñimiento de las paridas. Se le acompañará la postura con flexión-extensión de las piernas sobre la pelvis (349), de igual efecto favorecedor intestinal y que también estimula la eliminación urinaria. Puede ejecutarlas, aunque con prudencia, la mujer que haya sufrido una cesárea.

*Las posturas que implican una torsión* suponen por lo general una solicitación excesiva, pero la postura con torsión asentada a nivel del *estómago* (350) se sustrae a esa crítica y no exige demasiado esfuerzo, por lo que se recomienda en los casos de constipación después del parto.

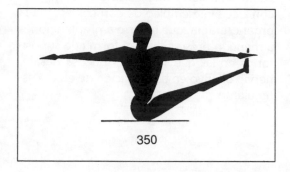

350

*Las posturas inversas,* es decir aquellas en que la cabeza queda más baja que los pies y la pelvis, sobre todo, teóricamente deberían ser favorables por cuanto elevan los órganos de la baja pelvis y mejoran en esa región la circulación sanguínea. Por desgracia su ejecución es demasiado difícil cuando no imposible para las recién paridas, que se limitarán a la postura de la media vela (351) ejecutándola con precaución.

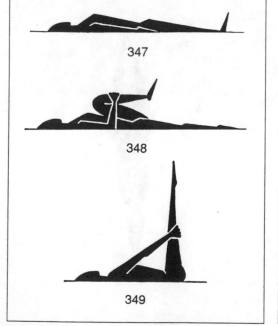

347

348

349

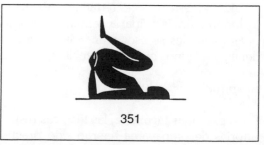

351

Pueden agregarse algunos ejercicios partiendo de la postura en mesa de cuatro patas, normal o inversa, al menos hacia los últimos días de la permanencia en la clínica.

En esta posición se contrae el vientre activando sobre todo el músculo transverso, lo que combate la flaccidez abdominal tan frecuentemente observada después de los partos.

En las posturas sedentes se controlará que el busto quede en ángulo recto con las piernas; al ocupar una silla se debe erguir el dorso y en caso necesario se realizará una corrección intecalando una tabla dura y bien derecha. Se exigirá asimismo la cuadratura de los muslos y las rodillas, en su caso corrigiendo mediante un escabel para los pies.

En el parto la musculatura ventral sufre un duro esfuerzo, pero no hay que lanzarse a remodelarla sin precauciones. Se privilegiarán los ejercicios que activen los oblicuos y el transverso. Por ejemplo, mediante contracciones abdominales «metiendo barriga» en posición a cuatro patas, y completando con movimientos oblicuos del busto con respecto a la pelvis, que se efectuarán con suavidad pero manteniendo el esfuerzo durante ocho segundos por lo menos, con arreglo al principio de la contracción isométrica.

Evítese sobre todo la tentación de remuscular los rectos mayores del abdomen en esta fase precoz, ya que aún no se hallan en estado de funcionar plenamente e incluso su contracción intempesiva ejerce una presión no conveniente sobre el perineo. La gestación los alarga, a veces más de 15 cm, pero luego recobran por sí mismos su longitud normal. Sin embargo, esto no se ha producido todavía durante la permanencia en la clínica, y una actividad prematura podría determinar su separacion provocando un «punto» o diástasis entre los rectos mayores, en la mediana del vientre. Tal separación se observa en permanencia o en ocasión de contracciones abdominales, incidencia que la mujer debe vigilar con mucha atención, sobre todo cuando se inclina sobre el bebé para darle el pecho o para tomarlo en brazos.

Además deberá evitar, tanto en los movimientos gimnásticos o de yoga como en los gestos de la vida cotidiana, alzar la cabeza con demasiada brusquedad, las inclinaciones intensas del busto y, sobre todo, las incorporaciones súbitas.

Durante todos los ejercicios o movimientos realizados en decúbito doblará las rodillas, lo cual contrarresta el esfuerzo de los rectos mayores.

*Las bandha* que coadyuvan a la musculación elemental del abdomen son mula bandha y uddiyana (véanse las descripciones en el capítulo 3). Podrán practicarse de manera moderada pero no antes del periodo final de la estancia en la clínica.

*El trabajo de la columna cervical* tampoco debe descuidarse. Durante las actividades de la vida corriente y cuando se practiquen asanas en posición de pie, sedente o decúbito supino, se efectuarán torsiones de cabeza, suavemente pero llevando al máximo posible la amplitud del movimiento. También pueden efectuarse movimientos contra una resistencia. Uno de los puntos más importantes es el estiramiento del cuello; la mujer imaginará que lleva un objeto pesado sobre la cabeza y que no solamente lo empuja sino, según la expresión de Claude Alice Derobert, que «quiere llevarlo hasta las nubes con la cabeza».

Las asanas que parten de la postura agachada, en ángulo de pelvis con ligadura (352), etc., no constituirán novedad para la practicante de yoga, por haberlas ejercitado durante la gestación. Son igualmente

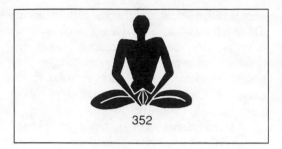

352

favorables para el parto, salvo observancia de algunas recomendaciones:

- la mujer debe hallarse en condiciones de ejecutarlas y no padecer ninguna dificultad perineal, que las desaconsejaría;
- se recomienda buscar apoyo en una pared, lo que permite mantener las rodillas dobladas y los pies paralelos;
- pueden ejecutarse posturas como la de la silla (353) incluyendo la elevación de los brazos, por ejemplo, siempre que se apoye la espalda en una pared y se procure evitar arquear la espalda en algún sentido. Incluso esta técnica permite obtener un estiramiento de la región sacra con efecto corrector sobre las articulaciones sacro-ilíacas.

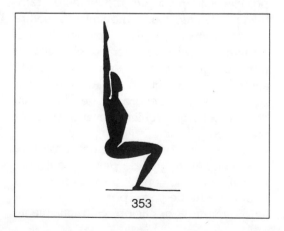

353

## Medios prácticos anejos

Se recomienda encarecidamente a la recién parida el uso de todo accesorio que facilite la ejecución de las posturas: interposición de gasas ante la dificultad de reunir manos y pies, empleo de toallas dobladas, de cintos, de almohadas anatómicas como la «postura curva». A veces se recomienda el apretar una pelota de goma entre las piernas para tonificar los abductores de los miembros inferiores.

## Al abandonar la clínica

En ausencia de secuelas importantes posparto, la mujer quedará en condiciones de reanudar progresivamente la totalidad de su programa habitual de yoga.

Deberá recordar, no obstante, la necesidad de bascular sistemáticamente la pelvis, lo cual se reduce a una sencilla movilización: doblar hacia arriba la región vulvovaginal sin intervención de las piernas ni de la parte superior del cuerpo, y sobre todo prescindiendo de toda contracción abdominal.

Se evitará:

- andar «como un pato»;
- exagerar la curvatura lumbar favoreciendo una lordosis excesiva;
- llevar grandes pesos, y menos aún en postura asimétrica;
- las incorrecciones de postura: posición defectuosa de la cabeza o de la espalda estando sentada o de pie, lo que genera distorsiones muchas veces derivadas de los más mínimos detalles en la manera de realizarlas.

# Pesadez de piernas

Es un síntoma particularmente desagradable, sobre todo cuando se presenta durante la noche, y puede responder a distintas causas, siendo conveniente efectuar un balance completo antes de fijarse en las anomalías de la circulación. Las causas pueden ser arteriales (arteritis obliterante de los miembros inferiores), venosas (varices), de origen hormonal, etc. La píldora contraceptiva, las largas permanencias en pie con escaso recorrido (peluqueros, etc.) fomentan la pesadez de piernas.

### Papel del yoga

Su influencia favorable se manifestará sólo en caso de anomalía benigna de la circulación.

En todas las demás formas se imponen los tratamientos médicos con hormonas, vasodilatadores, tónicos venosos, etc., o quirúrgicos: *stripping* o esclerosis de las piernas, simpatectomía u otra intervención indicada para la arteritis.

Sobre las posibles asanas favorables véanse los artículos Circulación (anomalías de la) y Regla.

### Asanas favorables para la circulación en las piernas

- La postura de la eliminación (354);
- la postura con flexión-extensión de las piernas sobre la pelvis (355);

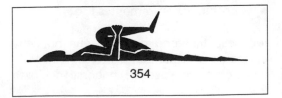

354

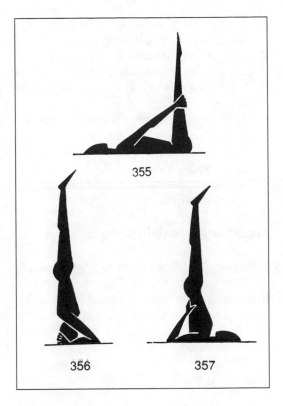

355

356        357

- todas las posturas inversas: permanecer sobre la cabeza (356), la vela (357), etc.

# Prolapso de la matriz, prolapso uterino

Descenso del útero y de la vagina con tendencia a sobresalir, por flaccidez de los músculos y aponeurosis del techo pélvico y del perineo, y por debilitamiento de los ligamentos y demás estructuras de suspensión.

Según las modificaciones anatómicas que se aprecien, distinguimos:

1. El cistocele o prolapso vaginal, que es la modalidad más habitual y corresponde a

la caída de la pared anterior de la vagina, arrastrando a la vejiga;
2. El rectocele, en cuya variante se produce la caída de la pared posterior de la
vagina y arrastra a la pared anterior del
recto;
3. El prolapso uterino o «matriz caída», en
el que se aprecian tres grados, según
si el cuello del útero ha descendido pero
queda todavía en el interior de la vagina,
se presenta en la vulva o se produce salida al exterior.

## Medidas que deben tomarse

Evitar los esfuerzos violentos o bruscos, cui-
dar mediante gimnasia y quinesiterapia la
musculatura abdominal, especialmente durante la gravidez y en el posparto, reparar
con prontitud y cuidado los desgarramien-
tos del perineo.

## Papel del yoga

Algunas asanas gozan de reputación favorable en cuanto a la prevención de las ptosis abdominales en general, y se recomiendan lo mismo frente al prolapso uterino que
la ptosis renal.

## Asanas que se considera beneficiosas

- La postura de la eliminación (358);
- la postura con flexión-extensión de las
  piernas sobre la pelvis (359).

## Técnicas anejas

- Las de mula bandha y uddiyana (véase el
  capítulo 3) surten efectos positivos en bastantes casos.

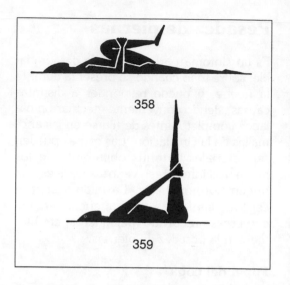

358

359

# Próstata (afecciones de la)

Está contraindicado el yoga en caso de inflamación de esta glándula: prostatitis agudas o crónicas, o tumores malignos.

En presencia de hipertrofia (o adenoma
de la próstata) no complicada, carece de acción sobre el estado orgánico. En todo caso
ejercerá un efecto preventivo o moderador
sobre su evolución gracias a la práctica de
las asanas que mejoran en líneas generales
la circulación a nivel de la baja pelvis:

- la postura en ángulo de la pelvis con ligadura (360) o postura del remendón,
  así llamada en la India por ser la habitual de este oficio, de cuyos practicantes se dice que evitan así las molestias
  prostáticas;
- la postura del camello (361);
- la postura del barco (362);
- la postura del saltamontes (363);

todo ello teniendo presente que no debe
aplazarse el tratamiento médico, o la vía
quirúrgica, en caso de haberse decidido
ésta.

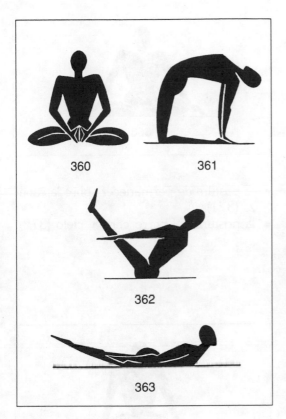

360          361

362

363

# Psiquismo

El yoga interviene favorablemente sobre la psiquis en virtud de diferentes mecanismos.

En primer lugar gracias al efecto, muchas veces asombroso, de las modalidades respiratorias que se inscriben en pranayama.

## Respiraciones que se juzga beneficiosas

- Nadi shodana, cuyos efectos apaciguadores son poderosos y duraderos;
- las diversas combinaciones que ponen en juego tanto la respiración fraccionada peculiar de viloma, unas veces, como la técnica de espiración anuloma, en otras, complementada con movimientos respiratorios en ujjayi, tienen aplicación ante diversas perturbaciones mentales leves: hipernerviosismo, emotividad patológica, timidez, angustia neurótica paralizante, temblores de origen nervioso, miedo escénico, etc. (véanse estos artículos);
- shitakari y shitali, que son de efectos beneficiosos.

## Un mudra bastante específico

La sencillez de la ejecución de jnana mudra no impide su potencia eficaz, que se explica por consideraciones de reflexoterapia y acupuntura (véase la pág. 238).

## Asanas que se considera beneficiosas para el psiquismo

Su acción sedante va acompañada de un aumento de la resistencia al estrés.

El prototipo de las posturas beneficiosas para el psiquismo es:

- la postura del cuerpo muerto (364) o shavasana; en su forma de shavasana terapéutica (véase pág. 168) es la indicada para los enfermos psicosomáticos;

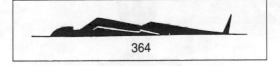

364

- la postura de la tortuga (365) se caracteriza por su acción antiestrés; es sedante

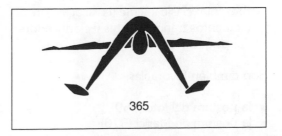

365

lo mismo para los depresivos que para los coléricos, y euforizante en el individuo normal;

- la postura en torsión asentada a nivel del estómago (366) disipa la angustia y calma la agitación mental;

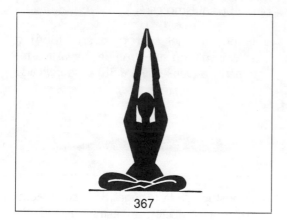

366

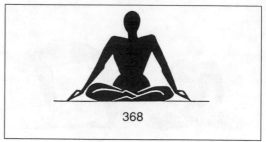

368

- la postura de permanecer sobre la cabeza (371);
- la postura del perro cara al cielo (372).

- la postura de la montaña (367) restaura la confianza en sí mismo, estimula la concentración mental y ahuyenta la timidez;

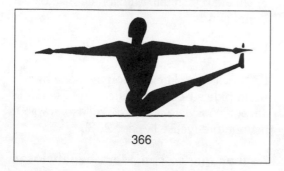

367

- la postura del acorde perfecto (368) representa clásicamente la asociación de elementos tranquilizantes y clarificadores del psiquismo.

Son también favorables:

- la postura del loto (369);
- la postura de Marici (370);

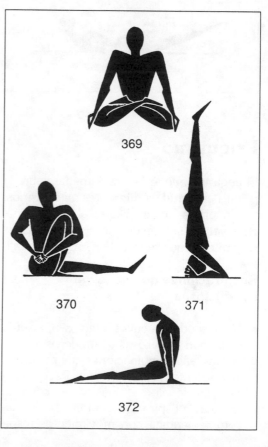

369

370

371

372

# Ptosis

Dícese del descenso patológico de los órganos abdominales, debido a la flaccidez de sus ligamentos y demás modalidades de fijación.

Casi todos los órganos pueden resultar afectados: el estómago, los riñones, los intestinos, la matriz, etc., lo que muchas veces determina repercusiones patológicas molestas.

Para mayor detalle véanse los artículos Riñón (ptosis del) y Prolapso de la matriz; como en ellos se explica, algunas asanas tienen prestigio favorable en cuanto a la prevención de las ptosis:

- la postura con flexión-extensión de las piernas (373), por ejemplo, así como las técnicas anejas, mula bandha y uddiyana, en particular.

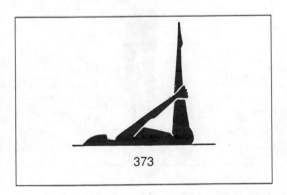

373

No obstante, una vez establecida la ptosis la utilidad del yoga deviene bastante aleatoria, como simple coadyuvante que quizá consiga diferir un agravamiento demasiado rápido. En ningún caso se contará con él para aplazar una intervención quirúrgica (pexia) prevista o las medidas ortopédicas que el médico indique.

# Regla

Sinónimos: pérdida menstrual, periodo, menstruación.

Hemorragia periódica de la mujer a través de las vías genitales, desde la pubertad hasta la menopausia.

El intervalo entre dos reglas consecutivas o ciclo menstrual es de 28 días normalmente, aunque se dan ciclos más cortos, de 21 a 24 días, y otros más largos, de 30 a 32 o más. La duración del menstruo también es variable, de 3 a 5 días como promedio y dándose casos desde 1 o 2 días hasta 6 u 8. Asimismo varía la cantidad del flujo, que es de 150 a 200 g por lo general, pero puede ir desde apenas unos gramos hasta 400, 500 o más. La sangre es normalmente fluida, de color rojo oscuro, desprovista de coágulos y sin un olor demasiado desagradable.

Habitualmente la regla cursa acompañada de sensación de pesadez en la pelvis, y con carácter más o menos constante, de dolores, éstos más acentuados el primer día, o los dos primeros.

La regla desaparece provisionalmente durante la gestación y, en cierta proporción de casos, la lactancia. La suprimen o modifican los efectos de diversas anomalías hormonales, los estados de agotamiento físico, las emociones fuertes, los grandes calores, las variaciones meteorológicas importantes, etc. Y cesa definitivamente con la menopausia.

### Disfunciones

Las principales son: amenorrea (ausencia de regla), dismenorrea (regla dolorosa), hipermenorrea (regla demasiado prolongada), oligomenorrea (regla demasiado breve), espaniomenorrea (reglas demasiado espaciadas).

## Papel del yoga

Durante el periodo es aconsejable que se eviten las posturas que parten del decúbito prono (boca abajo):

- la postura de la cobra (374);
- la postura del arco (375);
- la postura del saltamontes (376), y también
- la postura de Vasistha (377).

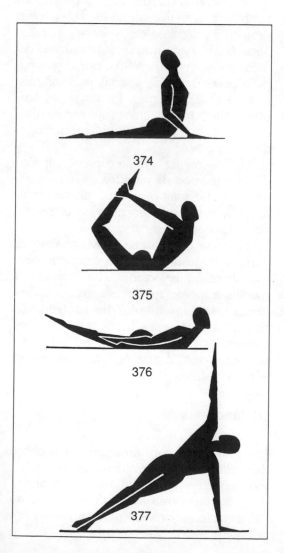

374

375

376

377

Son varias las asanas que, por el contrario, convienen perfectamente a ciertas modalidades de perturbación menstrual, en la medida en que favorecen la circulación sanguínea en general; además varias de entre ellas estimulan directamente las funciones ováricas.

No obstante la eficacia del yoga no se contempla sino para las anomalías que derivan de causas banales. Tan pronto como nos hallamos ante anomalías anatómicas, enfermedades o dolencias hormonales definidas (ováricas, hipofisarias u otras), el empleo de aquél resulta bastante aleatorio.

### Asanas que se considera favorables

- La postura de flexión en pie (378) calma los dolores de la regla cuando la causa es banal;

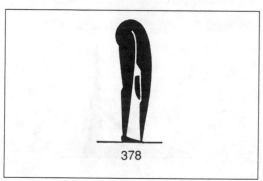

378

- la postura sedente con flexión de la pelvis (379) estimula la presencia de la menstruación en los casos de amenorrea de causa banal y calma ciertas dismenorreas;
- en la postura del barco (380) se obtiene sobre todo un efecto de descongestión de los ovarios;
- la postura en medio puente con ligadura (381) estimula los ovarios y mejora globalmente la circulación sanguínea a nivel de los órganos de la baja pelvis;

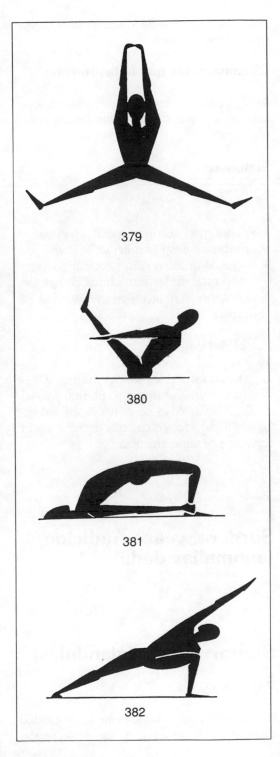

379

380

381

382

- la flexión de pelvis con estiramiento lateral (382) descongestiona electivamente los ovarios;
- la postura del perro hocico al suelo (383) y la postura del perro cara al cielo (384) tienen una acción favorable sobre los órganos de la baja pelvis y bastante electiva en cuanto a los ovarios;

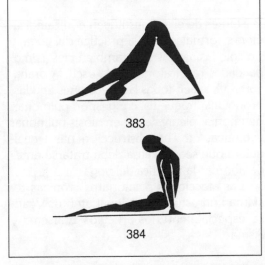

383

384

- la postura de Marici (385) regula las funciones ováricas;
- la postura en ángulo de la pelvis con ligadura (386) o postura del remendón es

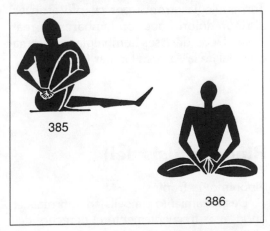

385

386

el prototipo de las que parten de la posición agachada y recomendadas en ginecología.

# Respiratorias (afecciones)

Bastantes de ellas constituyen contraindicaciones formales para la práctica del yoga, y no sólo las asanas sino también ciertas modalidades respiratorias de la escuela pranayama. A saber, todas las afecciones agudas, bronquitis, traqueítis, congestión pulmonar, neumonía, pleuresía, tuberculosis pulmonar evolutiva, etc. La obstrucción nasal cualquiera que sea su causa debe tratarse antes de abordar la práctica del yoga.

Las afecciones pulmonares crónicas reclaman un estudio individual atento. Véanse especialmente los artículos Enfisema y Asma.

# Riñón (dolor o dolores de)

Terminología errónea por cuanto atribuye al riñón dolores que son lumbares en realidad. Debe decirse: Lumbalgias, síntoma esencial de la Artrosis lumbar (véase).

# Riñón (ptosis del)

Sinónimo: nefroptosis.

Desplazamiento y movilidad anormal del riñón, más frecuentemente el derecho, debido a la relajación de los elementos de fijación de este órgano.

### Circunstancias que la favorecen

Adelgazamiento rápido, embarazos consecutivos, esfuerzos físicos demasiado intensos, etc.

### Síntomas

Se distinguen dos grados:

- Primer grado o riñón móvil, en el que se aprecia un desplazamiento limitado.
- Segundo grado o riñón flotante: desaparición total de las estructuras de fijación; el órgano se mueve libremente en el abdomen.

### Papel del yoga

Las asanas favorables son las mismas que se autorizan frente al prolapso uterino (véase).

En ningún caso se pensará en aplazar las medidas ortopédicas o la decisión de intervenir por vía quirúrgica.

# Sordera, véase Audición (anomalías de la)

# Suprarrenales (glándulas)

### Papel del yoga

A ciertas asanas se les supone la propiedad de estimular diversas glándulas de secreción

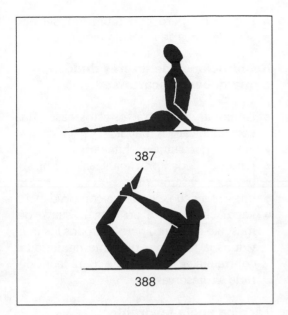

387

388

interna. En el cuadro de las glándulas suprarrenales se les reconoce tal efecto a:

- la postura de la cobra (387);
- la postura del arco (388).

# Taquicardia

Aceleración del ritmo cardíaco; las causas son múltiples y de diversa gravedad. Algunas deben dejarse exclusivamente en manos del cardiólogo.

En los casos benignos, de origen esencialmente nervioso, ciertas asanas gozan de un prestigio favorable.

### Asanas de carácter benéfico

- La postura en torsión asentada a nivel del estómago (389);
- la postura en triángulo de pie (390);

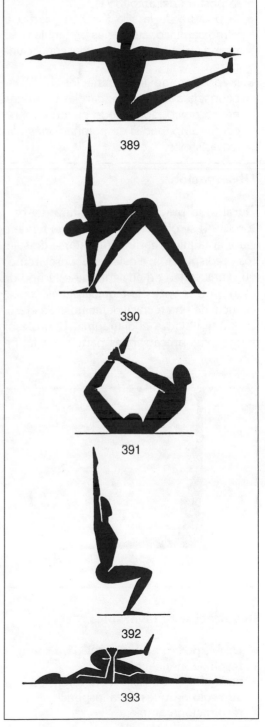

389

390

391

392

393

- la postura del arco (391);
- la postura de la silla (392) regulariza el ritmo cardíaco, aunque es preferible practicarla apoyando la espalda contra una pared.
- la postura de la eliminación (393) se aconseja ante las taquicardias de origen neurotónico, sobre todo cuando aparecen acompañadas de palpitaciones con extrasístoles.

## Observación

Durante la práctica de la postura del bastón (394) se observa a veces cierta tendencia a la taquicardia. Puede tratarse de sujetos predispuestos, a quienes aconsejaremos que prescindan en adelante de este tipo de asana; otras veces la taquicardia es consecuencia de una técnica defectuosa de ejecución que bloquea el diafragma. El profesor tomará sus precauciones para evitar tal incidencia.

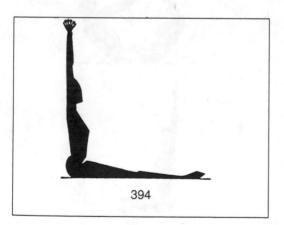

394

## Respiraciones favorables

- Ujjayi, por su acción reguladora sobre la respiración y el corazón;
- nadi shodana, pero con retención del aire sólo después de la inspiración;
- respiración completa;

- samavritti, pero con retención del aire sólo después de la inspiración.

## Respiraciones de interés dudoso, o que deben descartarse

- Anuloma encuentra en estos casos una contraindicación mayor,
- al igual que shitali y shitakari;
- tampoco deben practicarse viloma ni, sobre todo, visamavritti;
- bhastrika debe ejecutarse con prudencia;
- kapalabhati opera un masaje suave del músculo cardíaco, pero no todos los individuos la toleran y presenta demasiadas contraindicaciones como para considerarla sin reservas.

## Técnica aneja favorable

- Uddiyana bandha ejerce efectos sedantes beneficiosos para el corazón, al que somete a un masaje suave.

# Tartamudez

Perturbación del habla, que es de origen neurótico.

### Medidas que deben tomarse

La tartamudez, lo mismo que las demás anomalías de la fonación, debe confiarse al foniatra y suele precisar una terapia conductual.

### Papel del yoga

Puede aportar un mayor dominio de la respiración y un desbloqueo de la palabra por cuanto combate el hipernerviosismo (véase).

# Temblores

Oscilaciones rítmicas involuntarias y uniformes que se observan a nivel de las manos o de un segmento anatómico determinado, o bien en todo el cuerpo.

Los temblores pueden darse en reposo, durante los movimientos (temblores intencionales), y serán regulares o irregulares, rápidos o lentos, detalles todos ellos de importancia primordial para el diagnóstico neurológico.

Distinguimos:

## A) TEMBLORES QUE TIENEN UNA CAUSA DEFINIDA

Enfermedades infecciosas febriles, enfermedad de Basedow, intoxicación crónica por el alcohol, el café, el tabaco, senilidad avanzada, etc.

### Papel del yoga

Resulta de nulo o escaso interés ante todas las formas de esta categoría de temblores. Además el estado general del paciente suele constituir, de por sí, una contraindicación.

## B) TEMBLORES DE ORIGEN EMOCIONAL

Carecen de carácter patológico pero no por ello dejan de ser muy molestos para la vida cotidiana y causa de pequeños accidentes domésticos, escritura ilegible, etc.

Ante esta variedad de temblores el yoga recobra sus méritos; sobre su empleo, véase el artículo Hipernerviosismo.

## C) TEMBLORES CONSIGUIENTES A UN ESFUERZO MUSCULAR

Carecen de consecuencias sobre la salud en general; conviene advertir, no obstante, la posibilidad de que se produzcan en el decurso y sobre todo al final de una sesión de yoga. Bastará un breve reposo en shavasana para que desaparezcan en seguida.

# Tic

Movimiento patológico tipo contracción convulsiva.

Los principales tics se localizan en el rostro, el cuello, las extremidades; hay también tics respiratorios y de la fonación.

### Medidas recomendables

Una educación bien entendida y la higiene correcta del sistema nervioso, instauradas tan pronto aparezcan los tics, podrán a veces reducir las anomalías. Se atribuyen repercusiones favorables al descanso, la oscuridad, las distracciones sanas; por el contrario, son de temer agravaciones a veces intensas bajo los efectos del cansancio, las contrariedades y las intemperies.

### Papel del yoga

El yoga puede inscribirse en el contexto de las terapias contra el hipernerviosismo (véase), además de facilitar la respiración.

Según opinan los especialistas, el paciente puede obtener cierto beneficio debido a la modificación del terreno, aunque no quepa esperar un resultado específico sobre el propio síntoma.

El yoga interviene: *1)* mediante las modalidades de las técnicas respiratorias en el marco de pranayama; *2)* con las diferentes asanas que se detallan en el artículo Hipernerviosismo; los resultados más felices se obtendrán ante aquellos tics que no sean de origen orgánico, tratándose sobre todo de una explosión brutal habitual de tensiones nerviosas banales; *3)* al completar favorablemente, y con ayuda de la relajación, los resultados de la terapia conductual.

## Timidez

Estado constitucional que suele basarse en la asociación del hipernerviosismo (véase) con un estado de depresión nerviosa crónica (véase).

Las modalidades respiratorias yóguicas enmarcadas en pranayama ejercen efectos favorables, sobre todo la combinación de la inspiración fraccionada peculiar de viloma con la exhalación en ujjayi.

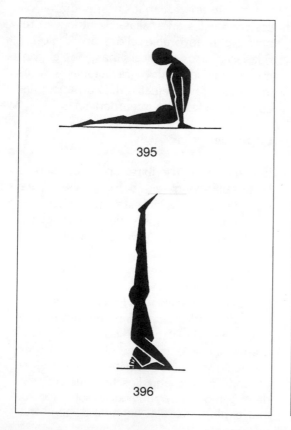

395

396

También se obtienen resultados interesantes al combinar la inspiración en ujjayi con la espiración en anuloma (véase el capítulo 3).

### Asanas que se juzga favorables

- La postura del perro cara al cielo (395) restaura la confianza en sí mismo, estimula la concentración y ahuyenta la timidez;
- la postura de permanecer sobre la cabeza (396) favorece la irrigación cerebral, siempre y cuando se ejecute a la perfección y se evite el sobreesfuerzo de la columna cervical; está considerada como una de las mejores asanas del yoga para lo tocante a la concentración mental y al dominio de sí mismo;
- la postura de Marici (397) es de efecto selectivo para disipar la timidez;
- análogos efectos tiene la postura en torsión asentada a nivel del estómago (398).

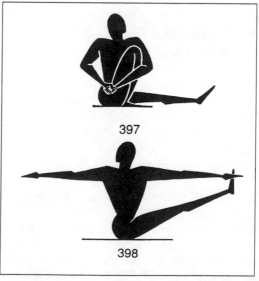

397

398

# Tiroides (glándula)

Es una glándula endocrina o de secreción interna.

Este órgano de primordial importancia se localiza en el cuello, entre el tercio inferior y los dos tercios superiores.

Su exceso de actividad constituye el hipertiroidismo, cuya manifestación esencial es la enfermedad de Basedow.

La representación típica de la insuficiencia tiroidea es el mixedema. El funcionamiento irregular de esta glándula se llama distiroidismo. Su aumento de volumen constituye un bocio. Tiroiditis es la inflamación de la tiroides. Otras afecciones son los tumores benignos o malignos (cáncer).

Cierto número de exámenes más o menos complejos permiten el diagnóstico en profundidad, anatómico y funcional, de la tiroides.

## Papel del yoga

Se atribuye tradicionalmente a varias asanas la propiedad de estimular ciertas glándulas de secreción interna.

### Asanas favorables para la tiroides

- La postura de la cobra (399) está indicada en el individuo sano así como en caso de insuficiencia tiroidea; es contraindicación en caso de actividad excesiva de esta glándula: hipertiroidismo o enfermedad de Basedow, salvo si se ha establecido un tratamiento mediante antitiroideos, cuyos efectos no puede contrarrestar el yoga;
- la postura del arco y
- la postura de Marici (400) invitan a las mismas consideraciones que la anterior;
- las posturas inversas determinan una congestión activa favorable para la glándula:
- la postura en media vela (401);
- la postura de la vela (402);
- la postura de permanecer sobre la cabeza (403);
- la postura del buitre (404) o ranahaddu asana, estimula tanto la tiroides como la paratiroides.

## Papel de las técnicas pranayama

La respiración tipo kapalabhati estimula la función tiroidea; es favorable para el individuo sano y el hipotiroideo. Está contraindicada en caso de actividad excesiva de la glándula. En cuanto a la práctica de kapalabhati, las precauciones habituales (véase el artículo), son en estos casos rigurosamente indispensables; si las pasáramos por alto tal vez asistiríamos a desagradables manifestaciones de la perturbación tiroidea: escalofríos, hipernerviosismo, desequilibrio térmico, etc.

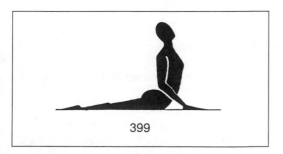

399

# Tortícolis

Postura viciosa de la cabeza, que se inclina lateralmente, con la cara un poco inclinada hacia delante y mirando hacia el lado sano. El dolor asociado es frecuente y muchas veces intenso, aunque no constante. Hay ca-

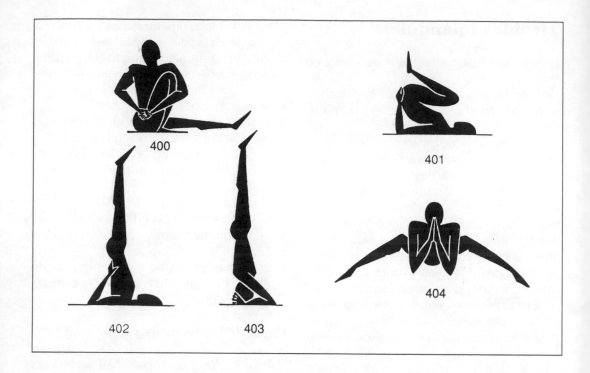

400

401

402　　　403

404

sos de tortícolis crónicas. Conviene distinguir entre *1)* las tortícolis congénitas, por lo general acompañadas de otras malformaciones; *2)* las obstétricas; *3)* las debidas a diferentes causas orgánicas; *4)* las muy numerosas tortícolis que se observan a consecuencia de enfriamientos, esfuerzos, movimientos en falso, tensión muscular prolongada (conductores, estudiantes, mecanógrafas). Éstas son, en la mayoría de los casos, relativamente benignas, de escasa duración, y no dejan secuelas. Con frecuencia resultan muy dolorosas, sin embargo, y motivan la pérdida de muchas horas de trabajo. A veces no se consigue señalar una causa determinada; éstas son las tortícolis llamadas «esenciales».

## Medidas que deben tomarse

Los reumáticos que temen esa localización cervical de su dolencia, o los que hayan pasado ya por tan dolorosa experiencia, deben evitar los enfriamientos, usar ropa interior que aproveche las propiedades protectoras de la triboelectricidad, abstenerse de esfuerzos que impliquen largas permanencias con el cuello en postura rígida, utilizar accesorios que protejan el cuello durante la noche (almohadas anatómicas), etc.

Se tratará de conservar la flexibilidad del cuello mediante una gimnasia adecuada, masajes con reeducación de las vértebras cervicales y de los músculos paravertebrales, todo ello bajo la dirección de un quinesiterapeuta.

## Papel del yoga

Está absolutamente contraindicado durante la fase aguda.

Podremos reanudar la práctica del yoga cuando hayan desaparecido la rigidez y el dolor. Obviamente se trata de pacientes afligidos por una fragilidad de la columna cervical; por lo tanto, remitimos a los consejos que se citan en el artículo Artrosis cervical, que también aquí son de obligado cumplimiento.

Privilegiaremos los movimientos indoloros, que operan en sentido contrario de los que engendran el dolor (regla de Maigne del no dolor y del movimiento contrario).

# Tristeza

Los accesos de tristeza son una eventualidad de la vida cotidiana y nadie se salva de ellos. Pero cuando la tristeza es habitual, intensa, no motivada o desproporcionada en relación con su causa, entonces entra en el cuadro de un estado depresivo y debe ser tratada como tal (véase Depresión nerviosa).

Cuando nos hallamos ante formas de carácter psiquiátrico, o sencillamente muy estructuradas, el papel del yoga deviene muy aleatorio.

A las respiraciones shitali y shitakari se les atribuye la propiedad de disipar la tristeza y suscitar incluso la euforia.

Nadi shodana, por su parte, merece ser ensayada con perseverancia suficiente.

# Varices de las extremidades inferiores

Estado patológico de las venas safenas externa e interna de una o de ambas piernas, caracterizado por dilataciones permanentes e irregulares; éstas son debidas a la incontinencia de las válvulas venosas, consiguiente a la alteración de sus paredes.

Es la distensión del vaso lo que impide el cierre de las válvulas permitiendo el reflujo de la sangre en sentido inverso. Otras varices, aunque se observan más raramente, son las debidas a una malformación congénita de las válvulas.

Distinguimos las varices externas, fácilmente visibles, y las internas, que se detectan mediante determinadas maniobras.

### Papel de la higiene y la dietética

Evítense las largas permanencias de pie. Se aconseja un reposo suficiente, la elevación de los pies y las piernas en la cama durante la noche, y si es posible, dedicar media hora todos los días, por lo menos, a una gimnasia o ejercicio racional. Otra medida es la contención elástica mediante prendas ortopédicas, pero evitando que éstas obstaculicen la circulación. Hay que precaverse de portaligas y de todo cuanto pueda oprimir la extremidad.

No tomar baños demasiado calientes, ni exponer las piernas al sol; también son perjudiciales las calefacciones empotradas bajo el piso. La dieta será ligera y se eliminará todo cuando pueda acarrear estados congestivos: el alcohol, las salsas, las grasas cocinadas, las especias, las carnes sazonadas, etc.

Se cuidará la desinfección de la piel, ya que cualquier llaga en la zona interesada podría dar lugar a una úlcera.

### Papel del yoga

Ciertas asanas tienen efectos favorables en cuanto a la circulación y son, en líneas generales, beneficiosas para el que padece varices (véase Circulación, anomalías de la).

## Asanas que se considera favorables

- La postura de la silla (405) se juzga especialmente favorable para los varicosos;
- la postura con flexión-extensión de las piernas sobre la pelvis (406) combate la formación y el desarrollo de las varices;

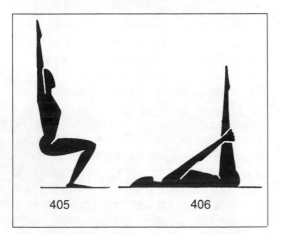

así como las posturas inversas:

- la postura en media vela (407);
- la postura de la vela (408);
- la postura de permanecer sobre la cabeza (409).

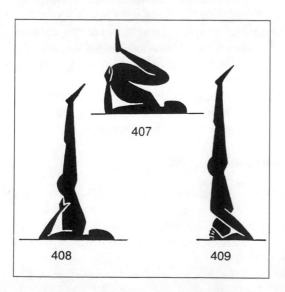

En estas asanas, la sobreelevación de los miembros inferiores y de la pelvis ejerce un reconocido efecto descongestionante, el cual fue demostrado por el doctor Sevestre en la persona de Saïda Elkefi, para estas posturas de yoga, mediante control por el efecto Doppler en el decurso de un estudio realizado en el centro radiológico del doctor Cremniter.

## Posturas contraindicadas

Todas las que impliquen larga permanencia en pie; en cambio su ejecución en fase dinámica no perjudica en modo alguno:

- postura con flexión en pie (410);
- la postura del árbol (411);
- la postura del triángulo en pie (412).

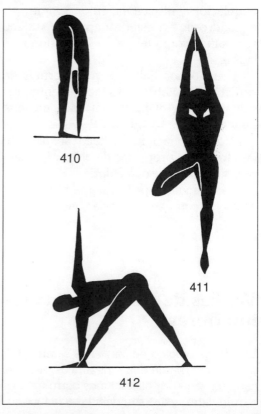

## Observación

La postura de atención (413) entra en el grupo anterior, pero si se hace hincapié en la cuarta fase, con alzamiento de puntillas alternado con descansos sobre la planta de los pies, quedan compensados los inconvenientes de la postura e incluso ésta reviste un carácter favorable.

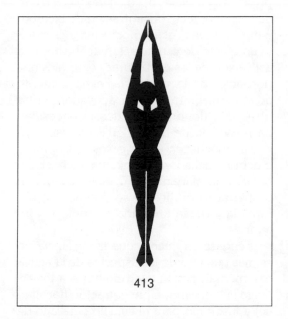

413

# Vértigo, síndrome vertiginoso

En lenguaje corriente designa una impresión individual de desplazamiento, bamboleo, corrimiento o desequilibrio, que no corresponde exactamente a la definición médica de vértigo. Ésta se refiere a la sensación de rotación de los objetos exteriores alrededor del paciente.

## Síntomas

En los casos corrientes, que suelen ser «falsos vértigos», se observan a menudo las molestias siguientes:

● propensión al síncope o lipotimia (véase este término), deslumbramientos, náuseas, etc. Pueden ser de aparición espontánea o provocada; en particular distinguimos:
● los vértigos de movimiento, provocados por los bruscos cambios de postura de la cabeza;
● los vértigos de postura sólo aparecen cuando se mantiene la cabeza inmovilizada en determinada actitud fija.

Pueden ser más o menos leves o intensos, y de duración fugaz o prolongada, a veces hasta varios días.

En las formas de origen orgánico y dependiendo de la localización de la lesión causante, el vértigo sobreviene acompañado de oscilaciones rítmicas de los globos oculares, fenómeno que se llama nistagmus, de anomalías del equilibrio susceptibles de producir caídas, de zumbidos en los oídos y a veces, de sordera.

### Papel del yoga

Su efecto se reduce a los falsos vértigos y a las formas menores. En cualquier caso es bastante aleatorio; cabe ensayar:

● jalandhara bandha (véase en pág. 236), favorable ante ciertos vértigos de origen funcional o psicosomático;
● recientemente se viene prestando atención especial a los ejercicios que se recomendaban para mejorar la agudeza visual (véase), derivados del método Bates y drishtis. Para combatir el vértigo se aconseja practicarlos en simultaneidad

con una postura, como la de pelvis en ángulo con ligadura o la del acorde perfecto, y en combinación con la práctica sistemática de jnana mudra.

Algunas modalidades respiratorias yóguicas de ritmo rápido, como kapalabhati, pueden acarrear un cierto grado de alcalosis respiratoria (véase) en caso de ejecución incorrecta o demasiado prolongada, siendo el vértigo uno de los síntomas de aquélla. Se desconfiará asimismo de los ritmos irregulares como el que se produce en visamavritti.

Las molestias remiten rápidamente con el regreso al ritmo respiratorio normal.

Varias asanas pueden acarrear vértigos en el momento de su realización, o también zumbidos de oídos; en ambos casos se imponen las mismas consideraciones, por lo que se estará a lo dicho en el artículo Zumbidos de oídos.

# Vigilancia

Es una forma particular de la actividad mental, la que permite permanecer despierto por oposición al estado de sueño. El sentido profundo de esta oposición se encuentra en las palabras vigilia y vigilante: la persona que pasa la noche en vela, que trabaja con atención mientras los demás duermen.

En la acción reguladora de la vigilancia intervienen varias estructuras cerebrales; entre ellas, la formación reticulada del tronco cerebral. Se distinguen dos partes en aquélla; la primera es la «activadora», que determina permanecer despierto por intervención de las catecolaminas; la segunda, «inhibidora», contribuye al adormecimiento

por la acción de otros neuromediadores como la serotonina.

Se han realizado interesantes trabajos sobre el papel del yoga en este aspecto. El profesor Moigneteau ha demostrado que las modalidades respiratorias de pranayama llegan a modificar los equilibrios químicos de la sangre por vías nada habituales en fisiología. Se observan así efectos sobre la saturación del oxígeno en la sangre, las presiones parciales del oxígeno y el dióxido de carbono, y la concentración de bicarbonatos. De todas estas modificaciones resulta un efecto de estimulación del bulbo, con activación de las estructuras cerebrales responsables de la vigilancia, especialmente de la formación reticular activadora entre otras. De donde se deduce la necesidad de prescindir de estos ejercicios respiratorios al anochecer, en los casos de insomnio o demora del adormecimiento; los trasladaremos a la mañana, en cambio, cuando el despertar sea difícil, o se practicarán durante la jornada ante una somnolencia intempestiva.

Téngase en cuenta que la vigilancia no es más que uno de los aspectos de la actividad mental, por lo que remitimos a los artículos Psiquismo, Concentración (facultad de) e Insomnio para el estudio detallado de las posturas y las modalidades respiratorias adecuadas.

# Visión, vista, véase agudeza visual

# Zumbidos de los oídos

Algunas asanas de realización difícil y no poco fatigante pueden acarrear zumbidos de oídos en el neófito o en caso de ejecución incorrecta.

Ello puede observarse, entre otras, con:

● la postura del arado (414);
● la postura del arco (415);
● la postura de la vela (416);
● la postura de permanecer sobre la cabeza (417), que es la más temida en este aspecto.

En la mayoría de los casos intervienen perturbaciones momentáneas de la irrigación cerebral en los neófitos o los individuos predispuestos.

Otras veces nos hallamos ante sujetos hipertensos o, por el contrario, hipotensos, o se sospechará la presencia de anomalías anatómicas con deficiente irrigación del cerebro, o bien de artrosis cervical (véase).

Las respiraciones rápidas, como bhastrika, o de ritmo irregular, como visamavritti, pueden originar zumbidos de oídos.

En caso de su aparición durante la sesión de yoga, el retorno a la postura de reposo normalmente debe disipar las molestias; caso contrario se impondrá una revisión médica.

Según la circunstancia, y consultado el parecer del médico, se podrá reanudar la práctica del ejercicio incriminado, bajo control estricto del profesor.

Jalandhara bandha combate los zumbidos de oídos y las cefaleas de origen congestivo.

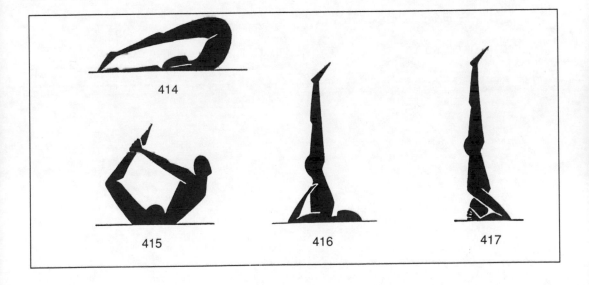

414

415

416

417

# 2. Clasificación de las posturas o asanas

Presentamos aquí un considerable número de posturas, aunque desde luego distan de suponer la totalidad de las que recoge la nomenclatura yóguica. Nuestra selección se limita a las más corrientes y prácticas. Hemos eliminado las posturas demasiado difíciles. La panoplia de las asanas que se estudian aquí corresponde, sin embargo, a la totalidad de las dolencias descritas en el capítulo anterior o diccionario médico de yoga, tanto para las indicaciones como para las contraindicaciones.

Cabe clasificar las posturas según la posición de partida:

## De la posición sedente

Hay varias maneras de sentarse:

- piernas estiradas hacia delante y rígidas;
- piernas estiradas hacia los lados y rígidas;
- piernas más o menos dobladas por la rodilla según convenga;
- una pierna doblada por la rodilla y la otra rígida;
- un pie apoyado sobre el perineo y la otra pierna rígida o doblada;
- los dos pies apoyados sobre el perineo;

o si se doblan por completo las rodillas:

- sobre los talones;
- los talones y los pies enmarcando las nalgas.

En ninguna de las posturas sedentes queda al azar la posición de los pies, sino que se prescriben colocaciones exactas. Excepto en las asanas con repliegue de las piernas hacia el perineo, donde se deja al adepto la elección de la dificultad; la postura del loto queda reservada a quienes se evidencien dotados para ejecutarla.

También se clasifican las posturas sedentes según haya o no:

- flexión del tronco hacia delante;
- torsión vertebral;
- movimiento de las piernas, o de los brazos, o de lo uno y lo otro;
- cruzamiento de piernas con superposición de las rodillas.

## Del decúbito prono (sobre el vientre)

Generalmente con flexión del cuerpo hacia atrás, acompañada o no de movimientos de brazos y piernas.

## Del decúbito supino (de espaldas)

Con o sin movimientos de las piernas o de los brazos, o lo uno y lo otro, y con o sin torsión o estiramiento del cuerpo.

## De la posición en pie

Con o sin elevación de una pierna, movimientos de brazos, flexiones hacia delante o hacia atrás, torsiones.

## Posturas inversas

Dícese de aquellas asanas en que la cabeza descansa en el suelo y los miembros inferiores se hallan más o menos elevados en relación con aquélla. El máximo lo representa la postura de permanecer sobre la cabeza o shirsasana, quedando el sujeto en posición totalmente vertical.

## Otras definiciones

Las posturas «cerradas» son las asanas con flexión del busto hacia delante.

Las posturas «abiertas» son las asanas con extensión del raquis hacia atrás.

*En este capítulo estudiaremos la técnica y los aspectos médicos de las posturas usuales, detalladas por orden alfabético.*

# Acorde perfecto (postura del)

*Siddha asana o siddhasana.*
*En sánscrito* siddha *significa semidiós*
*muy puro, dotado de poderes sobrenatu-*
*rales.*

Es una de las posturas más importantes de
hatha yoga.

Llamada también postura del adepto, es
una de las que se ejecutan partiendo de la
posición sedente y se considera especialmente fácil. De ahí que convenga más que
la postura del loto o padmasana, aunque la
técnica sea parecida, para los novicios y las
personas que por razón de salud o de edad
se hallan incapacitadas para ejecutar las
posturas tradicionales, incluso las más sencillas.

## La técnica

- Sentado con los miembros inferiores bien
  estirados por delante, las manos planas
  con las palmas descansando en el suelo
  junto a las caderas;
- cierre los ojos si así lo desea;
- doble la pierna izquierda hasta plegar del
  todo la rodilla;
- tome el pie izquierdo con las manos y llévelo a contacto del talón con el perineo,
  luego apoye bien la planta del pie izquierdo sobre el muslo derecho;
- doble la pierda derecha hasta plegar del
  todo la rodilla y coloque el pie derecho
  sobre el tobillo izquierdo, quedando el talón derecho en contacto con el pubis y
  firmemente alojado; la parte superior del
  pie derecho descansa sobre la parte inferior de la pierna izquierda; la punta del
  pie derecho se apoya en la parte interior
  de la pantorrilla;
- levante los brazos horizontalmente y luego estírelos ante sí, bien paralelos;

- coloque el dorso de las manos sobre las
  rodillas, con las palmas vueltas hacia
  arriba;
- en ambas manos, junte la yema del pulgar con la del índice formando círculo,
  manteniendo estirados los demás dedos;
  en esta disposición la parte posterior de
  la muñeca descansa sobre la cara superior de la rodilla y se halla usted en jnana
  mudra (véase en el capítulo 3);
- no baje la cabeza; manténgala, por el contrario, bien levantada, así como el cuello;
  la espalda debe permanecer recta pero
  no incurvada hacia dentro, ni proyectan-
  do el tórax hacia delante;
- concéntrese e imagine que la mirada pro-
  fundiza en el propio fuero interno;
- mantenga la postura, puesto que no fatiga, todo el tiempo que quiera; es de las
  más propicias a la meditación y la ejecución de las modalidades respiratorias de

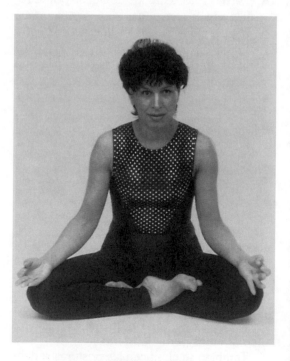

*Postura del acorde perfecto*

pranayama; déjela tan pronto como se presente el mínimo signo de fatiga o sensación de incomodidad;

- para cancelar la postura, descanse primero los pies y regrese luego a la posición inicial, entrando al mismo tiempo en relajación;
- ésta debe ser completa antes de emprender la postura simétrica del asana, es decir doblando primero la pierna derecha. Pueden ejecutarse así varios ciclos consecutivos.

## Aspecto médico de la postura del acorde perfecto

- Asegura una decontracción física y psíquica de efectos muy felices;
- favorece la concentración mental y desarrolla las facultades de atención;
- preserva la estática de la espalda y tonifica la parte baja de la columna vertebral o región lumbar;
- confiere flexibilidad a las rodillas y los tobillos, en los individuos indemnes de lesiones en esos planos;
- estimula favorablemente el funcionamiento de los órganos abdominales, en particular los de la baja pelvis.

## Se evitará esta postura:

- en caso de artritis o artrosis dolorosa del tobillo o de la rodilla, o en presencia de secuelas todavía dolorosas de una fractura, o de su consolidación deficiente, o de esguince u otro traumatismo de dichas articulaciones.

# Angulo de pelvis con ligadura (postura en)

*Baddha kona asana o baddha konasana. En sánscrito* baddha *significa retenido, atrapado y* kona, *ángulo.*

Variedad de asana partiendo de la posición sedente. Goza de halagadora reputación en ginecología y para las gestantes. En la India le llaman la postura del zapatero remendón, siendo así que éstos no padecen jamás allí, a lo que parece, molestias de la baja pelvis.

## La técnica

- Sentado con los miembros inferiores bien estirados hacia delante;
- pliegue las rodillas acercando los talones al pubis;
- junte las plantas de los pies; sujete los pies con ambas manos por la articulación de los dedos y cruce los dedos de las manos;
- acerque los talones hasta tocar el perineo; la parte exterior o borde externo del pie debe permanecer en íntimo contacto con el suelo. Las rodillas se abrirán más aún en el decurso del ejercicio y deben llegar a tocar el suelo, por ambos lados, con su cara externa;
- siga apretando ambos pies con los dedos entrecruzados de las manos, y controle que la columna vertebral esté bien recta, sin desfallecer;
- puede ejecutarse la postura cerrando los ojos, si así se desea, o con vista al horizonte, o también fijando los ojos en la punta de la nariz;
- mantenga la postura el rato que le parezca bien, hasta el primer asomo de fatiga o de incomodidad, que impondrá su cesación inmediata;
- recupere la postura inicial y relájese.

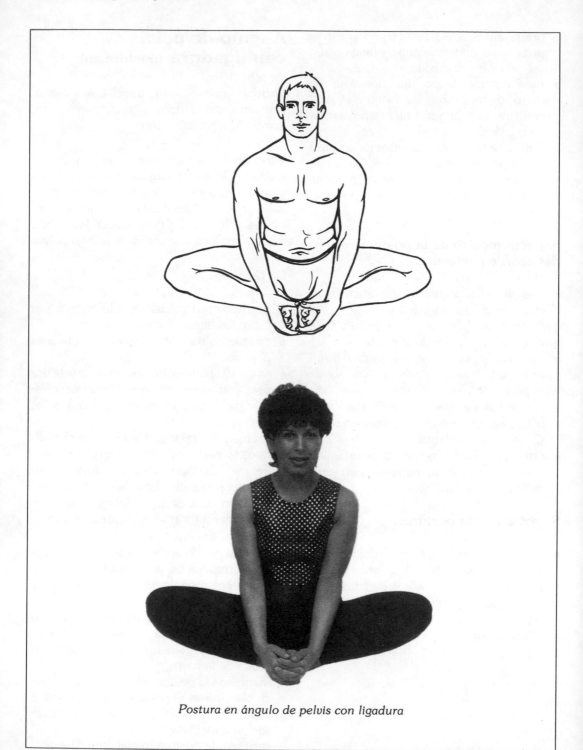

Postura en ángulo de pelvis con ligadura

## Aspecto médico de la postura en ángulo de pelvis con ligadura

### Efectos favorables

- Estimula el funcionamiento de las vísceras abdominales, en particular las de la baja pelvis, vejiga, próstata;
- se evidencia particularmente favorable para la gestante, suponiéndose que reduce los dolores del parto y disminuye la propensión a la aparición de varices durante el embarazo;
- estimula las funciones hepáticas y regulariza el funcionamiento de la vesícula biliar en las disquinesias que no sean de origen litiásico ni orgánico;
- aporta una acción sedante de la angustia y favorece la decontracción y la relajación.

### Se evitará esta asana:

- en todos los casos de fragilidad de rodillas y sobre todo en presencia de lesiones de menisco;
- cuando aparezcan dolores dorsales durante su ejecución.

# Arado (postura del)

*Hala asana.*
*En sánscrito* hala *significa arado.*

Variedad de asana correspondiente a la categoría de las posturas inversas. Se construye partiendo de la postura de la vela o la media vela, y se completa mediante un movimiento de piernas de la manera siguiente.

## La técnica

- Tumbado de espaldas con las piernas extendidas, los brazos a lo largo del cuerpo, las palmas de las manos en contacto con el cuerpo;
- elevar poco a poco las extremidades inferiores, contrayendo los músculos del abdomen y de las piernas;
- bascular las piernas por encima de la cabeza tratando de alcanzar el suelo con las puntas de los pies;
- el cuerpo debe flexionarse en el plano de la cintura; aunque los pies no lleguen a tocar el suelo, hay que tratar de mantener las piernas rígidas y juntas;
- puede mantener los brazos estirados o doblarlos para que las manos vayan a servir de apoyo a la parte baja de la espalda;
- mantenga esa postura todo el rato que quiera y mientras no se produzca malestar o incomodidad, que impondrían la suspensión inmediata;
- respire libremente, sin imponerse ningún ritmo;
- si se siente capaz, pase acto seguido a la postura de orejas presionadas (véase), doblando las rodillas y apretándolas contra las orejas;
- si prefiere continuar en la postura del arado, manténgala durante algo más de un minuto si le resulta posible, y lleve luego las piernas a la vertical pasando a la postura de la vela, con las caderas apoyadas en las manos.

Por último se bajarán poco a poco las piernas hasta recuperar el decúbito inicial, y se realizará una relajación suficiente.

## Aspecto médico de la postura del arado

- Mejora y amplifica la respiración; es una asana privilegiada ante el asma (véase este

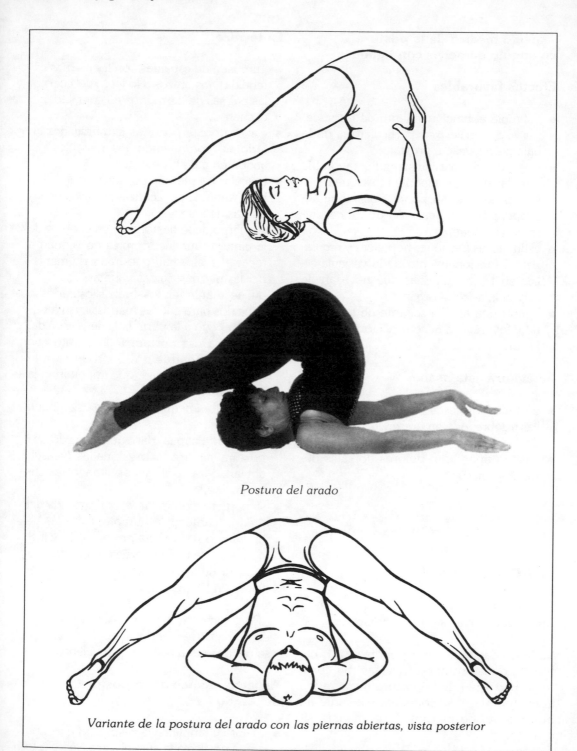

*Postura del arado*

*Variante de la postura del arado con las piernas abiertas, vista posterior*

artículo y la utilidad de las posturas «cerradas»);

- estimula favorablemente las funciones de diversos órganos abdominales, en particular los del tracto digestivo y los riñones;
- mejora la visión y la audición en el individuo sano;
- descongestiona la garganta; e incluso se recomienda a los individuos afectados por vegetaciones, hipertrofia de las amígdalas, amigdalitis o faringitis crónica.

Por la intensidad de sus efectos esta asana debe ejecutarse con precaución; hay que seleccionar a los practicantes y vigilarlos atentamente.

**Se evitará esta postura:**

- en caso de insuficiencia cardíaca o hipertensión arterial;
- ante una fragilidad o un dolor de la columna vertebral;
- en los casos de afecciones oculares crónicas de tipo inflamatorio, en particular el glaucoma y las lesiones de la retina;
- por parte de los obesos;
- por parte de los individuos propensos a sufrir lipotimias y síncopes, sobre todo.
- por parte de los propensos a sangrar por la nariz, o que tienden a la formación de equimosis, espontáneamente o de resultas de mínimos traumatismos, y también los propensos a hemorragias de origen visceral: hemorragias intestinales, vómitos de sangre;
- en caso de intervención quirúrgica reciente, que constituye contraindicación.

# Árbol (postura del)

*Vrksasana.*
*En sánscrito* vrksa *es árbol.*

Variante de asana que partiendo de la posición en pie tiene como primera fase la postura de atención, thada asana o samasthiti.

## La técnica

- En pie con los pies juntos, talones y pulgares de los pies en contacto, y éstos bien planos sobre el suelo, tomando apoyo en toda la planta y sobre todo en la parte anterior del pie, es decir, sobre los metatarsos. Los brazos colgando a los costados, los ojos abiertos al igual que en todas las posturas que precisan mantenimiento del equilibrio corporal;
- replegar la rodilla derecha y sujetar el pie derecho con ambas manos por encima del tobillo, para llevarlo hacia el muslo izquierdo, el talón apoyado en la parte alta de éste; la planta del pie derecho se apoyará de plano sobre la cara interna del muslo izquierdo;
- estirarse al máximo, para lo cual haremos contracción con los miembros inferiores fijando la atención en tres regiones:
    - las rodillas, que se tensarán alzando las rótulas,
    - las nalgas, que deben apretarse,
    - los muslos, cuya musculatura tensaremos tirando hacia arriba;
- sacar pecho, meter estómago, estirar la columna vertebral procurando alargar sobre todo la parte cervical, o sea, el cuello;
- elevar ambos brazos verticalmente por encima de la cabeza, bien estirados;
- mantener la posición tanto rato como lo permita la conservación del equilibrio y la ausencia de molestias o de fatiga, y si

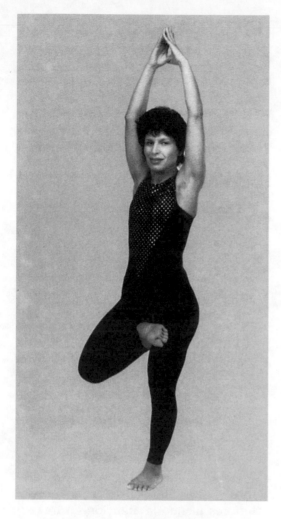

*Postura del árbol (en variante con apoyo de la parte dorsal del pie)*

es posible durante tres ciclos respiratorios como mínimo;
- bajar la pierna;
- separar las manos y bajar poco a poco los brazos;
- practicar relajación durante un tiempo suficiente antes de repetir la postura del árbol con la otra pierna.

## Aspecto médico de la postura del árbol

- Tiene efectos favorables sobre la actividad cerebral; potencia la lucidez y la estabilidad, mejora el sentido del equilibrio;
- armoniza la musculatura de los miembros inferiores;
- flexibiliza mecánicamente los hombros, las caderas, las rodillas y los tobillos, y contribuye a vigorizar estas articulaciones;
- la ascensión vertical de los brazos da amplitud a la parte baja del tórax.

# Arco (postura del)

*Dhanura asana o dhanurasana.*
*En sánscrito dhanu significa arco.*

Variante de asana que parte del decúbito prono; el cuerpo describe la postura de un arco en tensión, cuya cuerda serían los brazos.

## La técnica

- Tendido boca abajo, bien plano, el mentón apoyado en el suelo, los brazos a lo largo del cuerpo;
- aprovechando una espiración, doble las rodillas y acerque los pies a las nalgas;
- tendiendo los brazos hacia atrás, levante las rodillas y los muslos, y sujete los tobillos con las manos de los lados correspondientes;
- levante la cabeza llevándola hacia atrás todo lo que pueda;
- no intente juntar las rodillas; por el contrario, debe separarlas más o menos, a su comodidad;

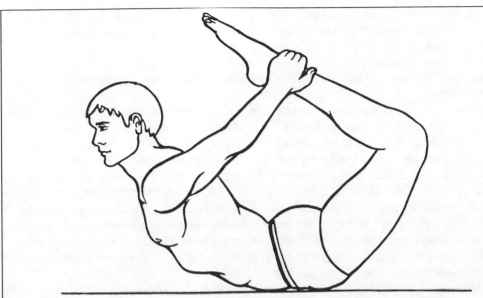

*Postura del arco*

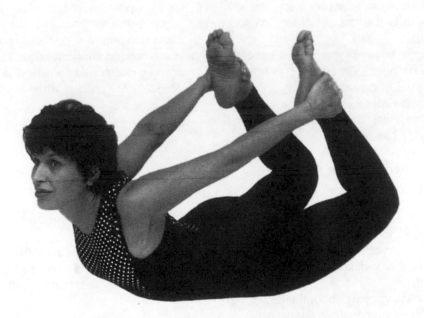

*Variante cómoda con separación de piernas*

- en estos momentos sólo quedará en contacto con el suelo el abdomen, y más especialmente su región inferior, sin apoyarse sobre las costillas;
- permanezca inmóvil durante dos ciclos respiratorios;
- exhale a fondo y luego, aprovechando una inspiración, tire de las piernas hacia arriba, procurando siempre no juntar las rodillas; éstas y también los muslos y el busto despegan del suelo, tanto más arriba cuanto más se dejen en libertad las rodillas;
- en estas condiciones los brazos tensan el cuerpo como si fuesen la cuerda de un arco; si se desea, pueden juntarse ahora las rodillas, los muslos y los tobillos, o dejarlos separados (como en la fotografía) si lo demanda la comodidad o por razones de salud;
- mantenga los pulmones llenos de aire durante diez segundos como mínimo, y hasta un minuto si se puede;
- no se preocupe por su ritmo respiratorio, que normalmente se habrá acelerado;
- recupere la postura inicial tendida sobre el suelo;
- practique la relajación el rato necesario para una buena distensión y la normalización del ritmo respiratorio;
- podemos repetir esta postura hasta tres veces seguidas si nos hallamos en condiciones de hacerlo.

## Aspecto médico de la postura del arco

- Confiere flexibilidad a la columna vertebral en el individuo sano y refuerza los discos intervertebrales, previniendo deformaciones y desplazamientos; combate la cifosis;
- tonifica las vísceras abdominales, en particular los órganos de la digestión;
- se evidencia favorecedora de la circulación;

- estimula diversas glándulas de secreción interna, o endocrinas, como la tiroides (véase).

## Debe evitarse esta postura:

- en caso de fragilidad o estado doloroso del hombro o de las muñecas;
- en presencia de dolencias estáticas de la columna vertebral, tipo espondilostesis, o de ciática, sobre todo debida a hernia discal, de artrosis dolorosa, o de artritis, o de lesiones vertebrales traumáticas de curación mal consolidada;
- en caso de hernia inguinal o crural;
- en la mujer, durante el periodo menstrual;
- en caso de enfisema o asma, durante los periodos de dificultad respiratoria;
- ante las afecciones oculares crónicas de tipo inflamatorio, y en particular en caso de glaucoma o retinopatía;
- una sencilla extracción dental contraindica esta postura, y también, con mayor motivo, una intervención quirúrgica o incluso una sutura superficial, en razón de la solicitación congestiva que implica esta asana y que podría fomentar la aparición de queloides en la cicatriz.

## Atención (postura de)

*Thada asana o samasthiti, o postura de la impasibilidad vertical.*
*En sánscrito thada es montaña o lo que está erigido como una montaña; sama significa impasible, vertical; sthiti es estabilidad.*

Variedad de asana que se ejecuta en pie y que, de hecho, sirve para iniciar la mayoría

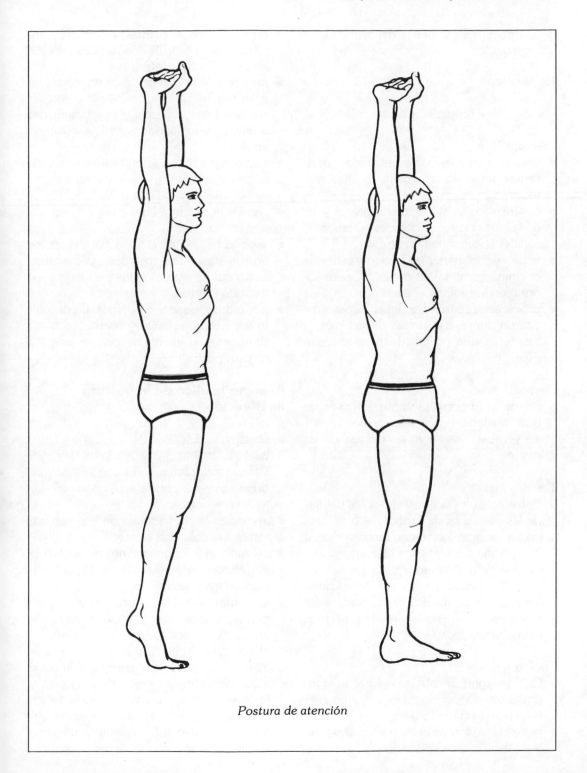

*Postura de atención*

de las posturas en pie: la del árbol, la del triángulo, etc.

## La técnica

Vamos a descomponerla en sus fases:

*Primera fase:*
- De pie, con pies y talones unidos, dejaremos colgar los brazos junto a los costados;
- contraer los músculos de las nalgas y los de la parte posterior del muslo; tensar las rodillas levantando las rótulas;
- sacar pecho, meter estómago y estirar la columna vertebral en conjunto, pero sobre todo la región del cuello;
- procúrese repartir por igual el peso del cuerpo sobre las plantas de los pies, y mantener una postura bien estable con «fijación lumbar».

*Segunda fase:*
- Respirando correctamente, aprovechar una inhalación para levantar los brazos en vertical hasta unir las palmas de las manos;

*Tercera fase:*
- Entrecruzar los dedos y volver las palmas de las manos hacia arriba; debe notarse un autoengrandecimiento favorecedor de la columna vertebral; en este instante se observará la desaparición de los dolores de cabeza cuyo origen sea congestivo, así como la de los dolores cervicales debidos a una alineación vertebral no bien estructurada todavía.

*Cuarta fase:*
- Relajar seguidamente la postura, siempre descansando con la planta de los pies bien plana sobre el suelo;
- realizar luego movimientos alternativos de alzamiento sobre las puntas de los pies y

reposo sobre las plantas; este movimiento favorece particularmente la circulación en los miembros inferiores;
- acto seguido practicaremos un alzamiento sobre las puntas de los pies, con las piernas bien estiradas y procurando no arquear la región dorsal ni la columna lumbar;
- mantenga esta posición tanto rato como le parezca, mientras no le produzca sensación de incomodidad ni de fatiga;
- respire de manera libre y regular, sin imponerse un ritmo;
- aproveche una espiración para bajar los brazos hasta los costados, y descanse luego con la planta de los pies bien apoyada en el suelo;
- por último, pase a la posición de decúbito supino para realizar una relajación en shavasana, o encadene con la práctica de otra postura.

## Aspecto médico de la postura de atención

- Desarrolla el sentido del equilibrio y combate la tendencia mórbida al vértigo, aunque no influye sobre los vértigos de origen orgánico por afección del oído interno o lesión neurológica;
- armoniza la musculatura de las piernas;
- tonifica la columna vertebral;
- estimula el funcionamiento de las vísceras abdominales y favorece la eliminación de los residuos;
- la primera fase, la que consiste en permanecer sobre las plantas de los pies en postura estacionaria, es desfavorable para la circulación en los miembros inferiores, pero tan pronto como se alza uno sobre las puntas de los pies y lo repite varias veces, se convierte en beneficiosa por el efecto de masaje obtenido, incluso en los individuos varicosos;

- puede practicarse esta asana durante todo el periodo de gestación;
- la segunda fase, con elevación de los brazos estirados, las manos unidas y los dedos entrecruzados, y sobre todo la tercera fase, producen un estiramiento del raquis, cuyos beneficiosos efectos hemos descrito anteriormente; son de interés ante las cefaleas de origen congestivo y las cervicartrosis, excepto durante las recidivas agudas.

# Barco (postura del)

*Navasana.*
*En sánscrito* nava *es nave, barco.*

Variedad de asana que parte de la posición sedente.

## La técnica:

- Sentados, con las manos cruzadas detrás de la nuca;
- respiramos, y aprovechando una espiración basculamos el busto hasta 45 grados hacia atrás; simultáneamente levantamos las piernas a unos 60 grados aproximadamente, procurando mantenerlas bien rígidas; los pies quedan verticales y las puntas mirando hacia arriba;
- en cuanto hayamos elevado las piernas en el ángulo deseado, adelantaremos el busto y la pelvis;
- ahora extenderemos los brazos hacia adelante. Deben permanecer paralelos al suelo, con las palmas de las manos encaradas;
- facultativamente, a continuación podemos agarrarnos los tobillos con las manos;

- estaremos atentos para que no se produzca ningún pliegue ni en las rodillas ni en los codos;
- es muy importante que el peso del cuerpo descanse *totalmente* sobre las nalgas;
- procuraremos no contraer ni los hombros ni el cuello;
- respiraremos libremente, sin imponer ningún ritmo;
- mantendremos la postura todo el tiempo que consideremos oportuno, mientras no se produzcan molestias o fatiga y según sea la resistencia de nuestra musculatura abdominal.

## Aspecto médico de la postura del barco

- Fortalece el raquis, sobre todo en la región lumbar;
- descongestiona los órganos de la zona pélvica, ejerciendo una acción selectivamente favorable en los ovarios y, de forma accesoria, en la próstata;
- estimula la evacuación y, en particular, la emisión urinaria;
- regulariza las funciones digestivas, sobre todo las del estómago;
- evita la hinchazón abdominal, combatiendo la aerofagia y la aerocolía.

# Bastón (postura del)

*Danda asana.*
*En sánscrito* danda *significa barra o bastón (que representa la columna vertebral).*

Variedad de asana que se inicia desde la postura sedente; muchas veces se practica

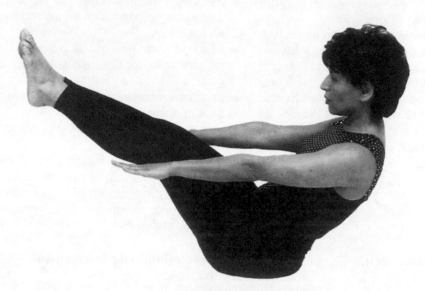

*La postura del barco*
*Postura clásica, horizontalidad de los miembros superiores*

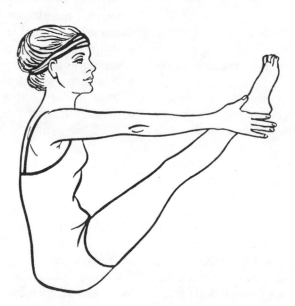

*Elevación de los miembros superiores en la fase final*
*aferrando los tobillos (facultativo)*

como fase inicial de la postura del barco o navasana.

## La técnica

- En postura sentada, las piernas estiradas sin doblar las rodillas;
- lleve los brazos hacia delante, apoye las manos en las rodillas y luego entrecruce los dedos dirigiendo las palmas de las manos hacia delante;
- separe las manos y apóyelas junto a las caderas, las palmas reposando bien planas en el suelo con los dedos apuntando hacia los pies;
- estire bien los brazos y *ponga rígida la columna vertebral, y tan recta como le sea posible,* detalle éste muy importante;

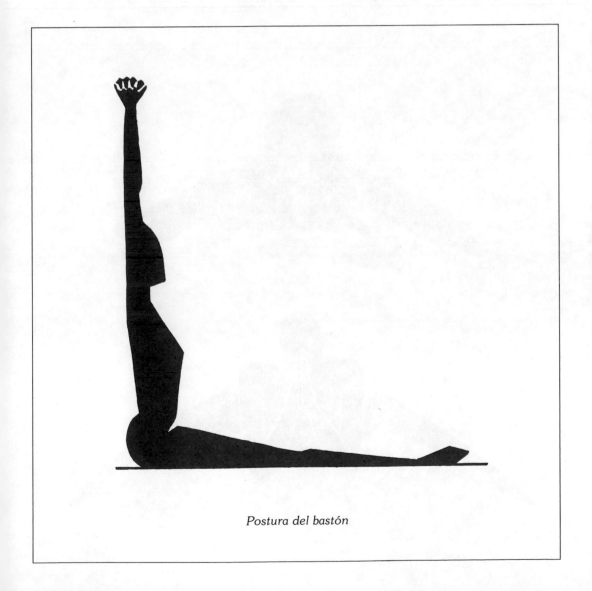

*Postura del bastón*

- ayúdese con los brazos para sacar pecho, pero siempre manteniendo la absoluta rectitud de la espalda;
- eleve los brazos hacia la vertical, con los dedos entrecruzados y las palmas vueltas hacia arriba;
- mantenga la postura mientras no sea causa de una tensión excesiva;
- practique varias respiraciones sin forzar el ritmo, retorne a la postura inicial y relájese;

- puede reanudar la postura varias veces, o encadenar con la postura del barco.

## Aspecto médico de la postura del bastón

Esta sencilla postura vigoriza el raquis y desarrolla la caja torácica:

- favorece la respiración;

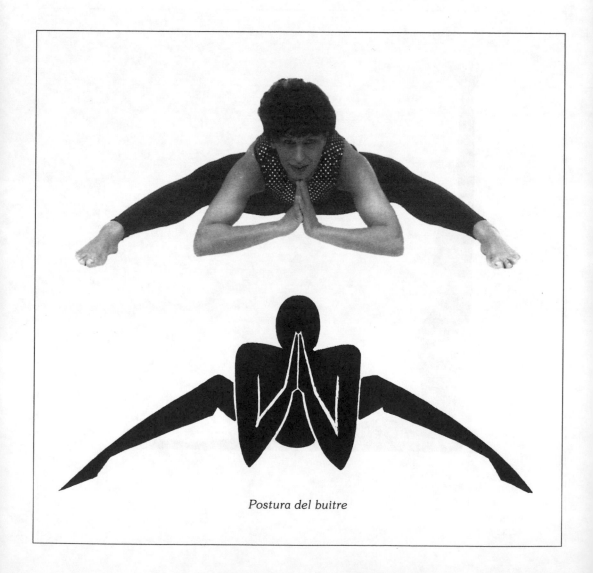

*Postura del buitre*

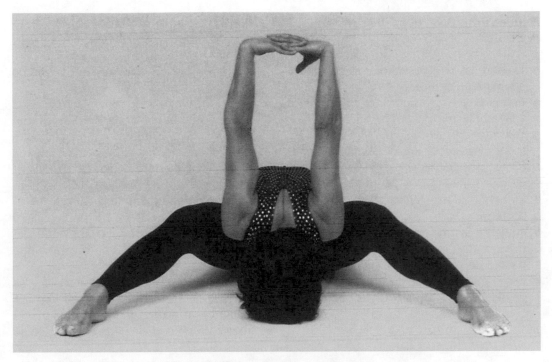

*Variante de la postura del buitre*

- armoniza la musculatura en general y adelgaza la cintura;
- confiere una sensación de calma y de seguridad en uno mismo.

No tiene ninguna contraindicación especial, aparte las generales del yoga.

## Buitre (postura del)

*Ranahaddhu asana.*

Variedad de asana que parte de la postura sedente.

### La técnica

- Sentados, separaremos ampliamente las piernas, con las rodillas algo flexionadas;
- realizaremos una espiración, durante la cual inclinaremos el busto hacia delante, con los codos separados; éstos irán a apoyarse en el suelo, las manos juntas delante colocando las puntas de los dedos debajo del mentón.

### Variante

- El mismo comienzo, piernas separadas y busto flexionado hacia delante, pero apoyando las manos sobre los pies; luego exhalamos el aire y bajamos la cabeza hasta apoyar la frente en el suelo;
- alzaremos seguidamente los brazos hasta la vertical, dedos entrecruzados y palmas de las manos vueltas hacia abajo.

## Aspecto médico de la postura del buitre

- Desarrolla la musculatura abdominal y adelgaza la cintura;
- aumenta la expansión de la caja torácica y la ventilación pulmonar;
- se evidencia favorable para los asmáticos y ante las afecciones de las vías respiratorias caracterizadas por la acumulación de mucosidades;
- aumenta la resistencia física y el vigor corporal;
- equilibra las funciones de la tiroides y la paratiroides; incluso se le atribuye la propiedad de combatir el bocio;
- como particularidad curiosa, se le atribuye utilidad para desarrollar el olfato.

# Cabeza (permanecer sobre la)

*Shirsasana o salamba shirsasana.*
*En sánscrito shirsa es cabeza y salamba, con apoyo.*

Variante de asana que entra en la categoría de las posturas inversas.

Es una de las posturas fundamentales del yoga y también de las que más conoce la gente, junto con la postura del loto. Las técnicas de su ejecución son múltiples, por lo que elegimos la que nos ha parecido más clara y práctica.

### La técnica

- Extienda sobre el suelo una manta doblada en cuatro y arrodíllese detrás de ella;
- apoye sobre el centro de la manta los antebrazos, desde las manos hasta los co-

dos, procurando que la separación entre éstos no sea mayor que la anchura de sus hombros;
- cruce los dedos y disponga en forma de copa las palmas de las manos;
- posicione la cabeza sobre la manta de manera que la copa que forman las manos sirva de alojamiento a la parte posterior del cráneo (no la frente, ni ninguna otra parte); al mismo tiempo resbalaremos con las rodillas hacia delante para facilitar la colocación de la cabeza;
- acto seguido levantaremos las rodillas y adelantaremos los pies, cuyas puntas deben quedar lo más cerca de la cabeza que sea posible;
- en este momento la cabeza, el busto y las caderas estarán en línea vertical, perpendiculares al suelo, y los muslos hacia atrás forman con el cuerpo un ángulo de unos 30 °;
- las piernas, desde la rodilla hasta el tobillo, forman un ángulo obtuso con los muslos;
- los pies forman un ángulo de 90 ° con las piernas;
- respiraremos correctamente y aprovechando una espiración, iniciaremos la ascensión de los miembros inferiores, con las piernas dobladas;
- controlando el equilibrio, cuando lo tengamos bien asegurado levantaremos las piernas al aire hasta alcanzar la vertical; ahora todo el cuerpo, desde la coronilla hasta las puntas de los pies, describe una línea vertical, que debe permanecer bien estable;
- la duración de la postura varía según los individuos; en ausencia de molestias o de dolores (que se localizan sobre todo en las manos, e indican que la técnica ha sido defectuosa), procure mantenerla durante medio minuto por lo menos, y hasta cinco minutos si es usted un practicante avezado;

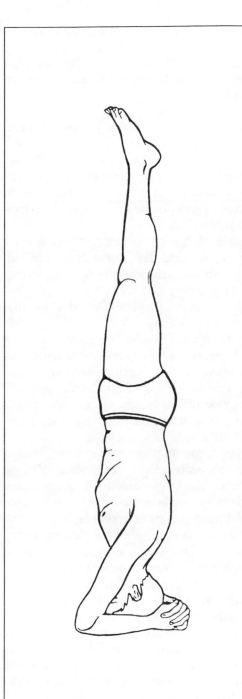

*Postura de permanecer sobre la cabeza*

- ante la imposibilidad de realizar esta asana sin ayuda, puede solicitarse la de un compañero, o podemos apoyarnos contra una pared o mejor aún en el rincón entre dos paredes; se aconseja encarecidamente el control por parte de un profesor, ya que toda incorrección en la ejecución de los movimientos arriesga repercusiones fisiológicas desfavorables; además las caídas no son raras entre los principiantes, y es útil la presencia de una persona cualificada que nos confiera seguridad;
- para terminar doblaremos las rodillas y realizaremos los diferentes movimientos en el orden inverso hasta recuperar la postura inicial.

### Aspecto médico de la postura de permanecer sobre la cabeza

- Mejora la estabilidad y afina el sentido del equilibrio;
- en el individuo sano, el aflujo de sangre al cerebro es beneficioso; mejora la oxigenación de las células cerebrales y determina una ideación más clara, un aumento de la memoria y de las facultades de atención, una disminución de la fatigabilidad física y mayor resistencia ante las contrariedades de la vida;
- el insomnio y la fatiga nerviosa tienden a disiparse;
- se desarrolla la capacidad torácica así como la resistencia a las infecciones en las vías respiratorias: anginas, traqueítis, laringitis, coriza, etc.;
- atenúa la tendencia a las palpitaciones y las extrasístoles de origen puramente neurotónico;
- calienta a los sujetos que padecen una sensación permanente de resfriado sin relación con las verdaderas condiciones climáticas;
- esta postura ejerce una acción favorable sobre el estreñimiento, sobre todo acom-

pañándola de la postura de la vela y la postura de la eliminación.

**Se evitará esta asana:**

- ante las contraindicaciones generales de las posturas inversas: deficiencias vasculares de los arterioesclerosos y los aterosclerosos; anomalías de la tensión: hipotensión y sobre todo hipertensión arterial;
- en presencia de afecciones oculares de tipo inflamatorio y sobre todo de glaucoma o lesión retiniana;
- en caso de fragilidad, dolor o grave deformación del raquis;
- pueden practicarla los obesos, aunque con prudencia;
- quedan excluidos los sujetos muy propensos a mareos, vértigos, lipotimias y, sobre todo, síncopes verdaderos;
- se descartará también a los que sangran fácilmente por la nariz o son muy propensos a contraer «morados» por efecto del más mínimo traumatismo;
- toda intervención quirúrgica reciente contraindica también esta postura.

# Cabeza de vaca (postura de la)

*Gomukha asana.*
*En sánscrito* go *significa* vaca, mukha *es* rostro *y* gomukha *viene a significar que tiene cara de vaca.*

Variedad de asana que parte de la posición en pie.

**La técnica**

- Sentado en el suelo, con los miembros inferiores estirados por delante;
- apoye las manos en el suelo y sírvase de ellas para alzar el cuerpo;
- doble la rodilla izquierda y siéntese sobre el hueco de la bóveda plantar del pie izquierdo;
- retire las manos;
- eleve la pierna derecha; el muslo derecho pasará por encima del muslo izquierdo; las rodillas se superponen con facilidad;
- levante las nalgas y ayúdese con las manos para poner en contacto con éstas la parte posterior de los talones y los tobillos;
- en adelante los tobillos van a descansar sobre el suelo; las puntas de los pies miran atrás, formando una «V» con apertura posterior;
- acto seguido procederá usted a una maniobra delicada:
- respire y aproveche una inhalación para elevar el miembro superior izquierdo en vertical; doble a continuación el codo hacia atrás y pase el antebrazo izquierdo por detrás de la cabeza hasta descansar la palma izquierda plana entre los hombros, a nivel de la nuca;
- deje colgar el miembro superior derecho y aprovechando una espiración doble el codo y levante el antebrazo por la espalda hasta que la mano derecha llegue a tocar los dedos de la izquierda;
- intente sujetar los dedos de una mano con los de la otra e incluso sujetar la una con la otra; si no lo consigue, ayúdese con un pañuelo o pieza similar de tela procurando reunir las manos en la medida de lo posible;
- vista de espaldas, la postura presenta los dos antebrazos en línea oblicua; el antebrazo izquierdo se halla en contacto con la parte posterior de la cabeza, el codo a la altura del cráneo;
- vista de frente y por arriba, la postura recuerda (con un poco de imaginación) una cabeza de vaca;

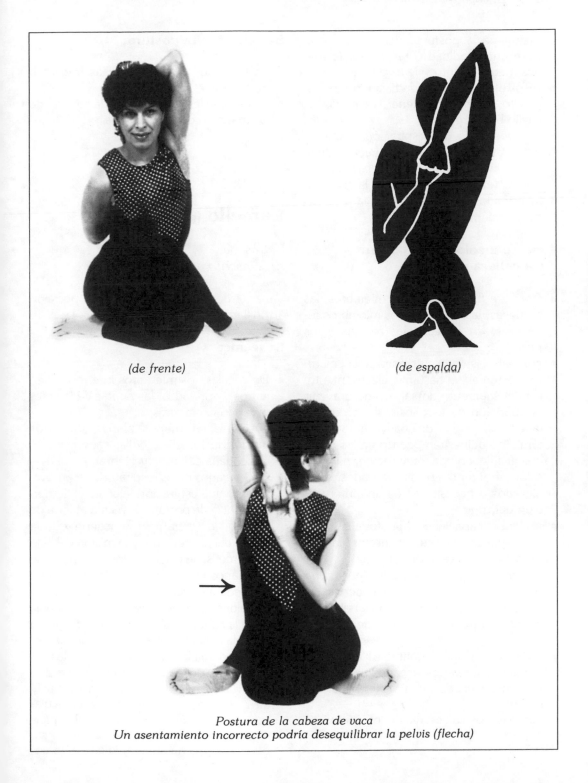

*(de frente)*                    *(de espalda)*

*Postura de la cabeza de vaca*
*Un asentamiento incorrecto podría desequilibrar la pelvis (flecha)*

- mantenga la postura mientras no comporte incomodidad o fatiga, por lo menos medio minuto si le es posible;
- respire con regularidad, sin ritmo impuesto; procure mantener la cabeza y el cuello bien erguidos;
- aprovechando una espiración, libere las manos, recupere la postura inicial y dedique un tiempo suficiente a relajarse;
- puede reanudar en seguida la postura, invirtiendo en cada ejecución la posición de los miembros.

## Aspecto médico de la postura de la cabeza de vaca

- Confiere flexibilidad a los miembros, las muñecas, las caderas y los miembros inferiores, en especial las rodillas y los pies;
- combate las deformaciones de la columna vertebral y, bastante electivamente, las del segmento dorsal; puede prevenir la aparición de escoliosis, de lordosis o de cifosis, y servir de coadyuvante al tratamiento quinesiterapéutico en los casos que justifiquen una reeducación, pero resulta inoperante en los avanzados, estabilizados o necesitados de una intervención quirúrgica;
- mejora la capacidad respiratoria; su interés especial consiste en desarrollar las partes baja y posterior del tórax;
- previene ciertas jaquecas debidas a una rectitud patológica del raquis cervical o a la rigidez de la nuca con anquilosamiento muscular en casos de postura antálgica;
- estimula en líneas generales el funcionamiento de varios órganos abdominales, en particular el riñón y la vesícula biliar;
- combate los calambres de los miembros inferiores.

## Se evitará esta postura:

- en todos los casos de rodillas frágiles o doloridas;
- en caso de lesión o dolores de cadera, de las manos o de las muñecas.

# Camello (postura del)

*Ustrasana.*
*En sánscrito* ustra *es camello.*

Variante de asana que parte de la posición arrodillada.

## La técnica

- De rodillas, los miembros inferiores bien juntos y apretados, las puntas de los pies mirando hacia atrás;
- descanse las manos planas sobre los muslos, justo debajo de las caderas;
- ahueque la columna vertebral;
- realice varios ciclos respiratorios y aprovechando una espiración, ejecute el tiempo esencial de la postura: la palma abierta de la mano derecha irá al encuentro de la planta del pie derecho, y lo mismo del lado izquierdo; si no consigue unir las palmas de las manos con las plantas de los pies en toda su longitud, procure al menos tocar los talones con los extremos de las manos;
- eche la cabeza atrás, y haga descender la espalda hasta la horizontal, quedando entonces paralela a la pierna, entre las rodillas y los dedos de los pies; en cambio los muslos no deben inclinarse hacia atrás, sino que se hallarán perpendiculares con respecto a la espalda y las piernas, y en paralelo con los miembros superiores; por razones médicas y de co-

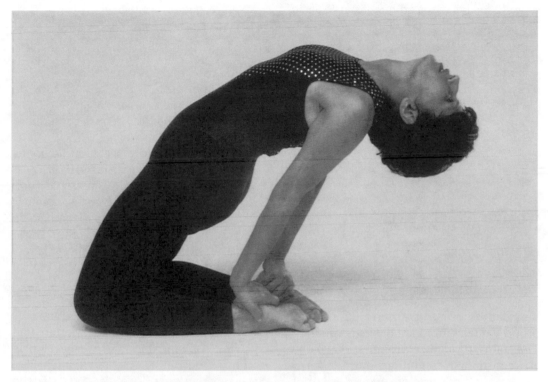

*Postura del camello (variante cómoda)*

modidad se tolera la oblicuidad de los segmentos verticales de la postura;

- mantenga la postura el tiempo conveniente, y por lo menos un minuto si le es posible, respirando de manera libre y regular, sin imponerse un ritmo; interrúmpala en caso de malestar o fatiga;
- devuelva las manos a la parte alta de los muslos, recupere la postura de rodillas, y finalmente siéntese para practicar una relajación suficiente.

## Aspecto médico de la postura del camello

- Tonifica la columna vertebral y le confiere flexibilidad;
- la variante fácil de la postura del camello conviene en particular a las personas de edad, a los que tienen hombros caídos y espalda abombada, y a quienes padecen dorsalgias no vinculadas a ninguna lesión orgánica, sino al exceso de fatiga de la columna vertebral debido a circunstancias profesionales (secretarias, mecanógrafas y oficios similares en que se permanece demasiado tiempo con la espalda inclinada hacia delante, sobre todo en caso de fragilidad de la musculatura paravertebral que la sostiene);
- en el individuo sano, da flexibilidad a las articulaciones de los miembros y de la pelvis, y las vigoriza.

## Se evitará esta postura:

- en caso de lordosis;

- en todos los casos en que las articulaciones interesadas se hallen afectadas por artritis, o artrosis dolorosa, o por secuelas de fracturas, torceduras u otros traumatismos;
- en presencia de una ciática no se practicará la postura sino con prudencia y contando con la autorización médica.

# Cobra (postura de la)

*Bhujanga asana.*
*En sánscrito* bhujanga *significa serpiente, cobra.*

Variedad de asana que parte del decúbito prono y que comprende diversas variantes.

Esta asana es de gran intensidad y conviene distinguir con nitidez entre la forma estática, que consiste en mantener la postura, y la dinámica, que le asocia movimientos y cuyas repercusiones son diferentes.

## La técnica

- Boca abajo en el suelo;
- estiraremos las piernas, manteniéndolas paralelas y unidas, con las puntas de los pies apuntando hacia atrás;
- las manos se colocarán con las palmas planas sobre el suelo, a la altura de la parte media del tórax;
- regular la respiración y aprovechar una inspiración para tomar fuerte apoyo en las manos y tensar los brazos al objeto de levantar el busto;
- efectuaremos varios ciclos respiratorios y luego, aprovechando una inspiración, elevaremos todavía más el tórax; al mismo tiempo alzaremos algo la pelvis, de

manera que el contacto con el suelo se produzca en el plano del pubis;
- en estas condiciones el peso del cuerpo reposa sobre los miembros inferiores, estirados sobre el suelo, y las manos;
- hacer contracción con los músculos de los muslos y apretar las nalgas.
- En estos momentos se nos presenta la opción entre:
- *la cobra dinámica:* efectuar flexiones con la pierna derecha, luego con la izquierda y seguidamente con ambas. Volviendo a estirar ambas piernas, efectuar movimientos de brazos en el sentido de estirarlos paralelamente y juntos hacia delante, lo que contribuye a liberar la respiración costal baja, aun bajo la parcial dificultad del decúbito prono.

La postura llamada de la cobra real consiste en aplicar los pies sobre la cabeza.

Estas variantes dinámicas aportan una dificultad suplementaria con respecto a la postura ortodoxa; acrecientan la intensidad de las repercusiones fisiológicas, lo cual debe tenerse en cuenta tanto para las indicaciones como para las contraindicaciones.

- *La cobra estática* consiste en mantener la postura descrita al principio durante el tiempo que convenga, y por lo menos un minuto, salvo sensación de malestar o de fatiga. Sus efectos son diferentes de los de la postura dinámica (véase más abajo).

Naturalmente, no hay ninguna obligación de practicar la forma dinámica y la estática. Si el programa de usted no puede consagrar un tiempo suficiente a esta última, retorne inmediatamente a la posición inicial una vez alcanzada la postura ortodoxa.

## Aspecto médico de la postura de la cobra

- La particularidad de esta asana es su acción reguladora sobre ciertas glándulas

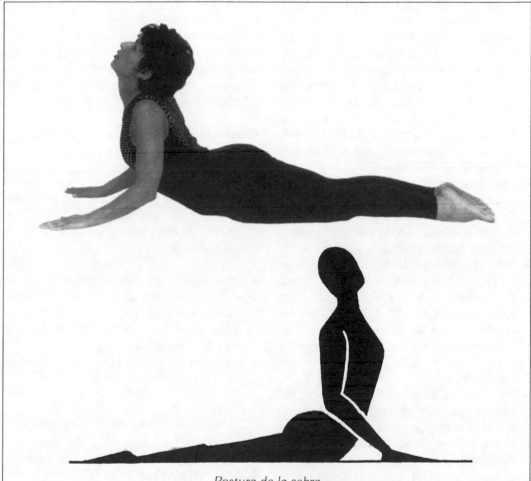

*Postura de la cobra*
*Debe trabajar el busto, y no los brazos, que pueden estar flexionados o extendidos,*
*o llevarse libremente hacia delante*

de secreción interna, o glándulas endo-crinas, como la tiroides y las suparre-nales;

● estimula con carácter general la diges-tión, la eliminación de los residuos y la asimilación;

● actúa favorablemente sobre el sistema nervioso, pues favorece la capacidad de concentración;

● regulariza la circulación sanguínea;

● mejora, a lo que parece, la visión, pero sólo en los individuos sanos que pre-sentan una debilidad visual pasajera de origen no orgánico. Sólo la variante di-námica parece ofrecer estos efectos po-sitivos, ya que la estática ejerce más bien un efecto congestionante sobre el ojo;

● en el plano respiratorio, también es la forma dinámica exclusivamente la que beneficia a ciertos asmáticos cuando no están en crisis;

- a la forma dinámica se recurrirá siempre que se trate de estimular la tiroides, en caso de insuficiencia funcional; la acción reguladora de la postura de la cobra puede coadyuvar a la lucha contra ciertos excesos de funcionamiento de esa glándula, bajo la condición expresa de que se le asocie un tratamiento médico específico mediante antitiroideos;
- nuevamente nos encontramos con la cobra dinámica cuando se trata de combatir la fatigabilidad debida a insuficiencia suprarrenal, con frecuencia acompañada de hipotensión arterial;
- las propiedades de la cobra dinámica se vinculan asimismo a la presencia de movimientos y a las repercusiones fisiológicas de éstos: flexibilización de las rodillas, de los hombros, del raquis, mayor libertad respiratoria costal inferior o superior según el tipo de movimiento adoptado;
- en la cobra estática no sería oportuno buscar los mismos *efectos* en profundidad. En cambio el mantenimiento de la postura ejerce un *efecto mecánico* importante sobre la columna vertebral. La posición es de lordosis acentuada y prolongada; todo sujeto que acuse ya y padezca una lordosis excesiva debe ser descartado, lo mismo que aquellos a quienes cause dificultades asumir la postura. La espondilolistesis constituye una contraindicación formal para los dos tipos de cobra.

En cambio, cierto número de individuos no experimentan ningún problema con este ejercicio, sobre todo en su forma estática, cuando simplemente el raquis está anquilosado o presentan ciertas deformaciones vertebrales o posturas defectuosas que mejoran al ponerse en lordosis.

Siempre será oportuno consultar el parecer del médico, teniendo en cuenta que un examen clínico va a permitir la práctica de la postura y cosechar sus resultados positivos o, por el contrario, precaver posibles desastres, cuyas consecuencias en esa región anatómica son a veces graves.

### Contraindicaciones de la postura de la cobra

No reiteraremos aquí las que se refieren exclusivamente al raquis y se han expuesto bajo el epígrafe anterior.

Formalmente ha de evitarse este asana en los casos de:

- hipertensión arterial;
- afecciones oculares como el glaucoma, las lesiones de retina, y asimismo, en la mujer, durante la gestación y durante el periodo menstrual;
- enfisema y asma durante los periodos de crisis respiratoria.

# Contrapostura

La que compensa los *efectos* excesivos o desfavorables de una postura anterior.

Es un concepto de aplicación corriente y no exclusivamente referido a la columna vertebral, en cuyo caso consiste en operar una inclinación en sentido opuesto a la que acaba de practicarse.

En lo que concierne a los miembros, la contrapostura consiste en flexionar o estirar uno o ambos miembros contrariando los movimientos realizados durante el asana anterior.

En líneas generales se procura conservar la armonía de la musculatura, evitando que un lado se desarrolle a expensas del otro; también se trata, sobre todo, de contrarrestar todas las manifestaciones de intolerancia susceptibles de manifestarse después de ciertas asanas.

A título de ejemplo, la postura del feto tiene su contrapostura clásica en la de la cobra.

# Cuerpo muerto (postura del)

*Shavasana o mrtasana.*
*En sánscrito, shava o mrta es cadáver.*

Esta asana que se ejecuta en decúbito supino es la postura fundamental del yoga. De hecho no estamos ante una verdadera «postura» dado que no hay construcción técnica alguna, ni movimiento anatómico.

La verdadera dificultad es de orden mental. Para ser eficaz el asana debe aportar un estado perfecto de relajación. En cierto sentido sirve como vía de acceso a todo el yoga en sí.

Se aconseja sistemáticamente para iniciar y terminar cada sesión de yoga, lo cual nos indica su importancia.

La sencillez es sólo aparente. La perfección en obtener la relajación propuesta es indispensable para que el sujeto pueda beneficiarse de la maravillosa descrispación física y mental.

Vamos a hablar mucho de *relajación* en las explicaciones técnicas siguientes. Ese término designa un descanso especial que es mucho más que un simple reposo, y que implica la desaparición de todo tono muscular.

Cuando esta relajación se lleva a los extremos, puede ejercer una repercusión extraordinariamente beneficiosa sobre el sistema nervioso, pero ello requiere una técnica minuciosamente detallada y un entrenamiento bastante especial.

Distinguiremos aquí dos variedades de shavasana:

1) Una *técnica simplificada*, útil a los adeptos corrientes del yoga, para quienes no es más que una postura entre otras;
2) Una técnica de *shavasana terapéutica*, utilizable ante los desarreglos nerviosos y para la prevención y tratamiento de las afecciones psicosomáticas.

## 1. La técnica de la shavasana simplificada

- Tumbado en el suelo, con los miembros superiores e inferiores bien estirados pero sin apretar contra el cuerpo; las manos reposan con las palmas sobre el suelo; los talones se hallan en contacto pero las puntas de los pies se hallan ligeramente separadas;
- cierre los ojos; realice una buena inspiración y una espiración fuerte; a partir de ahí la respiración proseguirá en modo libre y sin forzarla; dedique su atención a ella si no logra concentrarse fácilmente sobre la postura;
- intente una distensión profunda; todo el cuerpo debe relajarse, pero determinadas regiones reclaman un cuidado especial: los hombros, los ojos, la mandíbula inferior, la parte baja del tórax en el plano del diafragma;
- mantenga la postura durante uno o dos minutos como inicio o final de una sesión de yoga; si se practica por sí misma, un cuarto de hora bastará para beneficiarse de una notable distensión nerviosa y una lucidez incomparable.

## 2. Shavasana terapéutica

Si dirigiéndonos a una persona sin experiencia en la materia le ordenásemos a quemarropa que se relajase, difícilmente lo conseguiría sin ayuda.

El aspecto práctico de la cuestión es fundamental, por consiguiente: cómo realizar científicamente una relajación auténtica.

Quienes hayan seguido cursillos de relajación o hayan practicado el método autógeno de Schultz entenderán sin dificultad las instrucciones que vamos a dar seguidamente.

En cuanto a los demás, nos permitiremos impartirles algunos consejos. Tomaremos el pie como ejemplo de segmento anatómico cuya decontracción se trata de obtener, pero lo dicho podrá aplicarse igualmente a cualquier otra región.

Cualquiera que ésta sea, ante todo importa cobrar conciencia del tono muscular siempre presente en ella. Los flexores y los extensores siguen oponiéndose incluso en posición de reposo, siempre dispuestos a entrar en acción: de repente el uno prevalece sobre el otro según el sentido del movimiento articular decidido por el cerebro. Si se ha concebido bien el movimiento, por ejemplo en el caso de una flexión, los extensores favorecerán la rapidez y el poderío del movimiento manteniéndose ausentes, pasivos.

Para obtener una buena relajación, es menester que desaparezca el tono residual de los músculos antagonistas. Lo cual debe obtenerse por sugestión, bien provenga ésta de nuestros propios pensamientos, o de la palabra de otro, lo cual suele facilitar sobremanera la empresa.

Suponiendo que decida usted actuar por cuenta propia, intentará pensar con fuerza: mi pie está pesado, adormecido, distendido. Pero si pese a sus esfuerzos no logra sino un magro resultado, le aconse-

jamos que recurra a una fase preparatoria, calcada del método original de Jacobson.

## 1) Fase Jacobson

Antes de ensayar la decontracción, contraiga el pie con todas sus fuerzas y luego suéltelo. Cuanto más intensa haya sido la contracción previa, más válida será la decontracción. Haga lo mismo con la mano, y luego con las demás articulaciones. Obsérvese, sin embargo, que conviene prescindir cuanto antes de este artificio, puesto que representa una pérdida de tiempo importante, habida cuenta del gran número de segmentos anatómicos a relajar. Y lo que es más importante, concede una primacía excesiva a la sensación mecánica, que prevalece sobre lo espiritual, siendo así que lo que se pretende con la shavasana terapéutica es que tomemos conciencia de todos los elementos de nuestro cuerpo, hasta los más mínimos.

Cuando hayamos aprendido a realizar la decontracción sin pasar por una fase previa de contracción, podremos abordar con buen fruto la técnica inspirada por Schultz y cuya aplicación a la postura del cuerpo muerto proponemos aquí con el nombre de shavasana terapéutica.

Se observará que introducimos la noción de calor a nivel de las regiones anatómicas tratadas. Esta sensación no se obtiene con facilidad y usted seguramente no lo conseguirá las primeras veces. Incluso es posible que no lo consiga jamás, pese a aplicarse sistemáticamente y con energía. En caso de lograrlo, contará con un elemento positivo y una garantía de éxito en sus prácticas de relajación. Pero aunque el calor, pese a invocarlo, brille por su ausencia, ello no reviste en modo alguno una importancia definitiva.

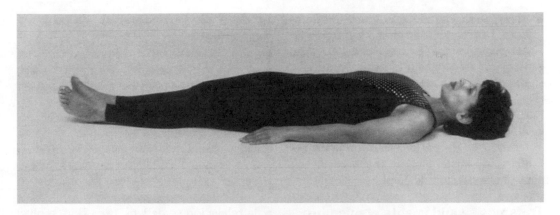

*Postura del cuerpo muerto o shavasana*

## 2) Fase Schultz
## La técnica:

● Tendido cómodamente sobre un plano duro, en el suelo o sobre una alfombrilla pero nunca en la cama ni sobre una alfombra mullida; sí puede colocarse una almohada bajo la cabeza si así resulta más confortable: la comodidad de la cabeza y el cuello es indispensable y debe buscarse sobre todo;
● los miembros inferiores quedan estirados, sin doblar las rodillas, juntos pero no apretados entre sí;
● los miembros superiores reposan libremente a los costados, sin doblar en absoluto el codo, rozando el cuerpo pero sin apretar; las palmas de las manos reposan de plano sobre la superficie de apoyo.

Concedemos tanta importancia a esta asana que vamos a acompañarle paso a paso. Si la practica usted a solas, repítase mentalmente –nunca de palabra– el texto, que se habrá aprendido de memoria. Es fácil y se consigue en seguida; más eficaz resulta que otra persona le lea el texto, y aún mejor si puede hacerse con un magnetófono.

## Empezaremos por el miembro
## superior derecho:

● el pulgar se halla pesado, entumecido, distendido y se va desarrollando en él una sensación de calor;
● el índice se halla pesado, entumecido, distendido, y se va desarrollando en él una sensación de calor;
● el dedo medio se halla pesado, entumecido, distendido, y se va desarrollando en él una sensación de calor;
● el anular se halla pesado, entumecido, distendido, y se va desarrollando en él una sensación de calor;
● el meñique se halla pesado, entumecido, distendido, y se va desarrollando en él una sensación de calor;
● en estos momentos la mano derecha entera, desde el extremo de las uñas hasta la muñeca, se halla pesada, entumecida, distendida;
● la muñeca se halla pesada, entumecida, distendida, y se va desarrollando en ella una sensación de calor;
● desde la muñeca hasta el codo, el antebrazo se halla pesado, entumecido, distendido, y se desarrolla en él una sensación de calor;

- el codo está pesado, entumecido, distendido; se desarrolla en él una sensación de calor;
- desde el codo hasta el hombro, el brazo está pesado, entumecido, distendido, y se desarrolla en él una sensación de calor;
- el hombro está pesado, entumecido, distendido; *se hunde profundamente* en el plano de sustentación; se desarrolla en él una sensación de calor.

**Tratamos seguidamente el miembro superior izquierdo:**

- de manera idéntica, insistiendo en la decontracción del hombro, que es elemento clave de la relajación global del miembro.

**A continuación pasamos a la cabeza:**

- la frente está pesada, entumecida, distendida, *pero permanece fresca;*
- todo el resto del semblante está pesado, entumecido, distendido, y se desarrolla en él una sensación de calor;
- los párpados están pesados como compuertas de plomo; los globos oculares se hunden profundamente hacia la parte posterior de las órbitas;
- el mentón está particularmente pesado, tira del labio inferior y tiende a entreabrir la boca; le invade cierto grado de calor;
- en estos momentos el rostro se encuentra en estado de distensión completa, con tres zonas particulares:
  - la frente, pesada, entumecida, distendida, pero que permanece fresca;
  - los globos oculares, cada vez más pesados, con una ligera sensación de sueño; los párpados pesan como compuertas de plomo;
  - el mentón, que tira con fuerza del labio inferior.

**La relajación prosigue ahora en línea descendente:**

- el cuello está pesado, entumecido, distendido, y se desarrolla en él una sensación de calor;
- las superficies anteriores del tórax así como la espalda están pesadas, entumecidas, distendidas; se desarrolla en ellas una sensación de calor; tenemos la sensación de que la espalda forma cuerpo con el plano de sustentación;
- la relajación se detiene por ahora a nivel del diafragma; la respiración se efectúa a ese nivel, libre y placentera, y tomaremos conciencia de la facilidad y la regularidad de estos movimientos respiratorios, beneficiosos y eficaces.

**Detenemos aquí nuestra relajación descendente y pasamos directamente a los miembros inferiores:**

- los dos pies están pesados, entumecidos, distendidos, y se desarrolla en ellos una sensación de calor; los talones se hunden profundamente en el plano de sustentación;
- los tobillos están pesados, entumecidos, distendidos, y se desarrolla en ellos una sensación de calor;
- desde los tobillos hasta las rodillas, las piernas están pesadas, entumecidas, distendidas; se desarrolla en ellas una sensación de calor;
- las rodillas están pesadas, entumecidas, distendidas; se desarrolla en ellas una sensación de calor;
- desde las rodillas hasta las ingles, los muslos están pesados, entumecidos, distendidos, y se desarrolla en ellos una sensación de calor.

Haciendo balance en este punto, los cuatro miembros están relajados así como la cabeza, el cuello y el tórax. Sólo el abdomen no ha sido objeto de ningún trabajo de decontracción. Conviene pasar revista ahora a la naturaleza y la intensidad de los resultados obtenidos:

- El miembro superior derecho en conjunto está pesado, entumecido, distendido desde las puntas de las uñas hasta el hombro, que se hunde profundamente en la superficie de sustentación. Está caliente.
- El miembro superior izquierdo en conjunto está pesado, entumecido, distendido desde las puntas de las uñas hasta el hombro, que se hunde profundamente en la superficie de sustentación. Está caliente.
- La cabeza está pesada, distendida, con tres zonas particulares: la frente, que se halla pesada, entumecida, distendida, pero fresca; los globos oculares que se hunden profundamente en sus órbitas; el mentón especialmente pesado, que tira del labio inferior.
- El cuello está pesado, entumecido, distendido, caliente.
- El tórax se halla pesado, entumecido, distendido, caliente.
- Los miembros inferiores se hallan pesados, entumecidos, distendidos, calientes.

**Ha llegado el momento de reunir en una única relajación la mitad superior del cuerpo y los miembros inferiores:**

- el abdomen está pesado, entumecido, distendido. La piel, el tejido celular subcutáneo, los músculos rectos, transversos, oblicuos, las vísceras en profundidad: el hígado, el estómago, el intestino delgado, el intestino grueso, la vejiga, el bazo, los riñones, la próstata (o la matriz y los ovarios), el páncreas, la vesícula biliar, están pesados, entumecidos, distendidos, calientes.

**Retornemos al rostro, ahora que el cuerpo entero está pesado, entumecido, distendido:**

- la frente pesada, entumecida, distendida, permanece fresca;
- los globos oculares se hunden cada vez más en la profundidad de las órbitas;
- los párpados pesan como dos compuertas de plomo;
- sin embargo, usted no se duerme sino que permanece perfectamente lúcido; si observa que sus ideas tienden a vagabundear, contrarréstelo fijando la atención en el ritmo respiratorio.

En estos momentos se ha obtenido la decontracción total. Se halla usted inasequible a las contrariedades, los disgustos, las ocasiones de estrés que la vida no suele escatimarnos. Nuestro acerado sistema nervioso resiste a toda tentativa de depresión.

*Saboree la sensación de serenidad que le invade.*

- Antes de ponerse en pie, realice una contracción general de su sistema muscular para favorecer la recuperación del tono normal, lo que en términos deportivos llamaríamos una «puesta a punto».

# Diamante (postura del)

*Vajrasana.*
*En sánscrito* vajra *es diamante o rayo de guerra que lanzan los dioses.*

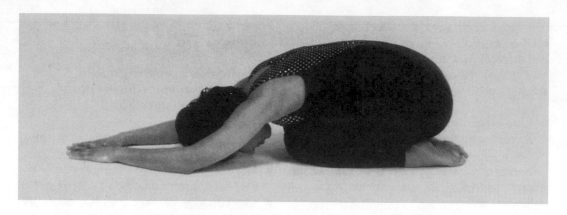

*Postura del diamante, fase de la «hoja doblada»*

Variedad de asana que se ejecuta partiendo de la postura sedente, con los pies juntos.

## La técnica

*Primera fase:*
- Sentado sobre los talones, con los pies juntos; las piernas descansan juntas en el suelo desde las rodillas hasta las puntas de los pies, éstos dirigidos hacia atrás. Las manos reposan de momento con las palmas de plano sobre los muslos;
- baje la cabeza, entrecruce las manos volviendo las palmas hacia delante y luego, aprovechando una inspiración, tienda los brazos hacia delante para elevarlos en seguida, oblicuamente, hasta la altura de los ojos, al tiempo que adopta la postura arrodillada con los muslos levantados para erguir el busto;
- levante los brazos hacia la vertical; el rostro se alzará también, acompañando con la mirada el movimiento de las manos, que permanecerán con los dedos entrecruzados, las palmas ahora vueltas hacia el cielo;
- respire correctamente y aprovechando una espiración, retorne a la posición sentada; baje los brazos y apoye las manos sobre los muslos, siempre con los dedos entrecruzados, dirigiendo las palmas hacia delante;

*Segunda fase, llamada «de la hoja doblada»:*
- Ahora doble completamente el tronco sobre los miembros inferiores *hasta que la frente llegue a apoyarse en el suelo*. En este momento la cabeza queda por delante de las rodillas, la parte inferior del mentón casi en contacto con éstas;
- a continuación se llevan los miembros superiores hacia delante, enmarcando la cabeza, y se apoyan en el suelo, sin cambiar la posición de los brazos y los dedos;
- en caso de dificultad o imposibilidad para flexionar totalmente el tronco, puede hacerse a medias; lo principal es no levantar las nalgas;
- mantenga la posición todo el rato que le parezca, mientras no suscite malestar ni fatiga; respire con regularidad, sin imponerse ningún ritmo;
- por último retorne a la posición inicial y relájese.

## Aspecto médico de la postura del diamante

Es una de las asanas más interesantes desde el punto de vista médico:

- contrarresta las molestias y las deformaciones de la columna vertebral, y no sólo a título preventivo sino también curativo en ciertos casos caracterizados: la gibosidad, por ejemplo, salvo los casos ya fijados o demasiado marcados;
- determina la decontracción de la espalda y de los hombros, combatiendo los dolores en esas regiones producidos por contracciones prolongadas, exceso de fatiga y defectos de postura (dorsalgias profesionales de los que trabajan sentados muchas horas);
- tiene acción favorable sobre el sistema nervioso y aumenta la calidad de la respuesta a los estresantes de la vida cotidiana, así como un efecto calmante que se manifiesta en el momento en que la frente entra en contacto con el suelo;
- estimula la circulación y favorece la eliminación de las toxinas.

### Se evitará esta postura:

- por parte de los sujetos de rodillas frágiles, y sobre todo en caso de lesiones de menisco.

## Eliminación (postura de la)

*Eka pada apana asana o pavanamuktasana.*
*En sánscrito eka significa uno, pada es pie, apana el conjunto de las funciones del bajo vientre, en cuanto a la elimina-*

*ción de las heces y la orina;* mukta *es liberado.*

Variedad de asana que parte del decúbito supino y se considera propiciadora de las funciones naturales y la expulsión de los residuos.

### La técnica

- Tumbado de espaldas, con los miembros inferiores bien estirados y extendidos;
- respire correctamente y aprovechando una inspiración, flexione la pierna derecha hacia el abdomen;
- sujete la rodilla con las dos manos, entrecruzando los dedos, y simultáneamente baje la cabeza hasta que el mentón entre en contacto con la parte superior del esternón (en jalandhara bandha, véase el capítulo 3), pero sin contraer la garganta;
- observe los requisitos anatómicos de la postura correcta: los hombros deben tocar el suelo, los brazos se elevan unos treinta grados pero se mantienen pegados al cuerpo, así como los codos; los antebrazos se elevan en vertical; los dedos cruzados sujetan firmemente la rodilla derecha; la pierna queda horizontal, proyectada desde la rodilla hasta el tobillo; el pie apunta hacia delante aunque libremente, sin forzarlo y, sobre todo, sin crispación;
- manténgase la posición el tiempo que se quiera, mientras no aparezca sensación de fatiga o malestar, que impondría la terminación del ejercicio; respire libremente, sin ritmo impuesto; o por el contrario, practique alguna de las modalidades respiratorias de pranayama que sea compatible con la posición de decúbito y no requiera la ayuda de las manos;
- por último relájese, suelte las manos y retorne a la postura inicial;

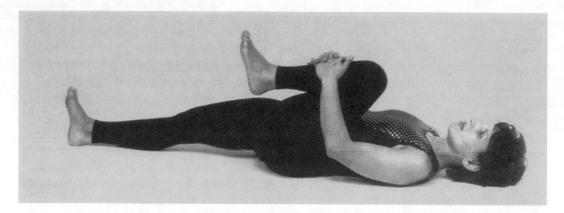

*Postura de la eliminación con una pierna o eka pada asana*

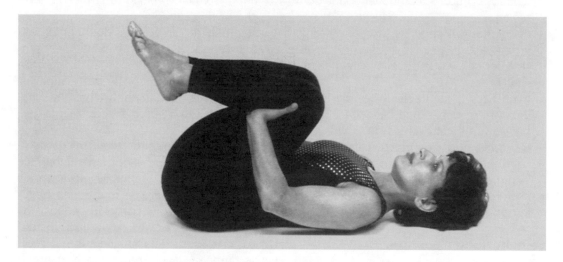

*Postura de la eliminación con ambas piernas, apana asana*

- reanude el ejercicio con flexión de la otra pierna; puede realizar varios ciclos consecutivos alternando entre la izquierda y la derecha.

## Variante

La postura puede realizarse interviniendo las dos piernas simultáneamente y recibe entonces el nombre sánscrito de apana asana.

## Aspecto médico

- Estímulo de la digestión y de las funciones intestinales, evacuación de los gases y las heces;
- mejora de las funciones renales con estímulo de la eliminación urinaria; según la tradición previene la formación de cristales y cálculos, e incluso se dice que facilita la eliminación espontánea de las litiasis urinarias constituidas. Se está investigando en dicho sentido, aunque por

ahora no hay pruebas que corroboren ese aserto.

Dada la importancia de los cuadros de litiasis urinaria, esencialmente procede tener en cuenta cuál es la naturaleza de la litiasis (úrica, oxálica, fosfática, etc.), además de controlar el pH urinario, para alcalinizar o acidificar la orina según los casos; jamás debe descuidarse el tratamiento médico ni aplazarse una intervención quirúrgica ya decidida.

Los litiásicos deben ingerir mucho líquido, a veces en cantidades importantes, que serán establecidas por el médico.

### Otros aspectos

- Estimula y regulariza la función ovárica;
- mejora la circulación; atenúa los dolores de las reglas en ciertos casos de dismenorrea; alivia la pesadez y el dolor de piernas, en particular el vinculado con el uso de la píldora contraceptiva, o en los casos de síndrome de tensión premenstrual;
- se le atribuye una acción favorable ante ciertos tipos de fibromas uterinos (noción tradicional que consideraremos con la mayor reserva);
- la postura favorece el funcionamiento del corazón por cuanto realiza una especie de masaje indirecto sobre este órgano; aconsejable, por tanto, ante las extrasístoles de origen exclusivamente neurotónico y en las arritmias también de origen puramente nervioso;
- cuando se flexionan ambas piernas se anulan los efectos del psoas ilíaco, lo cual puede aprovecharse para efectuar movimientos que permitan cobrar conciencia de la actividad del músculo transverso.

# Extensión dorsal sedente
**(postura en)**

*Paschimottanasana o postura sedente en pinza.*
*En sánscrito paschimottana significa estiramiento intenso de la parte posterior del cuerpo, es decir desde la nuca hasta los talones.*

Véase Pinza sedente (postura en)

# Fase dinámica

Es el periodo de una postura o asana que encadena armónicamente una serie de movimientos para construir una postura; ésta se convierte en «estática» si se mantiene tal cual; en las posturas «dinámicas», por el contrario, se efectúan movimientos complementarios o anejos, o variantes, a veces, sin mantener inmovilidad en ningún momento.

# Fase estática

Periodo de una postura o asana consecutivo a la construcción inicial de una figura definida. Una vez alcanzada ésta, se mantiene sin modificación durante un tiempo más o menos largo mientras se procura moderar el ritmo respiratorio adquiriendo conciencia del mismo; cabe practicar alguna de las modalidades respiratorias de pranayama (ujjayi, etc.); o también dedicarse a la meditación, si se desea y se logra mantener la postura un tiempo suficiente.

En una misma postura, las fases dinámica y estática originan a veces efectos fisiológicos muy diferentes.

A título de ejemplo, véase Cobra (postura de la).

# Feto (postura del)

*Pindasana.*
*En sánscrito* pinda *es feto.*

Variedad que se ejecuta partiendo del decúbito supino; es la contrapostura clásica de la postura de la cobra.

## La técnica

- Tumbado de espaldas, con los miembros estirados y juntos;
- efectuar una respiración y aprovechando

la exhalación, replegar las rodillas sobre el pecho, ayudándose con las manos y uniendo éstas;
- bajar la cabeza y redondear ligeramente la espalda;
- respire correctamente y aproveche una espiración para tratar de poner la frente en contacto con las rodillas;
- en estas condiciones practicaremos una retención de aliento (kumbakha), después de vaciar los pulmones con una fuerte exhalación;
- realizaremos algunos ciclos respiratorios durante medio minuto por lo menos, salvo presencia de fatiga o malestar, y luego retornaremos despacio al decúbito supino inicial, aprovechando una espiración;
- practicar una relajación, preferiblemente en la postura del cuerpo muerto o shavasana.

## Aspecto médico de la postura del feto

- Mejora la circulación a nivel de las extremidades inferiores, con repercusiones fa-

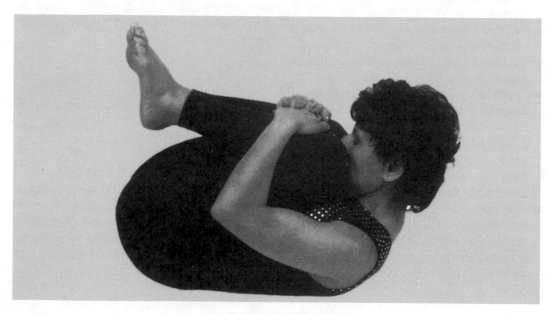

*Postura del feto*

vorables frente a la pesadez de piernas, las varices y las hemorroides;

- estímulo favorable en cuanto al funcionamiento de las vísceras digestivas;
- actúa favorablemente sobre los riñones e incrementa la eliminación urinaria.

## Se evitará esta asana:

- en todos los casos en donde la columna vertebral presente deformaciones en el sentido de una cifosis, y tanto más absolutamente cuanto más estructurada se halle ésta;
- en caso de dolores de la columna vertebral: artritis, artrosis, espondilolistesis, lesiones traumáticas mal consolidadas, etc.

## Variante

Una vez alcanzada la postura pueden efectuarse movimientos a modo de «mecedora», basculando el cuerpo de adelante atrás y viceversa.

Esta variante confiere flexibilidad al raquis y multiplica el efecto sobre las vísceras abdominales.

# Flexión de pelvis con estiramiento lateral

*Utthita parsva kona asana.*
Utthita *significa levantado, estirado, extendido, en sánscrito;* parsva *es el costado, el flanco, el lado;* kona *significa ángulo.*

Variedad de asana que parte de la postura en pie y que en su fase inicial presenta algún parecido con la del triángulo de pie o trikonasana.

## La técnica

- De pie, con las piernas juntas y los brazos colgando a los costados;
- respirar correctamente y aprovechando una inspiración, separar las piernas, colocándolas muy abiertas;
- separar lateralmente los miembros superiores, llevándolos a la horizontal, las palmas de las manos mirando al suelo;
- aprovechando una espiración, los dos pies realizarán una rotación hacia la derecha: de 90° para el pie derecho y bastante más discreta para el izquierdo;
- en estas condiciones la mano derecha irá a tocar el suelo junto al pie derecho y detrás de éste (como en la postura del triángulo);
- a continuación efectuamos un movimiento con el miembro superior izquierdo, el cual, en vez de buscar la vertical como si prolongase el brazo derecho por el otro lado, irá a extenderse horizontalmente pasando cerca del oído izquierdo, manteniendo alineada la cabeza en el sentido que marca el cuerpo.
- se debe notar una sensación de estiramiento que afecta a todo el cuerpo, y sobre todo a la parte lumbar de la columna vertebral. Para que tal estiramiento sea plenamente consciente, fijaremos la atención en varios puntos, concentrándonos en la parte posterior de la columna vertebral; además es preciso mantener en un mismo plano las piernas y las caderas, para lo cual, en caso necesario, movilizaremos el tórax irguiéndolo hacia arriba y hacia atrás; la parte posterior de la rodilla izquierda debe estirarse también;
- mantenga la postura el rato que quiera y por lo menos un minuto, respirando de manera regular y profunda, sin forzar el ritmo;

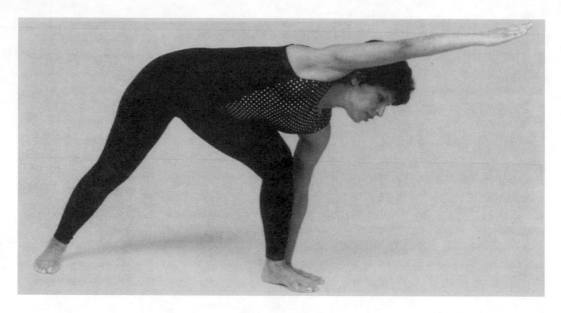

*Flexión de pelvis con estiramiento lateral*

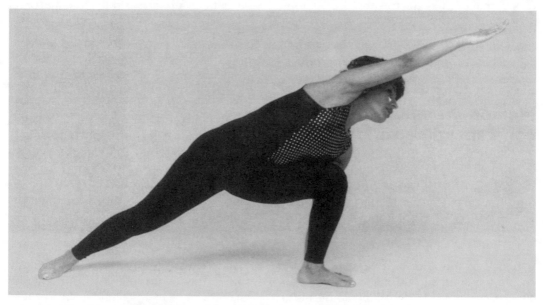

*Flexión de pelvis con estiramiento lateral (variante)*

- respire y aproveche una inhalación para devolver los miembros superiores a la postura inicial;
- relájese suficientemente y repita la postura del lado contrario.

### Aspecto médico de la postura de flexión de pelvis con estiramiento lateral

- Vigoriza las articulaciones de los miembros superiores y las de los hombros;
- armoniza la musculatura de los miembros;
- estimula el peristaltismo intestinal y la evacuación de los residuos;
- ejerce una acción favorable sobre ciertas ciáticas, aunque deben descartarse las formas graves y los periodos agudos, y siempre conforme a indicación médica y bajo el control de un profesor;
- estimula de manera electiva las funciones ováricas y puede utilizarse ante ciertas anomalías de la regla, aunque excluyendo los casos de origen orgánico o que derivan de causas hormonales concretas.

# Flexión de pelvis sedente
## (postura de)

*Upavistha kona asana o upavistha konasana.*
*En sánscrito upavistha es sentado;* kona *significa ángulo.*

Variedad de asana que se ejecuta en posición sedente; se le atribuyen efectos beneficiosos para las mujeres.

### La técnica

Vamos a describir cuatro movimientos consecutivos; el orden en que se explican puede modificarse, y de hecho varía según los diferentes autores.

- Sentados en el suelo, con las piernas estiradas por delante, la espalda bien recta –este punto es fundamental–, las manos apoyadas con fuerza sobre el suelo, junto a las caderas;
- realizamos varios ciclos respiratorios;
- acto seguido separamos los miembros inferiores formando el ángulo más abierto posible; si logra usted el *grand écart* sin perder el equilibrio, no lo dude, hágalo; por lo general, sin embargo, suele bastar un ángulo de 45° de cada pierna con respecto al tronco;

Aprovechando una espiración, ejecutaremos la fase inicial del primer movimiento:

- inclinar el busto hacia delante, extendiendo los miembros superiores hasta sujetar las puntas de los pies con los tres primeros dedos de cada mano;
- se procurará mantener la espalda recta y las piernas estiradas, sin doblar las rodillas;
- efectuar uno o dos ciclos respiratorios y luego, coincidiendo con una espiración, inclinarse todavía más hacia delante hasta tocar el suelo con el mentón, si es posible; caso contrario interrumpir el avance según nuestras posibilidades; de todos modos es preferible abstenerse de tocar el suelo, antes que renunciar a la rectitud de la espalda;
- realizar varios ciclos respiratorios y luego, aprovechando una inspiración, elevar la cabeza y el pecho, y reunir las piernas estiradas por delante.

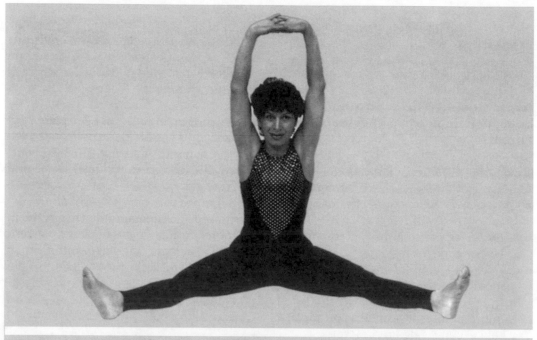

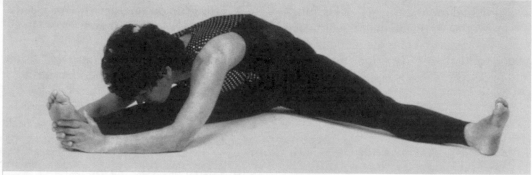

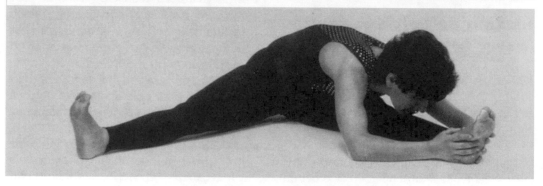

Postura sedente con flexión de pelvis
Posición inicial y movimientos laterales ulteriores

Realizaremos una relajación antes de abordar el segundo movimiento:

- Separar de nuevo los miembros inferiores cuanto sea posible, siempre teniendo en cuenta nuestras posibilidades, como en el apartado anterior;
- respirar correctamente y aprovechando una inhalación, elevar los brazos en vertical por encima de la cabeza; unir las manos entrecruzando los dedos con las palmas vueltas hacia arriba (fig. 1);
- efectuar una torsión del tronco hasta enfrentarlo con la pierna derecha;
- flexionar el busto; los miembros superiores irán a buscar el contacto con la parte superior del tobillo derecho; la cabeza va a apoyarse sobre la rodilla derecha;
- si adelantamos aún más las manos, hasta aferrar el pie, habremos realizado la variante llamada pie-rodilla-cabeza o eka pada janu-shirsasana (fig. 2);
- respirar y, en coincidencia con una inhalación, levantar el pecho y la cabeza; aproximar los brazos, siempre estirados;
- por último, practicar una relajación suficiente.

Tercer movimiento: Es el mismo que el anterior, pero esta vez con el miembro inferior izquierdo (fig. 3).

Cuarto movimiento: Esta vez con flexión hacia delante; la cabeza toca el suelo entre las piernas separadas; las manos entrecruzadas tocan también el suelo por delante de la cabeza.

### Aspecto médico de la postura sedente con flexión de pelvis

- La acción es particularmente favorable sobre la baja pelvis; en correlación con el tratamiento médico y los cuidados ginecológicos puede contribuir a paliar las reglas dolorosas de ciertas dismenorreas de causa banal. En líneas generales regulariza las funciones ováricas;
- contribuye a prevenir y paliar los dolores de la parte baja de la espalda, debidos a fatiga muscular excesiva y anquilosamientos por permanecer demasiadas horas sentados; en cambio, es preciso abstenerse si los dolores son debidos a reumatismo agudo o deterioro orgánico (artrosis lumbar, hernia discal, espondilolistesis, etc.);
- actúa favorablemente sobre el sistema nervioso, con acción sedante y reductora de la ansiedad y la angustia, siempre y cuando sean consiguientes a neurotonía simple; ante los estados depresivos estructurados no puede surtir efecto.

## Flexión en pie (postura de)

*Postura de estiramiento intenso o uttanasana.*
*En sánscrito* uttana *significa estiramiento intenso.*
Variedad de asana que parte de la postura en pie.

### La técnica

- De pie, con los miembros superiores colgando a los costados, los miembros inferiores juntos y apretados, en firme contacto los bordes internos de los pies, con lo que hemos realizado la postura llamada de atención;
- respiramos correctamente y coincidiendo con una inspiración, elevamos verticalmente los brazos, la espalda bien recta, sin ahuecarla;
- respiramos y aprovechando la espiración flexionamos el tronco hacia delante, sin doblar las rodillas;

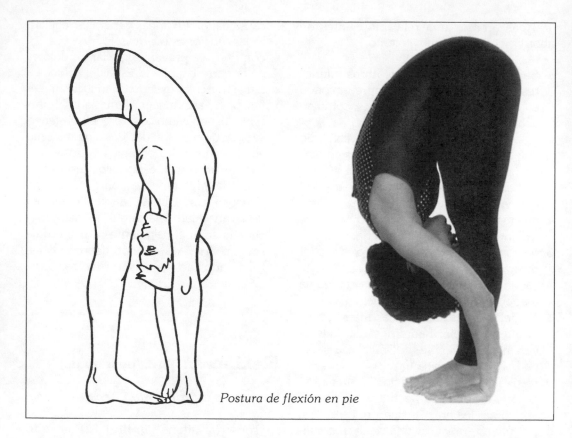

*Postura de flexión en pie*

● tocamos el suelo con las manos, si nos es posible; caso contrario llevaremos la flexión hasta donde podamos, sin forzar.

Los que logren tocar el suelo con las manos pueden tratar de apoyar el dorso de plano en el suelo por delante, o las palmas, o incluso detrás de los talones o lateralmente junto a los pies.

Manténgase la postura el rato que parezca bien, y por lo menos un minuto, salvo malestar o fatiga; luego retornaremos a la postura de atención.

## Aspecto médico de la postura de flexión en pie

● Como todas las posturas «cerradas», es favorable para los asmáticos y ante todas las afecciones respiratorias con dificultad para exhalar;

● favorable asimismo en los casos de fatiga nerviosa, dificultades de concentración mental, pérdida de la atención; previene ciertos estados depresivos, aunque siempre dentro de los cuadros depresivos reactivos; poca o ninguna eficacia frente a los demás tipos de depresiones, o cuando la anomalía se halla ya estructurada, aunque se le reconoce papel coadyuvante en combinación con el tratamiento médico;

● previene e incluso hace desaparecer a veces algunas jaquecas de etiología no orgánica, debidas a neurotonía o a perturbaciones digestivas;

● estímulo favorable para las funciones hepáticas y renales; también se le atribuye eficacia favorable para el funcionamiento del bazo;

- susceptible de prevenir o paliar el dolor menstrual de ciertas dismenorreas;
- practicada en combinación con la postura de permanecer sobre la cabeza (shirsasana), favorece la ejecución de ésta y permite evitar el malestar que a veces origina.

### Se evitará esta postura:

- por parte de los grandes varicosos, sobre todo en presencia de dolores;
- ante las contraindicaciones clásicas: artritis, artrosis dolorosas, astenia marcada, estados febriles, etc.

# Flexión-extensión de las piernas sobre la pelvis (postura con)

*Urdhva prasarita pada asana.*
*En sánscrito* urdhva *es sobreelevado, o que se dirige hacia lo alto;* prasarita *significa estirado y* pada, *el pie.*

Esta variedad de asana se inicia partiendo del decúbito supino. Pese a su sencillez aparente demanda gran rigor en su ejecución, necesario para disfrutar las repercusiones favorables para la salud, que son mucho más numerosas de lo que cabría suponer a primera vista (véase más adelante).

### La técnica

- Tumbados de espaldas, estiramos bien las piernas, muy atentos a no doblar en absoluto las rodillas; los miembros superio-

res reposan estirados a lo largo del cuerpo pero no rígidos;

- realizaremos dos o tres ciclos respiratorios y luego, al tiempo que exhalamos, levantamos las piernas hasta un ángulo de 30° aproximadamente;
- ahora permanecemos medio minuto respirando, sin forzar nada ni imponernos un ritmo particular;
- exhalamos y llevamos las piernas a la vertical (véase fig. inferior del dibujo), con las manos entrecruzadas sujetando las corvas para sostener la postura;
- mantenemos la postura durante un minuto aproximadamente; hecho esto bajamos las piernas y practicamos relajación suficiente;
- puede repetirse tantas veces como parezca, pero respirando correctamente y practicando una relajación eficaz entre las repeticiones de la postura, variándolas de las maneras siguientes.

### Variantes

Puede ejecutarse la postura elevando una sola pierna, alternativamente la derecha y la izquierda; o también, alternativamente, con las piernas estiradas o replegadas (dibujo, figura superior).

Se autorizan diversos movimientos de los miembros superiores; se realiza, por ejemplo, la postura de la mesa de cuatro patas cuando, hallándose los miembros inferiores estirados en vertical, levantamos también verticalmente los miembros superiores (foto en pág. 196).

### Aspecto médico de la postura

- Refuerza la estática y la solidez de la columna vertebral;
- al vigorizar la musculatura paravertebral y eliminar tensiones de ésta, previene las deformaciones del raquis, tipo cifosis y

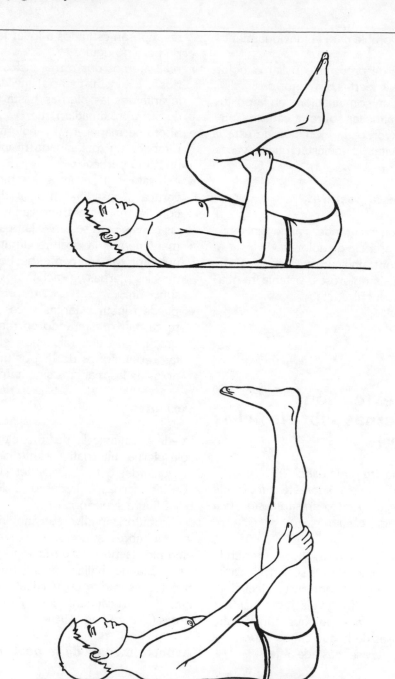

*Postura de flexión-extensión de las piernas sobre la pelvis*

lordosis; coadyuva a la quinesiterapia en los casos susceptibles de reeducación, pero sería inoperante en los casos avanzados o necesitados de tratamiento ortopédico o quirúrgico;

- téngase en cuenta no obstante que la presencia de lordosis constituye contraindicación;
- combate los desplazamientos de los discos intervertebrales (hiato, pinzamiento, deslizamiento) e incluso puede apoyar el tratamiento quinesiterapéutico u ortopédico en ciertos casos médicamente seleccionados;
- previene desplazamientos de los órganos abdominales (ptosis de estómago, de riñones, de la matriz, o propensión a hernias adquiridas y otras dislocaciones viscerales); ineficaz, por contra, ante las formas ya constituidas, o en el mejor de los casos evitará que se agraven;
- asegura el equilibrio y la armonía muscular de los miembros inferiores;
- mejora la circulación a nivel de los miembros inferiores, con repercusiones favorables en cuanto a la pesadez de piernas, las varices y las hemorroides;
- estimula el funcionamiento de los órganos del tracto digestivo;
- favorece la eliminación renal; puede también prevenir la formación de cristales o de cálculos urinarios; y colabora con la dieta o el tratamiento cuando está constituida la litiasis renal (véase).

# Gran estiramiento anterior
## (postura de)

*Purvattana asana*
*En sánscrito* purva *es el este, es decir, la parte anterior del cuerpo desde la frente hasta las puntas de los pies;* uttana *significa estiramiento intenso.*

Variedad de asana que parte de la postura sedente y presenta alguna semejanza con la de la mesa de cuatro patas. Aunque parezca más sencilla que ésta, su intensidad fisiológica es superior.

## La técnica

- Sentado, con los miembros inferiores bien estirados por delante; las manos van a apoyarse de palmas en el suelo, planas y con los dedos apuntando hacia adelante o atrás;
- doble las rodillas (no permanecerán mucho tiempo dobladas) y aplique firmemente las plantas de los pies, de plano en el suelo, y como si quisiera hundir los talones en tierra;
- se dispone así de un buen apoyo para los pies; acto seguido y aprovechando una espiración, se tienden las extremidades superiores para levantar el cuerpo, al tiempo que se hace extensión con los miembros inferiores, bloqueando las rodillas;
- vista la postura de lado, el cuerpo parece describir medio arco, pero no hay confusión posible con la postura en medio puente con ligadura, cuya técnica es absolutamente distinta;
- eche la cabeza atrás, estirando el cuello, pero procurando mantenerlo en línea con el cuerpo; importa evitar la caída intempestiva de dicho segmento anatómico;
- procure que los miembros superiores queden perpendiculares con respecto al suelo;
- la línea de las caderas a los tobillos es una oblicua a 45° del suelo aproximadamente; los pies permanecen bien planos en tierra;

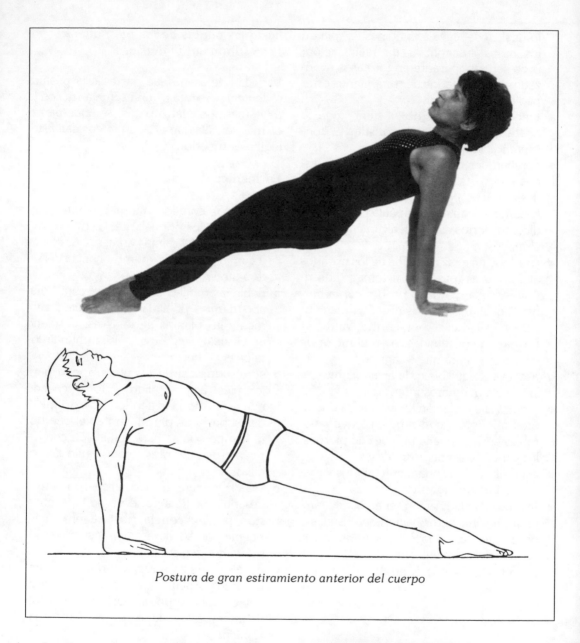

*Postura de gran estiramiento anterior del cuerpo*

La observancia escrupulosa de los detalles asegura la nitidez de los efectos fisiológicos.

## Aspecto médico de la postura de gran estiramiento anterior

● Efecto sedante sobre el sistema nervioso, favorable en caso de molestias localizadas a nivel del plexo solar: palpitaciones aórticas, pesadez o malestar epigástrico;

- estímulo favorable en cuanto a la emisión de orina, por lo que entra en el cuadro de la prevención de litiasis urinarias y coadyuvante de la dieta o el tratamiento médico una vez constituidas aquéllas.
- confiere flexibilidad a los hombros, la nuca y las caderas en el individuo sano.

## Se evitará esta postura:

- en los casos de tortícolis, cervicartrosis, periartritis de hombro, así como en presencia de fragilidad o lesiones dolorosas de las manos, las muñecas y los codos.

# Gran mudra

*Maha mudra.*
*En sánscrito* maha *es* grande, o noble; mudra *significa llave, sello o cierre.*

Variante de asana que se ejecuta partiendo de la posición sedente.

## La técnica

- Sentado, con los miembros inferiores descansando en el suelo, extendidos hacia delante;
- doble la rodilla izquierda y ponga la planta del pie izquierdo en contacto con la parte superior del muslo; la punta toca el muslo y el talón se apoya en el perineo.

- Respire correctamente y en coincidencia con una inhalación, gire el busto hacia el

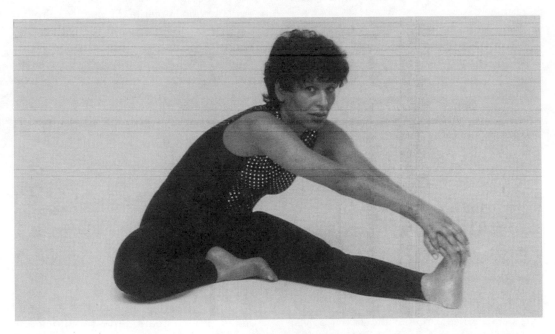

*Postura de gran mudra*
*(en un segundo tiempo se invierte la posición de las piernas)*

miembro inferior derecho y luego, inclinándolo hacia delante, agarre el dedo gordo con el índice y el pulgar de las dos manos; si no consigue completar el movimiento, conténtese con apoyar sobre aquél los dos índices, o detenerse a la altura del tobillo o a media pierna;

- estire con fuerza la columna vertebral y evite que el miembro inferior extendido obedezca a la tendencia de desplazarse hacia fuera;
- respire hondo y aprovechando una espiración, realice una contracción de todo el vientre como si quisiera tirar de los órganos abdominales hacia arriba y hacia atrás, contra la parte anterior de la columna vertebral y la cara inferior del diafragma;
- relaje la tensión del vientre; efectúe varios ciclos respiratorios y opere seguidamente una o varias contracciones abdominales, siempre bajo las mismas condiciones;
- para finalizar, relaje toda tensión muscular, respire tranquilamente, deje que la cabeza y las manos retornen a la posición inicial y despliegue la pierna izquierda;
- cuando se haya recuperado bien, reanude la postura invirtiendo la colocación de las piernas; en busca de la simetría, dedique el mismo tiempo a la segunda postura que a la primera (foto).

## Aspecto médico de la postura de gran mudra

- Estimula en términos muy generales la mayoría de las funciones orgánicas: respiración, tono de los órganos abdominales y en particular los del tracto digestivo: hígado, riñones, órganos de la baja pelvis;
- contribuye a armonizar la musculatura;
- estimula la concentración intelectual.

# Loto (postura del)

*Padmasana.*
*En sánscrito* padma *significa loto.*

Variedad de asana que se ejecuta en posición sedente, con las piernas cruzadas de manera característica. Es la postura típica del yoga y algunas personas no conocen de tal disciplina sino esta postura y la de permanecer sobre la cabeza o salamba shirsasana.

## La técnica

- Sentado, con los miembros inferiores estirados por delante;
- doble la rodilla derecha, tome con las manos el pie derecho y llévelo hacia la base del muslo izquierdo;
- doble ahora la pierna izquierda, tome con las manos el pie izquierdo y llévelo hacia la base del muslo derecho;
- procure que la planta de los pies mire hacia arriba y mantenga el raquis bien derecho;
- extienda los miembros superiores y coloque las manos derecha e izquierda, con las palmas hacia arriba, sobre las rodillas correspondientes;
- haga círculo con el pulgar y el índice de cada mano; en estas condiciones hemos realizado un jnana mudra (véase la pág. 238);
- en ausencia de dolor de rodillas (frecuente las primeras veces, y permanente en los individuos de rodillas frágiles), mantenga la postura el rato que le convenga; para quienes la toleran bien, propicia los ejercicios respiratorios de pranayama;
- por último se recupera con facilidad la postura inicial desplegando las extremidades; puede reanudarla repetidamente, invirtiendo cada vez la postura de las piernas.

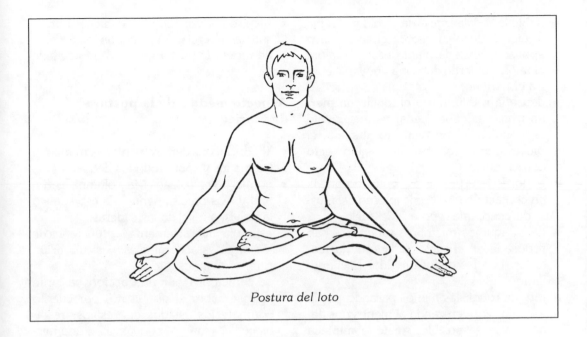

*Postura del loto*

**Aspecto médico de la postura del loto**

- Asegura una perfecta distensión física y psíquica;
- en el individuo sano, confiere flexibilidad a las articulaciones de los miembros inferiores y de la pelvis;
- tonifica la espalda y vigoriza la musculatura paravertebral;
- estimula favorablemente las funciones de los órganos abdominales.

**Se evitará esta postura:**

- por parte de las personas con rodillas frágiles y doloridas; está particularmente contraindicada en los casos de artrosis dolorosa y de artritis, incluso ligera, de los miembros inferiores y de la pelvis;
- las lesiones de menisco suponen una contraindicación absoluta;
- prudencia o abstención, según el parecer del médico, ante fracturas, torceduras u otros traumatismos recién curados.

# Maha mudra

Véase gran mudra (postura de)

# Marici (postura de)

*Pronúnciese Marichi o Maricyasana*

Marici fue un sabio, hijo de Brahma y abuelo de Surya, dios del Sol en la India.

Esta variedad de asana se ejecuta en posición sedente. Goza de gran reputación por sus efectos beneficiosos sobre el psiquismo.

Comprende dos fases.

**La técnica**

*Primera fase:*
- Sentado, con las piernas juntas y estiradas, la espalda bien recta;

- doble la rodilla izquierda y coloque el pie izquierdo de plano sobre el suelo, bien apoyado desde la planta hasta el talón;
- el talón izquierdo debe ir a apoyarse contra el perineo;
- desde la rodilla hasta el tobillo, la pierna izquierda debe quedar rigurosamente perpendicular con respecto al suelo; el pie izquierdo formará un ángulo recto con el tobillo;
- el borde interno del pie izquierdo queda en contacto con el borde interno del muslo derecho, que reposa en el suelo;
- hasta aquí los miembros superiores han reposado en el suelo, al lado de las caderas, con los dedos dirigidos hacia delante;
- intente reunir las manos pasando por la espalda, entrecruzando al menos dos dedos; si le es posible, sujete la muñeca derecha con la mano izquierda;
- procure que el miembro inferior derecho quede bien extendido, y controle el equilibrio de las manos, del codo izquierdo y del miembro inferior izquierdo.

*Segunda fase:*
- Facultativa para los principiantes y los individuos que no posean suficiente flexibilidad;
- mantenga la posición anterior durante varios ciclos respiratorios;
- aprovechando una espiración, incline el busto hacia delante hasta posar sobre la rodilla derecha la frente primero, luego la nariz y, si le es posible, el mentón; controle la regularidad de la respiración y vigile el paralelismo de ambos hombros con respecto al suelo; sobre todo, no hay que doblar el miembro inferior derecho;
- efectúe varios ciclos respiratorios y luego, coincidiendo con una inhalación, levante el pecho y la cabeza, libere las manos, alargue el miembro inferior izquierdo y recupere la posición inicial;

- respire correctamente y dedique un rato suficiente a relajarse; a continuación puede repetir la postura, cambiando de lado cada vez.

## Aspecto médico de la postura de Marici

- Vigoriza considerablemente las muñecas, las manos y sobre todo los dedos;
- confiere flexibilidad a la columna vertebral y más precisamente a la espalda y a la pelvis, a nivel de las caderas;
- estimula favorablemente las funciones de los órganos abdominales: vesícula biliar, riñones, ovarios, etc.;
- se caracteriza por una acción bastante curiosa sobre el psiquismo, por cuanto combate los estados depresivos; restablece la calma y la confianza en uno mismo; confiere seguridad a los tímidos, los indecisos, los flojos, a los individuos impresionables y a los que padecen miedo escénico.

## Se evitará esta asana:

- en caso de fragilidad de las rodillas o de dolores a este nivel: artritis o artrosis dolorosas de las rodillas (gonartrosis), y sobre todo en caso de lesiones de menisco;
- por parte de los sujetos que padezcan lesiones o secuelas de fracturas mal consolidadas, torceduras o traumatismos de las manos, de las muñecas o de los dedos.

# Media vela (postura en)

*Viparitha karani.*
*En sánscrito* viparitha *quiere decir inverso;* karani *es hacer.*

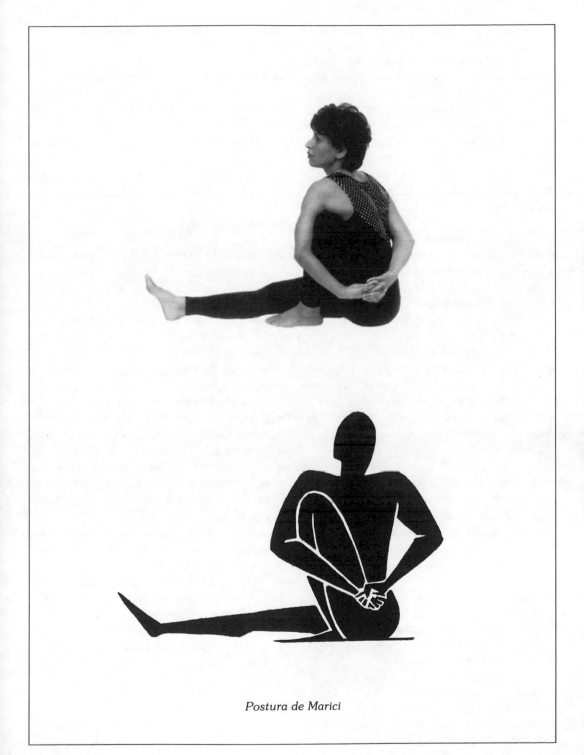

*Postura de Marici*

Variedad de asana que parte del decúbito.

Esta postura es menos completa y sus efectos menos intensos que los de la postura de la vela, pero puede servir como ejercicio preparatorio.

Comporta la misma variante que la vela, con flexión de los miembros y adición de movimientos activos que refuerzan la intensidad de la acción, aunque también multiplican las contraindicaciones.

## La técnica

- Tumbado de espaldas;
- cierre los ojos, respire correctamente;
- flexione las piernas a fondo, hacia el abdomen;
- levante la pelvis y sosténgala con ayuda de las manos, cuyas palmas irán a situarse en la región lumbar, junto a la parte baja de la columna vertebral;
- controle el equilibrio, luego despliegue y estire las piernas, llevándolas a la posición oblicua, siempre bien juntas;
- detenga el movimiento cuando las puntas de los pies coincidan con la vertical de los ojos.

En estas condiciones, los miembros superiores quedan replegados: el brazo reposa en el suelo desde el hombro hasta el codo; los antebrazos están levantados, algo oblicuos hacia delante; las manos abiertas sostienen la parte baja de la espalda.

## Variante

Comporta los movimientos siguientes, que pueden ejecutarse a continuación, salvo sensación de molestia o de fatiga:

- flexión de una pierna;
- flexión de ambas piernas;
- separar las piernas manteniéndolas estiradas.

## Aspecto médico de la postura en media vela

- Estimula favorablemente las funciones ováricas, por lo que puede ejercer un papel ante las reglas dolorosas de origen banal, no orgánico ni hormonal;
- ejerce una acción tónica que disipa la fatiga muscular o nerviosa;
- sedante del sistema nervioso, predispone para el sueño.

## Debe evitarse:

- ante cierto número de anomalías cardíacas y vasculares: hipertensión arterial, insuficiencia cardíaca, arterioesclerosis avanzada;
- por parte de los sujetos propensos a sufrir dolores de cuello, tortícolis, artrosis (cervicartrosis);
- ante las afecciones oculares crónicas de carácter inflamatorio como el glaucoma, o las afecciones de la retina;
- pese a su influencia favorable sobre la menstruación, no se practicará este asana durante el periodo de la regla;
- y aunque sea una de las menos fatigantes de entre las posturas inversas, su práctica por la gestante deberá ser autorizada por el médico;
- la evitarán también los propensos a sangrar por la nariz u otros tipos de hemorragia;
- la practicarán con prudencia los obesos;
- después de una intervención quirúrgica, no se emprenderá su práctica sino transcurrido un plazo prudencial;
- se descartará a los sujetos propensos a mareos o lipotimias durante su ejecución.

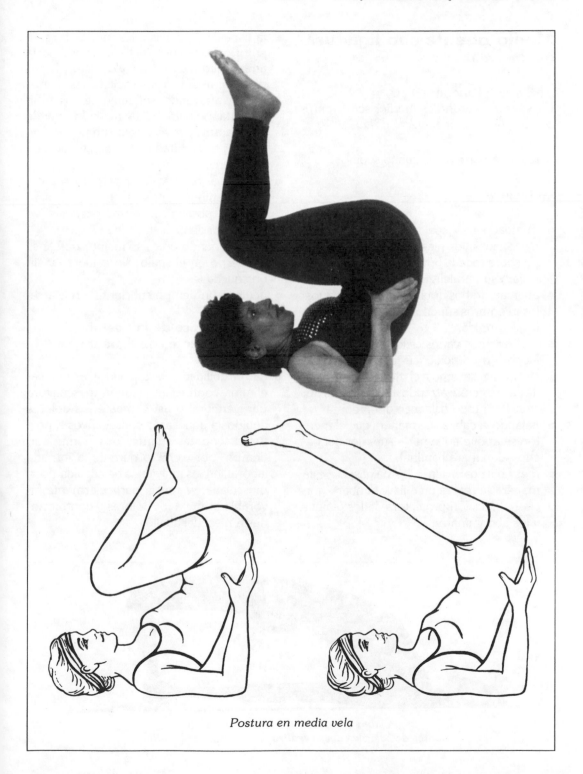

*Postura en media vela*

# Medio puente con ligadura
**(postura en)**

*Ardha setu bandha.*
*En sánscrito* ardha *es medio;* setu *significa puente y* bandha, *cierre o llave.*

Asana que parte del decúbito supino.

## La técnica

- Tumbado de espaldas, con las piernas flexionadas, los pies descansando de plano sobre toda la bóveda plantar y se controlará su paralelismo riguroso;
- abarcar ambos tobillos con las manos, los miembros superiores bien tensos y las rodillas unidas;
- realizaremos varios ciclos respiratorios y luego, en coincidencia con una inhalación, realizaremos el tiempo principal de la posición alzando todo el cuerpo; se evitará todo balanceo discordante;
- bajando la cabeza de manera que el mentón se apoye en la parte superior del pecho (jalandhara bandha);
- meta barriga y tense las nalgas; de esta manera se realiza una «llave lumbar», gracias a la acción protectora de los glúteos y los abdominales;

- la espalda, la pelvis y los muslos forman entonces una línea recta, inclinada hacia atrás, y cortada en ángulo recto por las piernas, al doblar las rodillas; las manos siguen aferrando sólidamente los tobillos. La postura, vista de lado, puede compararse con el arco de un puente, dividido por la mitad en la línea vertical de las piernas;
- realice varios ciclos respiratorios sin atenerse a ningún ritmo particular, y mantenga la posición mientras pueda, salvo sensación de malestar o de fatiga;
- aprovechando una espiración, descanse el cuerpo en el suelo, sin esfuerzo y sin brusquedades;
- dedique un tiempo suficiente a relajarse.

## Aspecto médico de la postura en medio puente con ligadura

- Da flexibilidad a la espalda y la tonifica; elimina contracciones de la musculatura paravertebral y así combate los dolores debidos a aquéllas o consecutivos a posturas sedentes mantenidas demasiado tiempo, por ejemplo durante la jornada laboral, en los individuos de espalda poco musculada; se revela particularmente favorable frente a los dolores y contracciones a nivel del cuello;

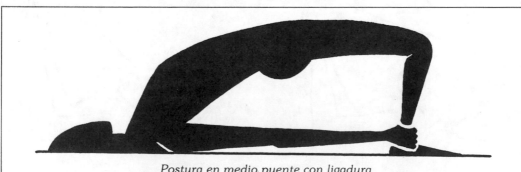

*Postura en medio puente con ligadura
(antes de bajar la cabeza realizando jalandhara bandha)*

- combate las deformaciones vertebrales tipo escoliosis o lordosis, pero debe evitarse en presencia de lordosis;
- confiere flexibilidad a las rodillas, pero debe evitarse en caso de lesiones ya instaladas y dolorosas: artrosis de rodilla, artritis y, sobre todo, ante patologías del menisco;
- estimula favorablemente, en términos generales, la circulación, así como el funcionamiento del corazón y de diversos órganos abdominales (riñones, estómago, intestinos, ovarios).

### Se evitará esta postura:

- ante todas las contraindicaciones clásicas, estados febriles o dolorosos, fatigabilidad excesiva, etc.;
- muy especialmente, ante las diversas formas de ciática.

# Mesa de cuatro patas
## (postura de la)

*Catur pada.*
*En sánscrito* pada *es pie y* catur *significa* cuatro.

Variedad de asana que deriva del decúbito supino.

### La técnica

- Sentado en el suelo, con los miembros inferiores estirados y los miembros superiores en perpendicular con respecto al suelo, las manos apoyadas en tierra junto a las caderas, con los dedos vueltos hacia los pies;
- respire correctamente y aprovechando una espiración, repliegue las piernas;
- respire de nuevo y coincidiendo con una espiración, levante el busto y los muslos

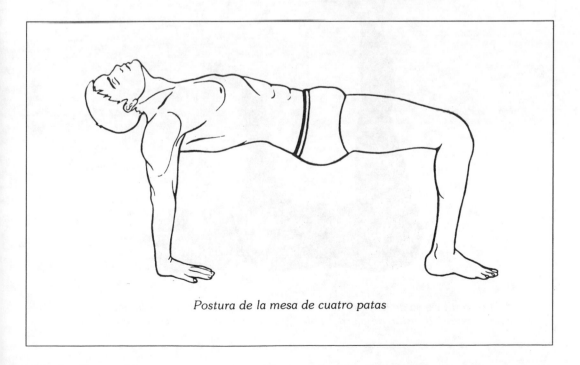

*Postura de la mesa de cuatro patas*

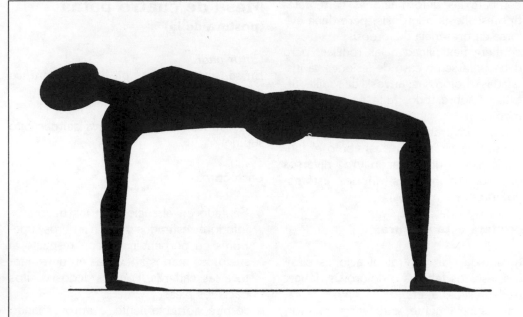

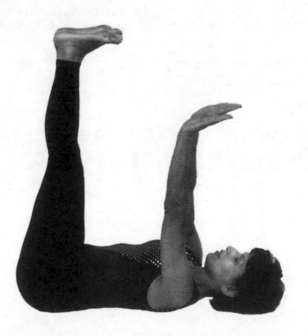

Postura inversa de la mesa de cuatro patas: Es una variante de la postura
con flexión-extensión de piernas añadiendo la elevación vertical de los brazos

llevándolos hasta la horizontal, empujando con brazos y piernas;

- apóyese firmemente sobre las palmas de las manos, que estarán dirigidas hacia delante;
- una vez construida la postura, los miembros inferiores forman una vertical desde los tobillos hasta las rodillas, casi en ángulo recto con los muslos, y lo mismo los miembros superiores desde las muñecas hasta los hombros en relación con el busto.

## Aspecto médico

- En el individuo sano, vigoriza la columna vertebral y el conjunto de las articulaciones;
- tonifica el conjunto de la musculatura, a la que desarrolla y armoniza;
- estimula los órganos digestivos y las funciones renales;
- desarrolla el sentido del equilibrio;
- estabiliza el sistema nervioso y aumenta la lucidez.

## Se evitará esta postura:

- en caso de fragilidad de las articulaciones de las muñecas, los hombros o los tobillos;
- en presencia de dolores vertebrales.

# Montaña (postura de la)

*Parvatha asana*
*En sánscrito* parvatha *es montaña.*

Variedad de asana que se ejecuta partiendo de la posición sedente. Puede realizarse libremente o con apoyo dorsal, aconsejándose esta última variante en caso de fragilidad o escasa resistencia de la columna vertebral lumbar o de las rodillas.

Además de la postura típica cuya descripción damos seguidamente, existen numerosas variantes, que consisten sobre todo en movimientos anejos de manos y brazos.

## La técnica

- Sentado, con las piernas bien estiradas;
- doble la rodilla derecha, tome con la mano el pie derecho y colóquelo sobre la base del muslo izquierdo;
- doble a continuación la rodilla izquierda, tome el pie con las manos y colóquelo sobre la base del muslo derecho;
- controle que las plantas de los pies miren hacia arriba y que el raquis esté bien recto;
- a los adeptos que no consigan sentarse en la postura del loto se les autoriza otra más sencilla, por ejemplo la del acorde perfecto, o la del remendón;
- junte las manos delante del pecho, como en oración, apoyando las palmas entre sí;
- eleve despacio los brazos hasta estirarlos por encima de la cabeza, siempre con las palmas unidas;
- por último, vuelva las palmas de las manos hacia arriba con los dedos entrecruzados, siempre manteniendo bien recta la espalda;
- mantenga la postura el rato que le parezca conveniente, y por lo menos durante medio minuto; cuando se haya acostumbrado podrá prolongarla a voluntad y le servirá para practicar las diferentes técnicas respiratorias de pranayama;
- para terminar bajaremos poco a poco las manos y relajaremos los miembros inferiores recuperando la postura inicial; de-

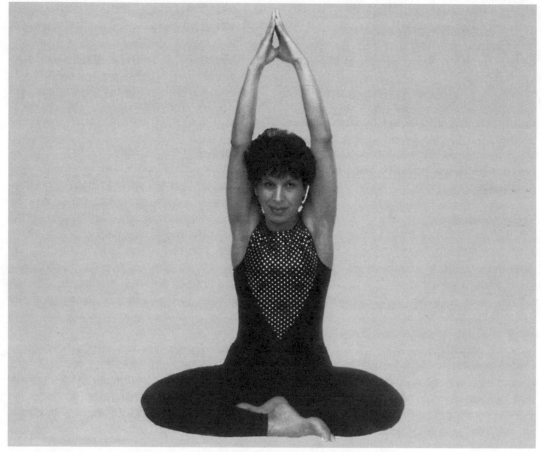

*Postura de la montaña*
*Penúltima fase, con elevación de las manos*

dicamos un tiempo suficiente a la relajación y
● repetimos el ejercicio invirtiendo la postura cruzada de los miembros inferiores.

## Aspecto médico de la postura de la montaña

● Confiere flexibilidad en los hombros a los sujetos sanos;
● favorece el desarrollo de la caja torácica y la amplitud respiratoria;
● estimula la digestión y, de manera global, las funciones de los órganos abdominales: los riñones, el hígado, los intestinos, etc.;
● combate la fatiga física y nerviosa;
● mejora la concentración mental, la capacidad de atención, la lucidez;
● al volver las palmas de las manos hacia arriba se obtiene un autoestiramiento del raquis cervical, favorable ante dolores de cabeza cuyo origen sea congestivo, y para las cervicartrosis fuera de los periodos de recidiva aguda.

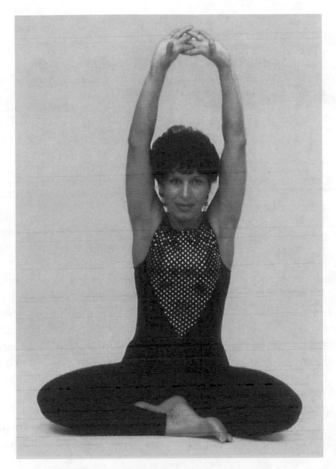

*Postura de la montaña*
*Postura completa, con autoestiramiento obtenido volviendo las palmas hacia arriba*

**Se evitará esta postura:**

- por parte de los individuos con rodillas frágiles, sobre todo si hay antecedentes de lesiones meniscales.

## Mudra de estómago

*Thataka mudra.*

*En sánscrito* thataka *significa estómago y* mudra, *sello o postura de bloqueo.*

Variedad de asana que parte del decúbito supino. Muy sencilla en apariencia, se caracteriza por sus importantes repercusiones fisiológicas, condicionadas a una ejecución muy correcta. A veces se practican diversas variantes, basadas sobre todo en los movimientos anejos de brazos y manos; pero como éstas no aportan nada nuevo desde el punto de vista médico, no las mencionaremos.

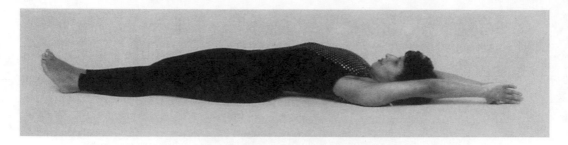

*Postura de mudra de estómago*
*Postura completa con inserción del mentón en la horquilla del esternón*

## La técnica

- Tumbados de espaldas, con los miembros inferiores bien estirados por delante;
- tendemos los brazos hacia delante, entrecruzamos los dedos y volvemos las palmas hacia delante, con lo cual los pulgares irán a descansar sobre la parte anterior y superior de los muslos;
- en estas condiciones debe notarse un estiramiento de los miembros superiores, acompañado de una tendencia a la torsión hacia la parte mediana del cuerpo;
- respire correctamente y aprovechando una inhalación, eleve las extremidades superiores; las manos juntas, siempre con los dedos entrecruzados, irán al encuentro del suelo, por encima y por detrás de la cabeza;
- baje ahora la cabeza realizando jalandhara bandha;
- efectúe uno o varios ciclos respiratorios, baje los brazos y retorne a la postura inicial aprovechando una espiración;
- como se observa, es bastante sencillo; hay que evitar, no obstante, toda incorrección al ejecutarla.

Sobre todo se prestará atención a los puntos siguientes: la cabeza debe permanecer bajada mientras se mantenga la postura; los miembros inferiores no deben doblarse ni separarse; no hay que alzar el tórax, que permanecerá en íntimo contacto con el suelo, en especial durante la ascensión de los miembros superiores; la espalda permanecerá recta, sin lordosis de la columna lumbar. Se observarán con exactitud las indicaciones tocantes a la sincronización entre movimientos y tiempos respiratorios: inspiración, espiración.

## Aspecto médico de la postura en mudra de estómago

- Desarrolla la caja torácica; el alzamiento circular de los brazos favorece sobre todo la respiración costal inferior;
- aumenta los intercambios respiratorios, haciendo más lento y más regular el ritmo;
- aumenta la eliminación de los desechos tóxicos que se expulsan por las vías respiratorias;
- estimula la digestión;
- apacigua la agitación mental y estimula la capacidad de atención;
- la mujer gestante puede practicarla bajo el control de un profesor durante todo el embarazo.

# Orejas presionadas
(postura de)

*Karnapidasana.*
*En sánscrito* karna *es oreja, y* pida, *presión.*

Variedad de postura que se incluye en el grupo de las inversas.
Podemos considerarla como una variante de la postura del arado.

## La técnica

Remitimos al lector a la descripción técnica de la postura del arado, siguiéndola hasta el apartado que propone la posibilidad de encadenar con la karnapidasana:

- partiendo de la postura del arado ejecutada según se indica, doblar los miembros inferiores hasta que la cara interior de las rodillas vaya a cubrir las orejas;
- apretar con fuerza con cada una de las rodillas sobre la oreja correspondiente; al mismo tiempo hay que controlar que las rodillas no pierdan contacto con el suelo;
- controlar asimismo que los talones y la cara interna de los pies, hasta la punta, se hallen completamente unidos;
- en cuanto a los miembros superiores se dispone de dos soluciones: doblarlos apoyando las palmas de las manos en la espalda, o mantenerlos extendidos; eventualmente podemos entrecruzar los dedos.

Respire normalmente, sin imponerse ningún ritmo, y no le extrañe la aparición de una posible aceleración cardíaca, siempre y cuando no pase de moderada y no origine sensación de malestar.

- Mantenga la postura el rato que le convenga, mientras no produzca fatiga ni sensación de malestar, que obligarían a cesar inmediatamente el ejercicio;
- transcurrido entre medio minuto y un minuto, recuperaremos la postura inicial tras efectuar un rodamiento en sentido inverso del que nos sirvió para construir el asana.

## Aspecto médico de la postura de orejas presionadas

Son los mismos que los de la postura del arado (véase), aunque mucho más intensos, tanto para las indicaciones como para las contraindicaciones; en cuanto a éstas, la fragilidad de la columna vertebral o la presencia de dolores en ésta son absolutamente prohibitivas.
Para no reiterarnos, remitimos a los aspectos médicos y las contraindicaciones de la postura del arado, que se detallan allí completamente.

# Perro cara al cielo
(postura del)

*Urdhvamukha shvana asana.*
*En sánscrito* shvana *significa perro,* urdhva *es mirando arriba y* mukha, *rostro.*

Variedad de asana que parte del decúbito prono.

## La técnica

- Tumbado en el suelo, boca abajo, perfectamente plano;
- manteniendo las piernas estiradas y unidas, tensar los pies, que permanecerán apoyados de puntas en el suelo;

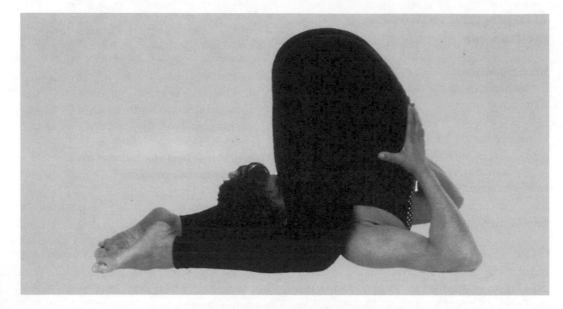

*Postura de orejas presionadas, manos a la espalda*

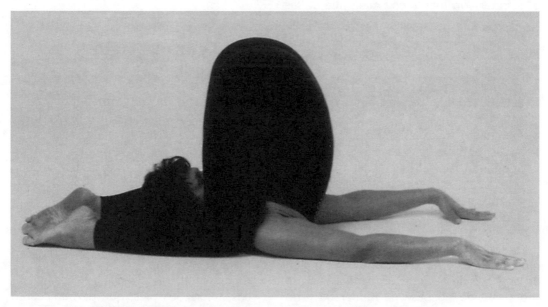

*Postura de orejas presionadas, miembros superiores en extensión*

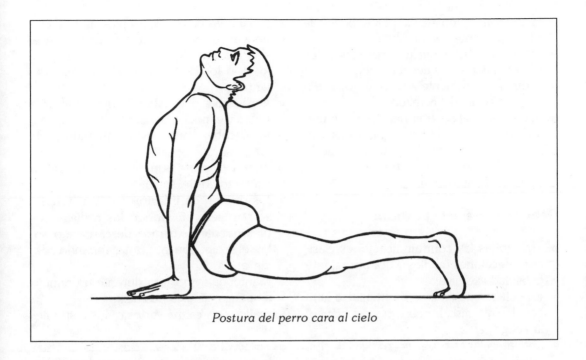

*Postura del perro cara al cielo*

- cerrar los ojos y separar las puntas de los pies unos 25 cm;
- apoyar las palmas de las manos en el suelo junto a las caderas, con los dedos apuntando hacia delante; por ahora el mentón permanece en contacto con el suelo;
- realizar una inspiración y luego, al tiempo de exhalar el aire, se tomará apoyo en los brazos tensos para levantar el busto, echando simultáneamente la cabeza atrás tanto como sea posible; en cambio el pecho sobresale hacia delante;
- procure no ahuecar los hombros;
- en este momento las rodillas estarán despegadas del suelo; y por último las piernas, siempre rectas y juntas, se apoyarán exclusivamente en las puntas de los pies;
- las nalgas deben estar apretadas y la columna vertebral, las pantorrillas y los talones deben quedar en alineación;

- mantenga la postura durante un minuto al menos, si le es posible, adoptando un ritmo de respiración libre, no reglado;
- repliegue los codos, distiéndase y pase a postura de descanso.

### Aspecto médico de la postura del perro cara al cielo

- Desarrolla la caja torácica y aumenta la amplitud de la respiración;
- elimina contracciones musculares de la espalda y combate los dolores dorsales por fatiga muscular o larga permanencia en pie o en postura inclinada hacia delante (laboral, por ejemplo);
- efectos especialmente benéficos en el plano de la baja pelvis femenina, con regularización de las funciones ováricas, efecto beneficioso en cuanto a las reglas, tonificación de la matriz; incluso se ha indicado que esta postura combate la aparición de fibromas; en el hombre,

la descongestión de la pelvis beneficia principalmente a la próstata;

- estimula globalmente las funciones de los órganos digestivos del abdomen;
- estimula ligeramente el miocardio, es decir el músculo del corazón;
- actúa sobre el sistema nervioso con mejoría neta del equilibrio psíquico, desarrollo de la concentración mental y de la capacidad de reacción frente al estrés; aumenta la autoconfianza.

**Debe evitarse esta postura:**

- ante todas las contraindicaciones clásicas: afecciones febriles o dolorosas, fatigabilidad excesiva;
- especialmente en caso de fragilidad lumbar, hernia discal, neuralgia del ciático, lumbago, etc.;
- ante afecciones oculares crónicas de tipo inflamatorio, especialmente el glaucoma y las lesiones retinianas.

# Perro hocico al suelo
## (postura del)

*Adhomukha shvana asana.*
*En sánscrito adho es vuelto hacia abajo,* mukha *significa rostro y* shvana *es perro.*

Variedad de asana que parte del decúbito prono. Puede practicarse para compensar los efectos demasiado intensos de la postura de permanecer sobre la cabeza o shirsa asana.

## La técnica

- Tendido boca abajo en el suelo, perfectamente plano;

- separar las puntas de los pies unos 25 cm;
- apoyar las palmas de las manos en el suelo, a cada lado del pecho, en paralelo, con los dedos apuntando hacia delante;
- aprovechar una exhalación para alzar la pelvis y el pecho, tensar los brazos y meter la cabeza entre éstos, mirando hacia los pies;
- ponga la parte superior del cráneo en contacto con el suelo;
- los miembros inferiores deben tensarse también, sin doblar las rodillas; los pies quedarán planos descansando sobre el suelo, con las puntas mirando adelante;
- mantenga la postura durante un minuto al menos, si le es posible;
- realice con calma varios ciclos respiratorios;
- aproveche una espiración para levantar la cabeza, adelante el busto hasta descansar pecho y vientre en el suelo, retornando a la postura inicial;
- relájese suficientemente y observe cómo se ha disipado la fatiga que antes hubiese notado.

## Aspecto médico de la postura del perro hocico al suelo

- Refuerza la musculatura de la espalda y asegura la estática de la columna vertebral, combatiendo sus deformaciones; sirve como preventivo de la escoliosis, la cifosis, la lordosis, y como coadyuvante al tratamiento quinesiterapéutico, en los casos corroborados y que justifiquen una reeducación. Es inoperante en los casos avanzados, estabilizados o necesitados de intervención quirúrgica u ortopédica.
- Apunta con cierto carácter electivo a la prevención y, en ciertos casos, al tratamiento de diversas anomalías de posi-

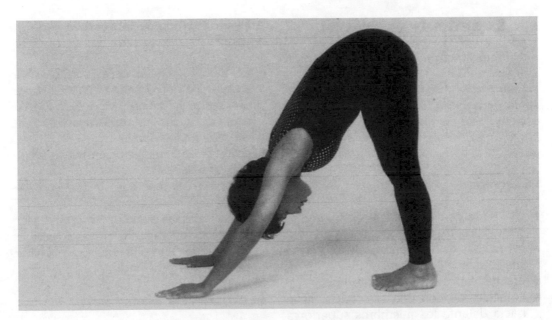

*Postura del perro hocico al suelo*
*(antes de entrar el cráneo en contacto con el suelo)*

ción de los discos intervertebrales: pellizcos, separación, deslizamiento, etc. Debe evitarse, sin embargo, ante todas las formas dolorosas y en otras circunstancias que demandan consejo médico previo. Lo conveniente es que se practique siempre bajo el control de un profesor.

No debe olvidarse que los individuos de cuello frágil corren cierto peligro si la ejecución no es del todo correcta; incluso en el sujeto normal, toda negligencia en cuanto a la postura de la cabeza podría resultar desastrosa.

- La acción sedante sobre el sistema nervioso disipa la fatiga muscular o psíquica;
- estimula favorablemente las funciones de los órganos abdominales, en particular, los riñones, el hígado, los órganos genitales femeninos y, en el hombre, los ór-

ganos genitales internos (próstata, glándulas seminales).

**Debe evitarse:**

- entre las mujeres, durante el periodo menstrual y la gravidez;
- en presencia de afecciones oculares crónicas de tipo inflamatorio, y especialmente del glaucoma y las lesiones de retina.

# Pinza en pie (postura de la)

Véase Flexión en pie (postura de)

# Pinza sedente (postura en)

*Paschimottanasana o postura sedente con extensión dorsal.*
*En sánscrito paschima es el oeste, es decir la parte posterior del cuerpo desde la cabeza hasta los talones. Esta asana comporta un estiramiento intenso de toda esa parte.*

## La técnica

- Sentado, con los miembros inferiores bien estirados;
- las palmas de las manos de plano en el suelo, al lado de las caderas;
- efectúe varios ciclos respiratorios;
- coincidiendo con una espiración, lleve hacia delante los miembros superiores deslizándolos a lo largo de las piernas; al término de este avance, los tres primeros de cada mano irán a sujetar las puntas de los pies correspondientes.

Se controlará el estiramiento de la columna vertebral; la espalda debe mantenerse bien recta. Si se observa una especie de giba es que la postura no se ha realizado correctamente.

- En estas condiciones, se aprovechará una espiración para separar los codos, utilizándolos a manera de palanca para adelantar el pecho, mientras la frente va a tocar las rodillas, luego la nariz, y por último el mentón si es posible; en este último tiempo se ayudará usted haciendo tracción con los pies;
- los practicantes avezados o muy flexibles pueden completar esta última fase técnica.

Es preferible no prolongar demasiado esta postura, recuperando la posición inicial después de uno o dos ciclos respiratorios.

## Aspecto médico de la postura sedente en pinza

- La práctica regular de esta asana suele augurar una sorprendente flexibilización progresiva del raquis y vigoriza la musculatura paravertebral, especialmente a nivel de la región dorsal;
- estimula las funciones digestivas y mejora la asimilación;
- regulariza las funciones genitales, especialmente en el hombre;
- como todas las posturas «de cierre» ejerce efectos favorables sobre las afecciones respiratorias con dificultad para exhalar, en particular el asma.

## Se evitará esta asana:

- en todos los casos de hernia discal, aunque no origine dolores.

# Saltamontes (postura del)

*Salabha asana o salabhasana.*
*En sánscrito salabha significa saltamontes.*

Variedad de asana que parte del decúbito prono y comporta un movimiento de ambas piernas, de la pelvis y de los brazos.
Cuando se realiza con sólo una pierna, tenemos la postura medio saltamontes, bastante más fácil pero menos interesante desde el punto de vista fisiológico.

## La técnica

- Tendido boca abajo;
- apoye provisionalmente la frente en el suelo;

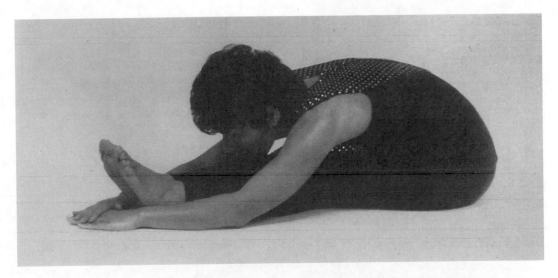

Postura sedente en pinza, manos extendidas en el suelo y superpuestas

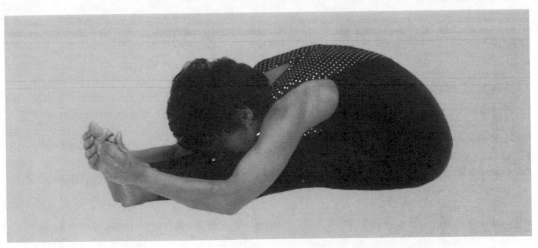

Postura sedente en pinza, manos sujetando las puntas de los pies

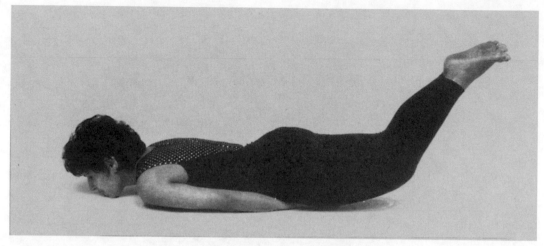

*Postura del saltamontes*

- alargue los miembros inferiores, estirándolos y apretándolos con fuerza contra el suelo; en seguida se servirá de ellos para ejecutar el movimiento esencial;
- noción capital: los hombros deben pegarse al suelo para hacer palanca a favor de los movimientos corporales;
- lleve los miembros superiores hacia atrás, a lo largo del cuerpo, las palmas de las manos en contacto con el suelo; también se puede apretar los puños y meterlos debajo de los muslos, a la altura del pubis;
- respire correctamente y aprovechando una exhalación, eleve simultáneamente el tórax y la cabeza, por una parte, y los miembros inferiores, por la otra;
- procure levantar los miembros inferiores tanto como sea posible;
- controlar que sólo el vientre soporte el peso del cuerpo y que los miembros inferiores queden bien juntos al principio, doblando sólo moderadamente las rodillas en un segundo tiempo;
- debe notarse una fuerte tensión de los músculos de la región dorsal;

- vista de perfil, la postura puede compararse con el aspecto de un saltamontes posado en tierra;
- realice uno o varios ciclos respiratorios y mantenga la postura mientras se vea capaz.

Aproveche una espiración para recuperar la postura inicial y practique una relajación suficiente.

## Aspecto médico de la postura del saltamontes

- Estimula fuertemente la circulación sanguínea;
- confiere flexibilidad a la región lumbar en el individuo sano, y la vigoriza;
- descongestiona la vejiga y los órganos de la baja pelvis: la próstata, la matriz y anejos, etc.;
- estimula la digestión y combate los desórdenes funcionales gástricos, sobre todo la aerofagia;
- desarrolla la caja torácica y favorece la respiración, aunque sólo en los individuos indemnes a problemas respiratorios;

- modifica favorablemente el psiquismo, cuyo poder de concentración aumenta.

**Se evitará esta postura:**

- ante las formas agudas del reumatismo vertebral: artritis, crisis dolorosas de artrosis, etc.; se impone la mayor prudencia, y muchas veces incluso la abstención, ante las formas crónicas de reuma del raquis o secuelas de fracturas u otros traumatismos mal consolidados.
- los asmáticos y los enfisematosos muchas veces toleran mal esta postura, por causas no bien dilucidadas; no obstante, es un hecho demostrado, y las precauciones técnicas que recomiendan algunos autores no parecen del todo satisfactorias; por consiguiente, se impone la abstención para estos tipos de pacientes.
- si la postura origina una fatiga dorsal o lumbar más o menos dolorosa, se ejecutará inmediatamente la contrapostura, que es en este caso la del feto (véase).

# Silla (postura de la)

*Utkhata asana.*
*En sánscrito* utkhata *significa poderoso.*

Variedad de asana que parte de la posición de pie, en la postura de atención, y que consiste en sentarse sobre una silla imaginaria; comporta variantes que dependen de la posición de las manos, según estén o no levantadas, y según se recurra o no a un apoyo dorsal.

**La técnica:**

- En pie, realizamos la postura inicial de atención;

- elevamos los brazos verticalmente por encima de la cabeza; los dedos entrecruzados con las palmas extendidas y vueltas hacia delante, o bien simplemente extendidos y unidos verticalmente, lo mismo que las palmas;
- mantenemos los brazos extendidos en vertical, o bien hacia delante, con las manos juntas (véanse los dibujos);
- imagine que toma asiento en una silla ficticia: doble las rodillas echándolas adelante a fin de dirigir el descenso del tronco en vertical, hasta alcanzar una postura en que los muslos queden paralelos al suelo;
- el descenso de las nalgas puede interrumpirse a la mitad, o continuar hasta sentarse sobre los talones (fotografías);
- controle el equilibrio general y muy especialmente el de la región lumbar;
- respire normalmente, sin imponerse ningún ritmo;
- procure no redondear ni ahuecar la espalda, y sin inclinarse hacia delante; por el contrario, el tórax debe atrasarse cuanto resulte posible;
- mantenga las piernas juntas y toda la superficie de los pies bien plantada en el suelo (dibujos); o bien apóyese sobre las puntas de los pies si prefiere sentarse sobre los talones;
- la cabeza no debe echarse atrás, y la nuca permanecerá suelta, sin crispación;
- debe mantenerse la postura 30 segundos al menos, si lo permite el equilibrio y no se presentan señales de fatiga;
- aprovechando una inhalación, nos incorporamos, estirando las piernas y bajando los brazos;
- con ello hemos retornado a la fase inicial de la postura de atención;
- realice una distensión suficiente y reanude la postura uno o dos veces, salvo inconveniente.

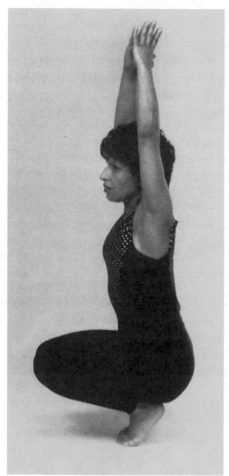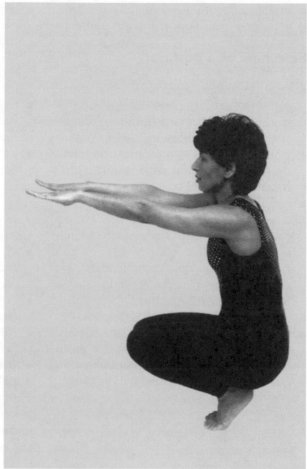

*Postura de la silla*

## Variante

Consiste en realizar el asana apoyando la región dorsal contra una pared. Ello aporta mayor facilidad en la ejecución para los sujetos con región dorsal frágil, o de edad avanzada, o fatigados. Un hecho curioso es que los efectos favorables sobre el corazón se acentúan en la variante con apoyo dorsal (véase el epígrafe siguiente), que además es la única autorizada a las gestantes y *postpartum.*

## Aspecto médico de la postura de la silla

● Regulariza y amplifica la respiración, con impresión subjetiva de alivio;
● contribuye a la puesta en forma de la columna vertebral y a su equilibrio, y puede contribuir a prevenir sus deformaciones (escoliosis, cifosis, lordosis); es una ayuda para el quinesiterapeuta en las formas estructuradas pero susceptibles de reeducación; por el contrario, resulta inoperante contra las formas avanzadas, nece-

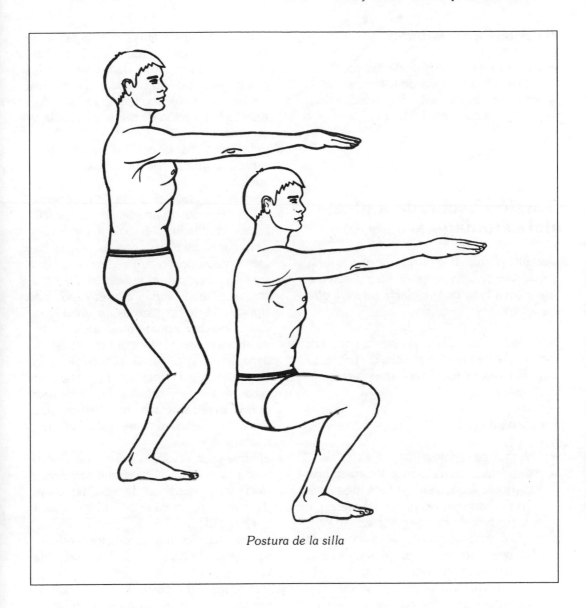

*Postura de la silla*

sitadas de tratamiento ortopédico o quirúrgico;

- mejora el equilibrio de las piernas y contribuye a la armonización de su musculatura;
- combate los calambres, aunque ello no excuse de cumplir con el régimen y el tratamiento médico;
- estimula el riñón y las funciones urinarias; puede contribuir a prevenir la formación de cristales, y colaborar con la dieta y el tratamiento en caso de litiasis urinaria;
- estimula las funciones intestinales y combate el estreñimiento;
- mejora el funcionamiento del corazón y regulariza su ritmo, sobre todo cuando se ejecuta la variante con apoyo de espalda.

**Se evitará esta postura:**

- en caso de fragilidad de las rodillas, y más particularmente de los meniscos;
- en todos los casos de deformación dolorosa de la columna vertebral.

# Torsión asentada a nivel del estómago (postura en)

*Jathara parivritti o jatharaparivartasana. En sánscrito* jathara *es vientre o estómago;* parivartana *quiere decir torsión alrededor.*

Variedad de asana que se ejecuta partiendo del decúbito supino, y prestigiosa por su influjo favorable sobre la columna vertebral y la digestión.

**La técnica**

- Echados de espaldas;
- extendemos lateralmente los miembros superiores a la altura de los hombros, bien perpendiculares al eje del cuerpo, o sea, postura de brazos en cruz;
- respire correctamente y coincidiendo con una espiración profunda, levante los miembros inferiores hasta la vertical, manteniendo las piernas juntas, y sin doblar para nada las rodillas;
- respire de nuevo y durante una espiración, desplace las piernas hacia el lado izquierdo en arco de círculo; los pies irán hacia los dedos de la mano izquierda y el movimiento debe ser lento y progresivo, cuidando de evitar brusquedades;
- durante todo este tiempo los miembros inferiores habrán permanecido juntos, bien apretados, y manteniendo la tor-

sión; se trata de tensar principalmente los músculos de los muslos y la articulación de la rodilla; una de las dificultades principales consiste en evitar la elevación del hombro derecho cuando se está efectuando la rotación de piernas hacia la izquierda;

- debe controlarse permanentemente el íntimo contacto de la espalda con el suelo;
- sólo la ejecución rigurosa de esta postura, tan sencilla en apariencia, proporciona los resultados fisiológicos esperados; es lo que suele ocurrir con las asanas más elementales del yoga;
- en estas condiciones volveremos la cabeza hacia la derecha, es decir del lado opuesto al de las piernas, la oreja derecha apoyada de plano en el suelo;
- es ahora cuando la postura manifiesta su aspecto estético más sorprendente, pero el motivo de la rotación de cabeza es otro: se trata de reforzar la *congestión activa* cervical, intensificando los efectos fisiológicos del asana sobre el organismo;
- efectúe varios ciclos respiratorios y mantenga la postura el rato que le parezca bien, salvo aparición de malestar o fatiga, y durante un minuto por lo menos, si le es posible;
- aprovechando una espiración, retorne las piernas hacia la vertical, es decir elevándolas;
- mantenga esta postura durante medio minuto, luego baje las piernas, centre la posición de la cabeza y recupere la situación inicial;
- dedique un tiempo suficiente a la relajación y practique repetidamente la postura, invirtiendo los lados cada vez, excepto
- los principiantes, que no deben ejecutar más de una torsión a la derecha y otra a la izquierda en cada sesión.

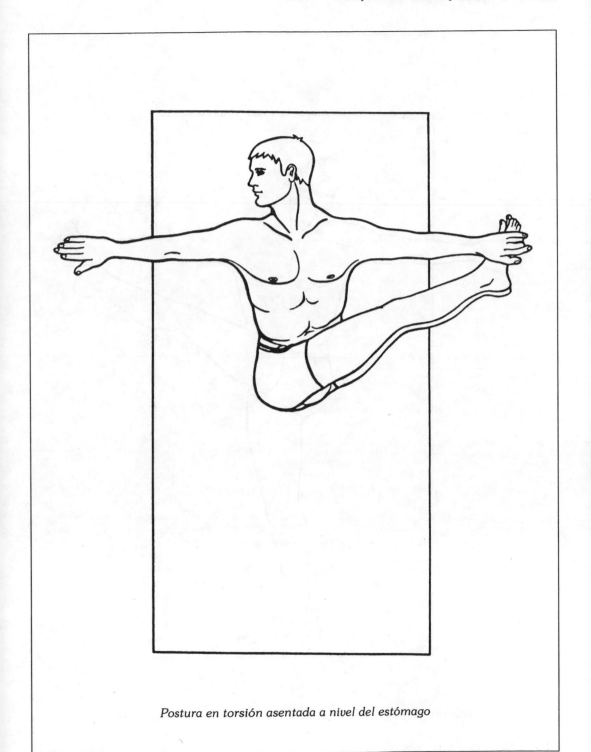

*Postura en torsión asentada a nivel del estómago*

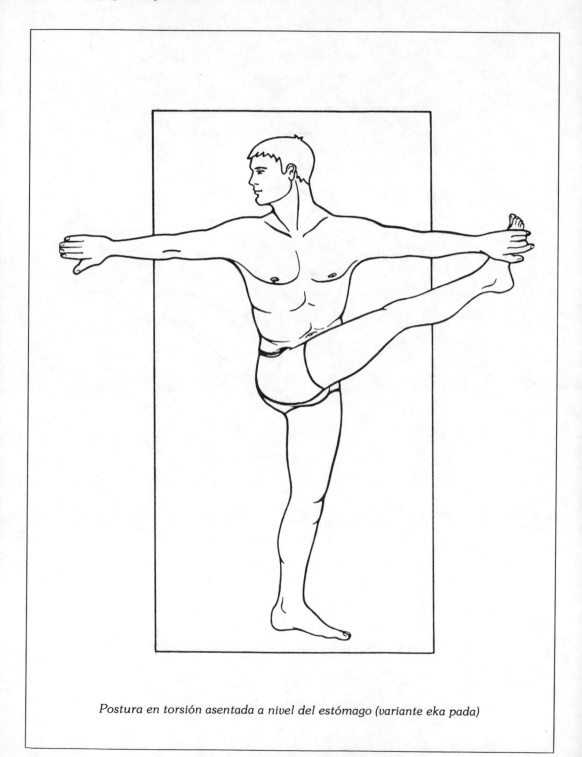

*Postura en torsión asentada a nivel del estómago (variante eka pada)*

### Variante eka pada

Esta postura puede realizarse con un solo miembro, cambiando de pierna a cada repetición, lo cual no modifica en absoluto las dificultades técnicas ni los efectos fisiológicos.

### Aspecto médico de la postura en torsión asentada a nivel del estómago

- Previene las deformaciones de la columna vertebral, lordosis, cifosis y, sobre todo, escoliosis, y coadyuva a la corrección que realiza el quinesiterapeuta en los casos susceptibles de reeducación; ineficaz, por el contrario, en los casos fijados, avanzados y que justifican tratamiento ortopédico o quirúrgico;
- estimula favorablemente la digestión;
- contribuye a la recuperación de la confianza en uno mismo; combate la timidez.

# Torsión en triángulo de pie
### (postura de)

*Parivritti en trikonasana.*
*En sánscrito* parivritti *es girar, dar la vuelta, y* trikona, *triángulo.*

Variedad de asana que constituye la contrapostura de la del triángulo de pie erguido o uttita trikonasana.

### La técnica

En una primera fase calca la postura en triángulo de pie, a cuya descripción remitimos, y difiere de ella en el momento de efectuar la flexión y torsión del tórax y de la pelvis.

- Flexionar el tórax y la pelvis efectuando una torsión hacia la derecha; pero será el miembro superior izquierdo (y no el derecho como en la postura en triángulo de pie) el que vendrá a situarse detrás del pie derecho;
- retorno a la postura inicial, relajación y repetición *adoptando la postura simétrica (tal como aparece representada en el dibujo).*

### Aspecto médico de la postura de torsión en triángulo de pie

Este comentario es prácticamente el mismo que para la postura en triángulo de pie (véase).

# Tortuga (postura de la)

*Kurnasana.*
*En sánscrito* kurna *significa tortuga.*

Variedad de asana que se ejecuta partiendo de la posición sedente.

### La técnica

- Sentado, con los miembros inferiores estirados;
- respire correctamente y en coincidencia con una espiración, separe las piernas algo menos de 50 cm y flexione un poco las rodillas (lo suficiente para dar paso a los brazos en un movimiento ulterior);
- realice un ciclo respiratorio y luego, durante la espiración, incline el busto hacia delante;

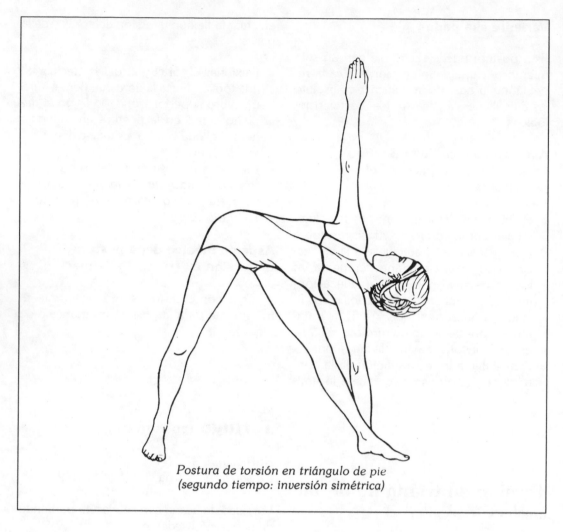

*Postura de torsión en triángulo de pie*
*(segundo tiempo: inversión simétrica)*

- a continuación pase los miembros superiores por debajo de las rodillas;
- intente llegar hasta las nalgas con las palmas de las manos, cuyo dorso quedará en contacto con el suelo;
- si le ha salido bien la fase anterior, suelte las nalgas e intente llevar los brazos un poco más atrás; con un poco de entrenamiento, los practicantes más dotados de flexibilidad llegan a cruzar las manos a la espalda;
- lleve los talones más adelante, acentuando al mismo tiempo el adelantamiento del busto; intente establecer el contacto de la frente con el suelo, si le es posible;
- mantenga la postura durante varios ciclos respiratorios, y durante un minuto por lo menos, salvo aparición de malestar o fatiga;
- vaya retardando progresivamente el ritmo respiratorio, insistiendo en prolongar la exhalación;
- aproveche una espiración para recuperar lentamente la posición inicial.

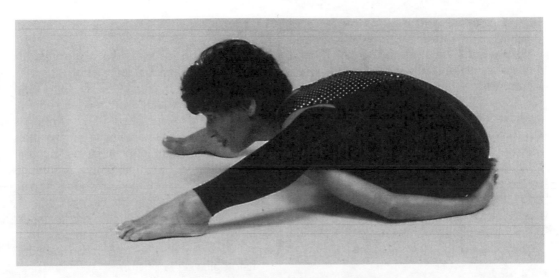

*Postura de la tortuga, variante típica*

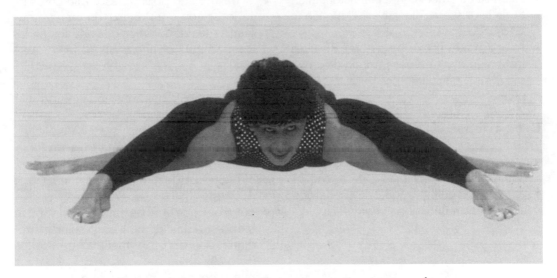

*Postura de la tortuga, variante para practicantes avezados*

## Variante para practicantes más avezados

- En vez de llevar las manos hacia las nalgas, abra los miembros superiores en horizontal pasando por debajo de las rodillas;
- extienda los brazos tanto como le sea posible, o limítese a cubrir los tobillos con las palmas de las manos;
- mantenga la postura el rato que le parezca, luego retire los brazos aprovechando una espiración;
- recupere seguidamente la posición sedente inicial;

- puede repetirse esta asana varias veces seguidas, mientras no origine malestar o fatiga; entre cada repetición deben intercalarse, no obstante, varios ciclos respiratorios.

## Aspecto médico de la postura de la tortuga

Es prestigiosa por su acción psíquicamente sedante y euforizante, lo que puede beneficiar a los nerviosos agitados, a los coléricos y a todos los que reaccionan de manera excesiva frente a los estresantes que la vida nos prodiga.

- Tonifica la columna vertebral y previene sus deformaciones, en el individuo sano;
- estimula favorablemente el funcionamiento de las vísceras digestivas: el hígado, el estómago, los intestinos;
- se aplica con provecho a combatir el estreñimiento del primer periodo de embarazo, salvo dificultad mecánica que lo impida.

## Debe evitarse esta asana:

- en todos los casos de fragilidad o dolores de la columna vertebral o de la cadera;
- en caso de rodillas frágiles o, sobre todo, en presencia de lesiones de menisco.

# Triángulo de pie (postura en)

*Utthita trikonasana.*
*En sánscrito* utthita *es levantado, estirado, extendido, y* trikona, *triángulo.*

Variedad de asana que se ejecuta partiendo de la posición de pie.

## La técnica

- En pie, con los pies juntos y apretados desde las puntas hasta los talones;
- procure estirar bien los miembros inferiores, sin doblar para nada las rodillas; contráigalas como si quisiera levantar las rótulas, tense hacia atrás la musculatura de los muslos y contraiga los glúteos. Meta barriga, hinche el tórax y mantenga bien recta y tensa la columna vertebral, sobre todo en las regiones lumbar y cervical; estire bien el cuello evitando encogerlo en ningún momento; sólo la observancia de estos detalles garantiza la utilidad fisiológica de la postura;
- vuelva la palma de las manos hacia el suelo;
- al mismo tiempo separe los miembros inferiores como un metro, de manera que las puntas de los pies y las de los dedos queden más o menos alineadas en vertical.

Abordamos a continuación la parte más delicada del asana:

- el pie derecho gira quedando en un ángulo de 90° con respecto al eje del cuerpo;
- el pie izquierdo gira también, quedando a 45° (foto 2);
- controle que ambas piernas continúan bien estiradas (dibujo), sin doblar las rodillas, salvo razón médica imperativa (foto 2);
- respire correctamente y durante una espiración, efectúe la flexión del tórax y de la pelvis hacia abajo y hacia la derecha, de manera que el miembro superior derecho, siempre estirado, vaya a colocarse detrás de la parte inferior de la pierna derecha; si le es posible, apoye la mano derecha de plano en el suelo detrás del pie derecho; caso contrario intente aferrar al menos el tobillo;

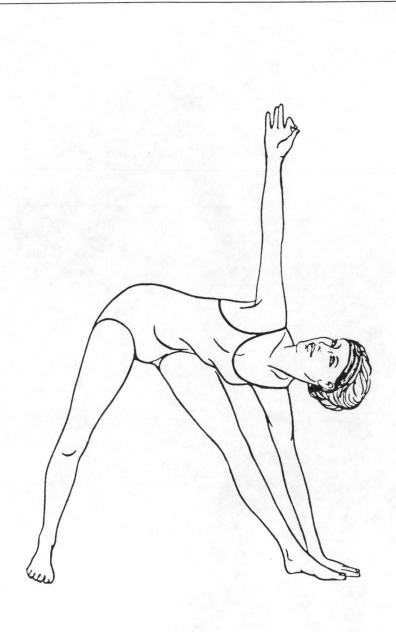

*Postura en triángulo de pie (segundo tiempo)*
*Por simetría, las posturas de este género deben practicarse alternando los lados*

*Variante de la postura
en triángulo de pie*

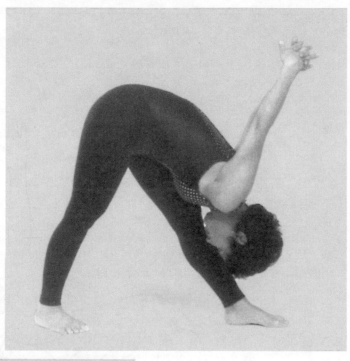

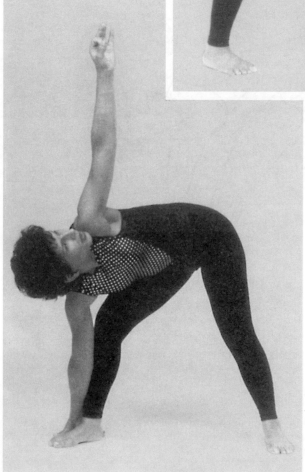

*Postura en triángulo de pie,
variante fácil
con flexión de rodilla*

- el miembro superior izquierdo estirado se levantará hasta la vertical; en este momento ambos miembros superiores quedan en línea, perpendiculares al suelo, como lo estuvo el tronco en la posición inicial;
- la cabeza se vuelve hacia arriba, los ojos mirando a la mano izquierda (foto 2);
- finalmente retiramos del suelo la mano derecha, nos erguimos y recuperamos la postura inicial, los miembros superiores colgando a los lados del cuerpo y las piernas juntas y apretadas;
- practicamos una relajación suficiente y luego varias repeticiones, cambiando de lado cada vez a fines de simetría (véase el dibujo), y dedicando el mismo tiempo a cada repetición; excepto los principiantes, que se abstendrán de realizar más de una asana en cada sesión.

### Aspecto médico de la postura en triángulo de pie

- Desarrolla mecánicamente la caja torácica y mejora su capacidad respiratoria;
- evita las deformaciones torácicas tipo escoliosis o cifosis y coadyuva al tratamiento quinesiterapéutico en las formas constituidas, si son susceptibles de reeducación; es ineficaz ante las formas estructuradas o de obligado tratamiento ortopédico o quirúrgico;
- armoniza la musculatura de las piernas;
- refuerza el equilibrio, la musculatura del abdomen, y el tono de los órganos abdominales, en particular el de los riñones y los intestinos;
- calma el sistema nervioso, beneficiando en especial los corazones irritables y acelerados (taquicardias).

### Se evitará esta postura:

- ante las deformaciones vertebrales tipo lordosis;

- en caso de ciática, sobre todo si la causa es una hernia discal;
- ante las dolencias articulares que afecten a la cadera: artritis, artrosis dolorosa (coxartrosis), etc., y las rodillas frágiles.

# Vasistha (postura de)

*Vasistha asana o Vasisthasana.*
*El nombre es el de un gran sabio de la antigüedad, a quien se atribuyen varios himnos védicos.*

Variante de asana que parte del decúbito prono.

### La técnica

- Tumbados boca abajo en el suelo;
- separamos las puntas de los pies;
- apoyamos las manos de plano en el suelo a cada lado del pecho;
- respiramos correctamente y en coincidencia con una espiración, levantamos la pelvis y el pecho; las nalgas quedan levantadas y el cuerpo doblado en «V» invertida forma con el suelo un triángulo. Los pies y las manos se apoyan de plano en tierra; la cabeza se inclinará hacia la parte superior del pecho, buscando el contacto de la barbilla con el hueco superior del esternón (jalandhara bandha);
- contrólese que la espalda esté bien recta y los codos tensos, sin doblarlos, como tampoco las rodillas; los pies deben hallarse bien planos, apoyados sobre la totalidad de la bóveda plantar, y bien paralelos, apuntando hacia delante;
- mantenga la postura durante un minuto respirando con tranquilidad, sin imponerse ningún ritmo;

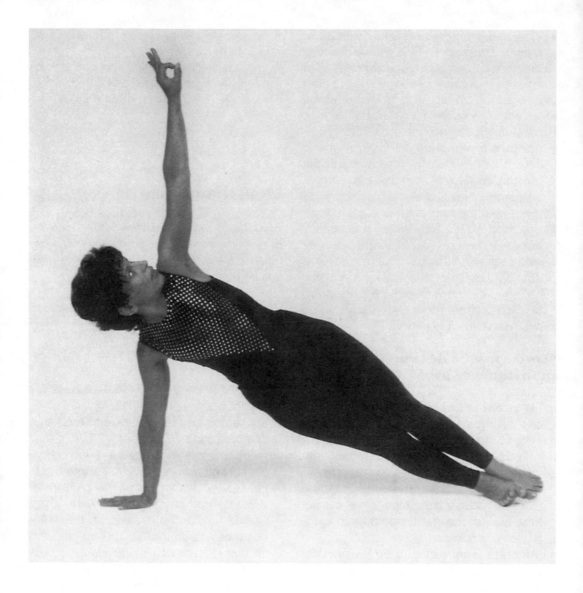

*Postura de Vasistha (segundo tiempo: inversión simétrica)*
*No siempre se presta la necesaria atención al esfuerzo de ciertas articulaciones durante*
*la ejecución de las posturas; en la de Vasistha es indispensable que se hallen en buen estado*
*las de la muñeca y el hombro*

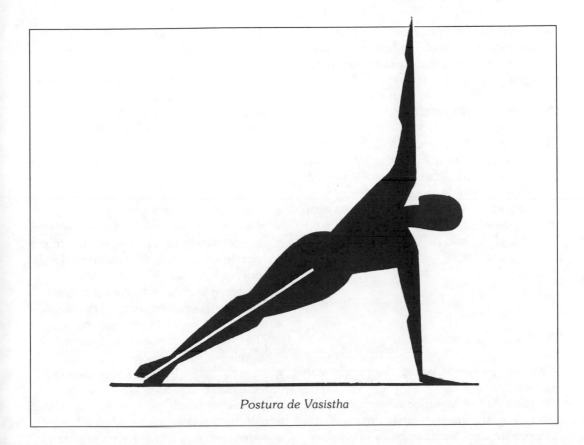

*Postura de Vasistha*

- ahora el cuerpo tenso *debe bascular* hacia la derecha hasta que el borde externo del pie izquierdo se apoye de plano en el suelo sustentando el peso del cuerpo conjuntamente con la mano izquierda, que permanecerá bien plana en tierra (dibujo);
- al mismo tiempo levantaremos el brazo derecho hasta la vertical; ambos miembros superiores quedarán en línea perpendicular al suelo; levante la cabeza y vuélvala dirigiendo la vista hacia la mano levantada y estirada (dibujo) o en jnana mudra (foto).
- vista de perfil, la postura recuerda un triángulo; el cuerpo queda en diagonal de unos 45° con respecto a la vertical descrita por los brazos;

- recupere la postura inicial, relájese y repita la postura cambiando de lado simétricamente (foto).

## Aspecto médico de la postura de Vasistha

- Contribuye a la armonía de las posturas corporales; tonifica y consolida la columna vertebral;
- combate las deformaciones vertebrales tipo escoliosis, pudiendo colaborar con el tratamiento quinesiterapéutico en los casos confirmados, si son susceptibles de reeducación; ineficaz, por el contrario, en los casos estructurados o de obligado tratamiento ortopédico o médico;

- mejora la concentración, la memoria, la atención, y estimula las funciones psíquicas por cuanto combate la agitación nerviosa.

**Se evitará esta postura:**

- en caso de fragilidad o dolores de las articulaciones del miembro superior: artritis, periartritis, artrosis dolorosa, codo de golfista, codo de tenista, etc.
- por parte de los que padezcan litiasis biliar;
- contraindicada en la mujer gestante o durante el periodo de la menstruación.

# Vela (postura de la)

*Salamba sarvanga asana o salamba sarvangasana.*
*En sánscrito sa significa acompañado de; alamba, sustentación; sarva, entera; anga, cuerpo de donde; salamba es acompañado de una sustentación y sarvanga, el cuerpo entero.*

Variedad de asana que entra en el cuadro de las posturas inversas.

Esta postura es más completa y más intensa que la llamada de media vela o viparitha karani, que puede servir como fase preparatoria, y también como postura preliminar para ejecutar la del arado.

La denominación hindú expresa que los beneficios de esta asana afectan a la totalidad del cuerpo.

## La técnica

- Tumbados de espaldas, bien planos;
- estiramos las piernas tensando las rodillas; los miembros superiores descansan de plano junto a las piernas, con las palmas en el suelo;
- respiramos profundamente;
- durante una inhalación, levantamos poco a poco las piernas, con las rodillas dobladas, poniendo los muslos en contacto con la parte superior del abdomen;
- realizamos dos ciclos respiratorios;
- al exhalar, doblamos los codos y apoyamos las manos en las caderas para levantarlas;
- realizamos dos ciclos respiratorios;
- al exhalar, levantamos del suelo la espalda con ayuda de las manos; los miembros inferiores siguen doblados por las rodillas;
- ponemos en contacto con el mentón la parte superior y anterior del pecho;
- apoyamos sobre las manos puestas de plano la parte media de la columna vertebral;
- en estas condiciones sólo quedan en contacto con el suelo: la cara posterior de los brazos, los hombros, el cuello y la cabeza;
- efectuamos dos ciclos respiratorios;
- aprovechamos una exhalación para estirar las piernas, hasta aquí dobladas, con las puntas de los pies dirigidas hacia arriba;
- el mentón oprime el esternón como si quisiéramos «marcar papada»; la cabeza debe mantener una inmovilidad absoluta;
- mantendremos un rato la postura, controlando al mismo tiempo la regularidad del ritmo respiratorio;
- al espirar, procedemos al descenso progresivo del cuerpo; luego podremos liberar las manos y tendernos recuperando la postura inicial.

## Variantes

Son numerosas:

- utilización de un taburete de apoyo dorsal;

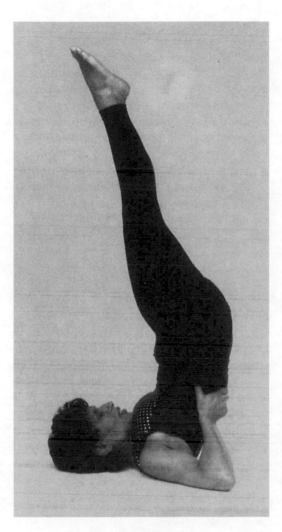

*Postura de la vela*

- abstenerse de apoyar la espalda sobre las manos, lo que incrementa la dificultad física pero vigoriza más aún los músculos del abdomen, del cuello y de la espalda; esta modalidad recibe el nombre de niralamba sarvangasana, en donde niralamba significa «sin apoyo», y se subdivide en dos variantes, la segunda de las cuales es bastante difícil.

## Aspecto médico

- Acción de descanso enérgica, bien se trate de fatiga muscular o nerviosa;
- favorece la inducción al sueño;
- combate las cefaleas de origen congestivo;
- ejerce efectos favorables sobre gran número de estados patológicos que interesan:
- el corazón (palpitaciones, disnea de esfuerzo y de origen puramente funcional);
- las vías respiratorias (bronquitis crónica, asma);
- la garganta (anginas y faringitis caracterizadas por un estado congestivo local);
- los intestinos (combate el estreñimiento);
- las glándulas tiroides y paratiroides, que resultan estimuladas gracias al aumento de la irrigación sanguínea a nivel del cuello.

Mejora asimismo el funcionamiento de los ovarios, ayudando a combatir ciertas dismenorreas (reglas dolorosas), exceptuando las de origen orgánico u hormonal definido.

## Se evitará esta postura:

- en todos los casos de fragilidad de la columna vertebral, o dolores a nivel del cuello, y en presencia de síntomas de artrosis cervical aunque no sea dolorosa;
- por parte de los hipertensos, los aterosclceróticos y los que padecen insuficiencia cardíaca incluso ligera;
- en caso de intervención quirúrgica reciente;
- por parte de los obesos;
- por parte de los individuos propensos a mareos, desvanecimientos o vértigos;
- en los casos de afección ocular crónica, sobre todo el glaucoma y las lesiones de retina;

● por parte de los sujetos propensos a sangrar por la nariz o a presentar «morados» después de pequeñas contusiones.

# Anejas

# Bailarín (postura del)

*Natarajasana.*
*En sánscrito nata es bailarín y raja, señor.*
*Éste es también uno de los nombres de*
*Shiva, dios de la destrucción y además se-*
*ñor de la danza.*

### La técnica

● Partiendo de la postura de atención como fase inicial;
● posicionar el brazo izquierdo en paralelo con respecto al suelo;
● doblar la rodilla de manera que la pierna y el pie queden verticales, y el muslo paralelo al suelo;
● sujetamos el pie con la mano libre;
● por inversión de los miembros son posibles múltiples combinaciones;
● los individuos dotados de flexibilidad suficiente podrán tirar del pie hacia arriba y, en la versión máxima, colocar la planta del pie sobre la nuca como en la postura de la cobra real, ayudándose con ambas manos.

### Aspecto médico

Esta postura difícil y que supone una fuerte solicitación sobre la cadera se recomienda sólo a los individuos en perfecto estado de salud y que desarrollen posibilidades casi acrobáticas, pero sufran de vértigos puramente funcionales o perturbaciones del equilibrio en el decurso de ciertos cambios de postura. Aparte esta notable acción estabilizadora del equilibrio, a la que se recurrirá con carácter puramente preventivo y a salvo de episodios patológicos, hay que admitir que con la postura de Vasistha nos hallamos estéticamente ante una de las posturas más bellas del yoga.

# Salutación al sol o Suryanamaskar

Es un encadenamiento de 12 posturas clásicamente practicado durante las sesiones de yoga. Se observará la presencia de las asanas descritas en este libro, que en su mayoría se repiten una vez: postura de atención en fase inicial, la cobra, la flexión en pie, el perro cara al suelo, el perro cara al cielo, y una postura especial, la «gran finta» (4 y 9).

### Aspecto médico

Se halla en función de cada una de las posturas, para lo que remitimos a los lugares correspondientes. Todas estas posturas se realizan en el plano sagital, y ninguna de ellas implica una torsión.

Es una especie de ballet, muy elegante y que favorece la armonía de la musculatura, por cuanto equilibra simétricamente posturas y contraposturas (2 y 3, 10 y 11).

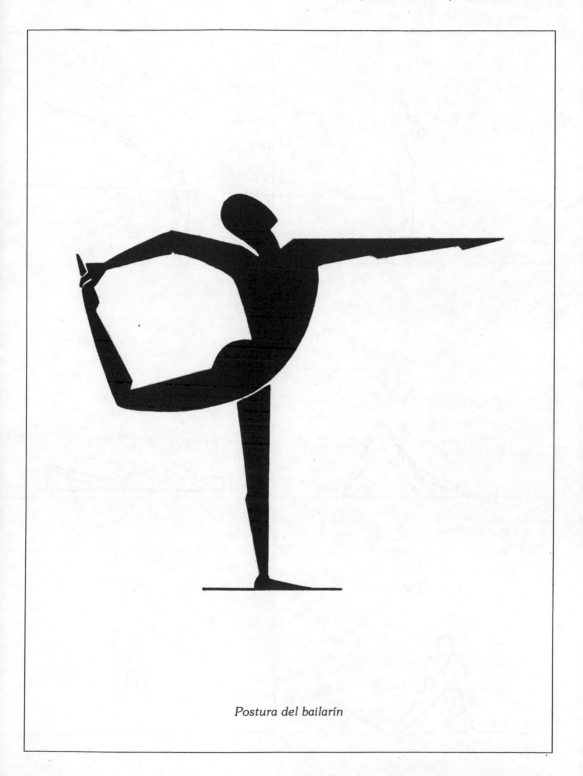

*Postura del bailarín*

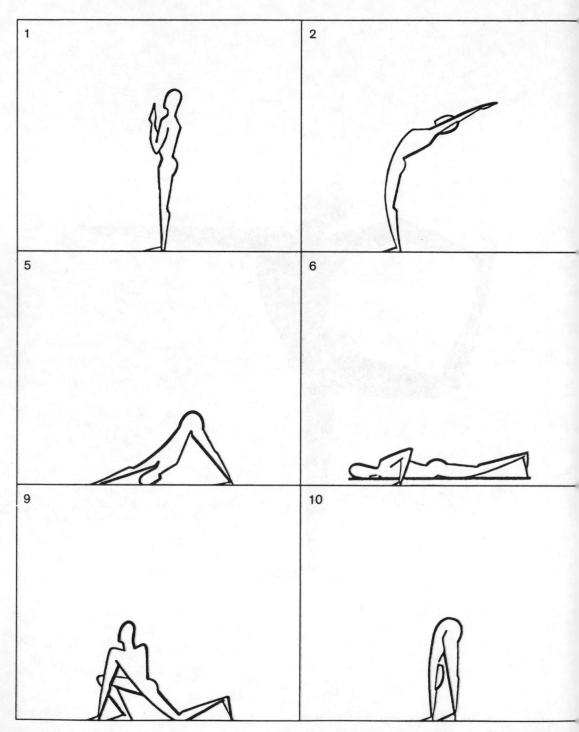

*Salutación*

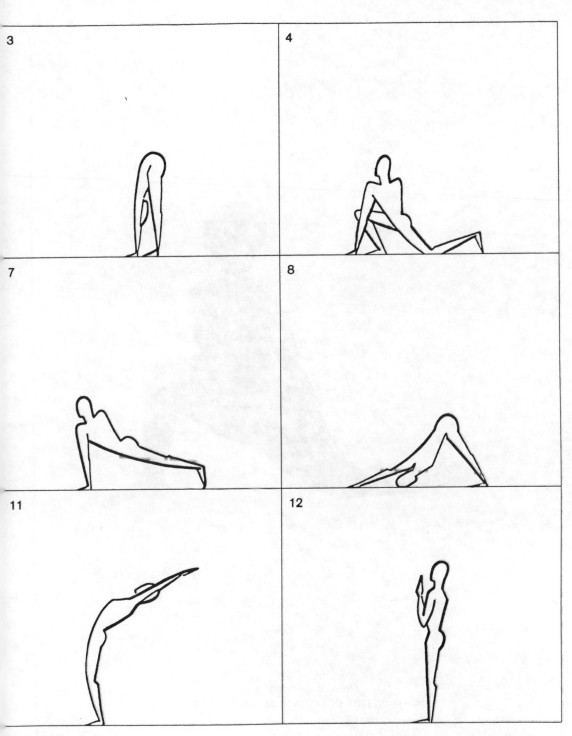

*al sol*

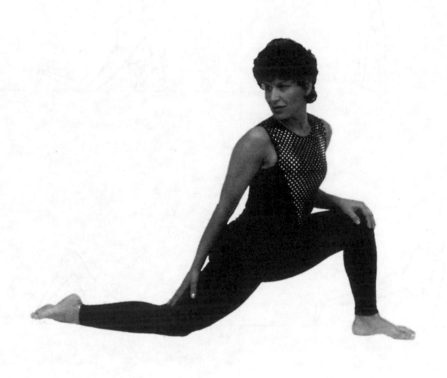

*Postura de la paloma*
*Estética, pero desprovista de interés médico*

# 3. Respiraciones y técnicas anejas
## Pranayama, bandha, mudra

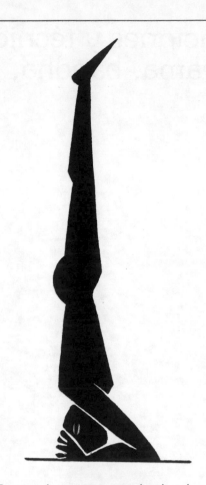

*Postura de permanecer sobre la cabeza*

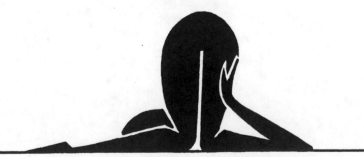

*Postura de orejas presionadas*

# Anuloma

*En sánscrito* anuloma *significa: en el orden natural.*

Una de las modalidades respiratorias de pranayama.

La inspiración se efectúa por los dos orificios nasales como en ujjayi, pero la exhalación es alternativa, primero por un orificio y luego por el otro, como en nadi shodana (véase), con frenado sistemático del aire.

## La técnica

- Sentado en el suelo, en postura confortable: la del sastre, la del acorde perfecto o la del loto, según las posibilidades personales;
- mantenga la espalda bien recta y estírela;
- inspire profundamente por los dos orificios de la nariz;
- retenga el aliento durante 5 a 10 segundos; esta retención del aire después de la inspiración recibe el nombre de antara kumbakha;
- obture con un dedo el orificio nasal izquierdo y realice una espiración lenta y completa por el orificio derecho, frenando al mismo tiempo con un dedo el paso del aire;
- inhale de nuevo por ambos orificios nasales; en esta ocasión taparemos el orificio derecho para espirar, y el aire exhalado y frenado saldrá por el orificio izquierdo;
- concluido este primer ciclo, lo repetiremos unas 5 a 10 veces, salvo presencia de algún malestar;
- seguidamente se aconseja una relajación en postura de cuerpo muerto (véase) o shavasana.

## Aspecto médico de anuloma

Hay que tener en cuenta que el frenado respiratorio disminuye proporcionalmente el tiempo asignado a la inspiración, lo cual no carece de repercusiones:

- evitarán este tipo de respiración los principiantes y los individuos de constitución frágil en general;
- está contraindicada en los casos de afección cardíaca incluso ligera, hipertensión arterial, desequilibrio del sistema nervioso aunque las causas sean puramente neurotónicas, afecciones oculares de tipo inflamatorio tal como el glaucoma;
- aumenta la amplitud de la respiración así como su valor funcional, y la regulariza.

*Debe evitarse* en caso de sinusitis, rinitis o afección de las vías respiratorias. Cuando ambos orificios nasales están obstruidos el ejercicio resulta impracticable; cuando lo esté uno solo, si nos empeñamos en practicar esta respiración y la compensación bucal es incorrecta arriesgamos la aparición de una congestión facial.

# Asvini mudra

Variedad de mudra (véase este término).

Se designa habitualmente por esta denominación sánscrita. La traducción a nuestro idioma, *mudra de la burra,* rara vez se emplea, pero nos recuerda que la burra dilata y contrae repetidamente el ano después de haber defecado.

Asvini mudra opera una combinación consistente en relajar y después liberar los esfínteres anales.

## La técnica

- Tendidos de espaldas en el suelo, con las piernas extendidas;
- replegamos las piernas sobre el pecho, sin forzarlas, y separando ligeramente los pies; la columna vertebral permanecerá pegada al suelo, bien plana; nos concentraremos un momento en esa sensación;
- en estas condiciones pasamos toda nuestra atención a nivel del ano; inhale con el diafragma, hinchando el abdomen;
- al término de la inspiración, bloquee el aliento en antara kumbakha y efectúe un esfuerzo de dilatación del ano como si quisiera evacuar;
- al término de la espiración bloquee el aliento en bahya kumbakha y contraiga el ano como si quisiera retener las heces;
- efectúe una serie de 5 a 10 asvini mudra seguidas.

## Aspecto médico

Asvini mudra vigoriza el perineo y más especialmente los esfínteres del ano, tanto el esfínter anal externo, que lo cierra, como el interno, localizado unos 2,5 cm más arriba y que completa la acción del primero.

Se utiliza activamente en obstetricia.

# Bhastrika

*En sánscrito* bhastrika *significa fuelle de forja.*

## La técnica

- Sentado en postura confortable, la del acorde perfecto, la del loto o la de ángulo de pelvis con ligadura;

- mantenga la espalda bien recta y la columna vertebral cervical muy estirada.

A partir de aquí comienza la fase respiratoria propiamente dicha:

- realizamos una inspiración, cuya característica consistirá en ser enérgica y rápida;
- encadene en seguida con una espiración del mismo tipo; durante todo este ciclo respiratorio hay que emitir un ruido comparable al de un fuelle;
- efectuamos así una docena de bhastrika, encadenando luego con una inspiración lenta y profunda;
- luego retenemos el aliento durante unos tres segundos (en antara kumbakha);
- seguida de una espiración lenta y profunda; según nuestras posibilidades podremos alternar así los ciclos de bhastrika y las inspiraciones y espiraciones aisladas en profundidad, hasta tres o cuatro series, por ejemplo, salvo presencia de malestar o fatiga.

## Variante

Consiste en respirar (inspiración y espiración) sólo por el orificio nasal izquierdo durante todo el ciclo de bhastrika, y por el derecho durante el ciclo siguiente.

La respiración será, según los casos, libre o con frenado sobre los orificios nasales.

## Aspecto médico de bhastrika

- Tonifica la musculatura abdominal;
- estimula la digestión;
- mejora las funciones hepáticas y la evacuación biliar;
- se le atribuye una acción favorable sobre las funciones pancreáticas;
- descongestiona los ojos y los senos del cráneo;

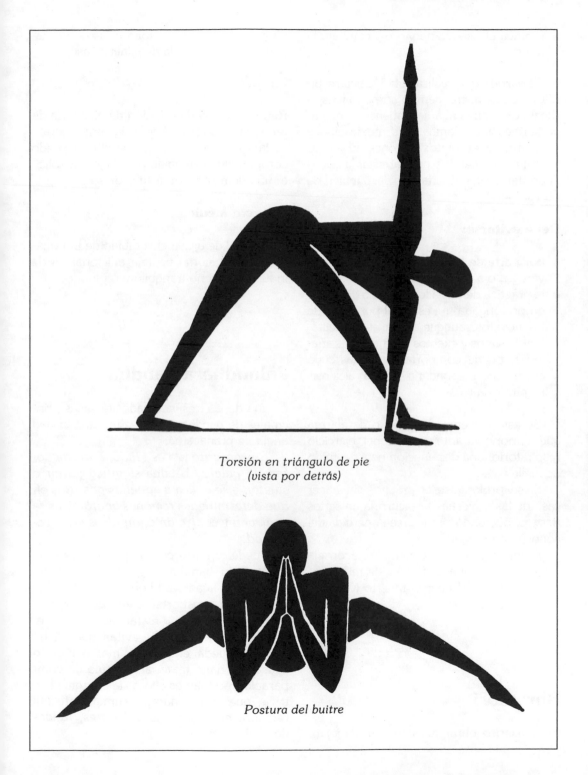

*Torsión en triángulo de pie
(vista por detrás)*

*Postura del buitre*

- tonifica el sistema nervioso y combate la fatiga.

El barrido que realiza esta técnica respiratoria es al mismo tiempo corporal y espiritual. Con bhastrika se obtiene un efecto de purificación. Combate las intoxicaciones así como las autointoxicaciones. El efecto sedante físico tiende a contrarrestar las ideas deprimentes y, en cierta medida, también las obsesiones.

**Debe evitarse:**

- por parte de los individuos propensos al vértigo, o a los zumbidos de oídos;
- la práctica demasiado intensa o demasiado prolongada, en especial por parte de los novatos, aunque se hallen perfectamente sanos y exentos de anomalías análogas, puede comportar molestias cuyo cuadro correspondería a una alcalosis respiratoria (véase).

Se estará atento a un signo de alarma que impone la interrupción del ejercicio respiratorio: una disminución neta del ruido de fuelle.

Si se prolongase la práctica sin hacer caso de las molestias se incurriría en serios riesgos, pudiendo producirse la pérdida del conocimiento.

Al término de este ejercicio se aconseja especialmente una larga fase de relajación en la postura del cuerpo muerto (véase) o shavasana.

# Bhramari

*En sánscrito* bhramari *significa abejorro.*

Una de las técnicas respiratorias de pranayama, semejante a la de ujjayi (véase).

## La técnica

Remitimos a la descripción de ujjayi. La diferencia fundamental es la siguiente: durante la espiración hay que emitir un ruido comparable al zumbido del abejorro; solicite una demostración a su profesor.

## Aspecto médico

Idéntico al de ujjayi; el zumbido de bhramari presenta, como ventaja adicional, la de inducir un sueño tranquilo y reparador.

# Jalandhara bandha

Es una de las tres variedades técnicas principales de bandha, a su vez una modalidad aneja de pranayama.

*En sánscrito* jala *es tejido, entramado, red; la palabra* bandha *significa juntar o sujetar, y se aplica a aquellas posturas en que determinadas regiones anatómicas se contraen y controlan a impulsos de la voluntad.*

Puede tomarse como ejemplo el asana ardha setu bandha o postura en medio puente con ligadura. El objetivo de bandha consiste en transportar la energía corporal a un punto activo y evitar que se disipe. Asimismo se trata de evitar que dicha energía pueda emplearse mal e incluso causar un daño material. A título de comparación podríamos evocar la energía eléctrica, que aun siéndonos sumamente útil requiere el empleo de aisladores, fundas de cables, etc.

## La técnica

- Sentado en el suelo o en un asiento;
- mantenga la espalda bien recta; en caso de utilizar un asiento se admite un respaldo si la posición de éste es correcta;
- trague saliva; inspire con fuerza y manténgase en bloqueo respiratorio;
- baje poco a poco el cuello y la cabeza hacia el tórax, llevándolos a fondo, hacia delante y hacia abajo, pero controlando que no se produzca ninguna torsión durante el movimiento; al término de éste el mentón se habrá insertado justo por encima del hueso superior del esternón, en el hueco que separa los extremos interiores de las dos clavículas;

Jalandhara bandha se mantiene durante un minuto o más, si se practica de manera autónoma; cuando acompaña a una postura o una técnica respiratoria como ujjayi u otra, se prolongará durante toda la duración de éstas.

- Para terminar, exhalaremos el aire al tiempo que realizamos decontracción y retornamos a la posición inicial.

## Ventajas de jalandhara bandha

Para su acertada comprensión hay que imbuirse de los objetivos que persiguen los hindúes, cuya experiencia milenaria les permitió establecer que esta técnica pese a su gran sencillez ejerce unos efectos fisiológicos asombrosos. Este ejercicio es tan sencillo que cualquiera puede practicarlo, con independencia de su edad y su estado físico. Basta que la columna vertebral cervical no esté dolorida y que disponga del mínimo de flexibilidad necesaria para bajar el cuello a fondo.

La realización del ejercicio permite transportar la dinámica energética del organismo a lugar activo donde su presencia sea necesaria.

Además evita su dispersión y disipación; ya que la dinámica energética, de no hallarse canalizada, puede perpetrar a veces perturbaciones somáticas, es decir focalizadas sobre determinadas regiones del cuerpo o sobre ciertos órganos. Lo cual es tanto más temible, por cuanto esa energía, mal empleada, tiene un gran poder. En este aspecto jalandhara bandha desempeña un papel de amortiguador o de aislamiento frente a las manifestaciones anárquicas. Por este motivo la hallamos asociada muchas veces a posturas, o bien a otras modalidades respiratorias, que desarrollan fuerzas fisiológicas mucho más intensas de lo que parece a primera vista.

## Aspecto médico

- Uno de los efectos más destacables de jalandhara bandha es su acción equilibradora del sistema nervioso;
- esta técnica contrarresta asimismo los dolores de cabeza procedentes de estados congestivos, y los zumbidos de oídos;
- alivia o suprime algunos vértigos, siempre y cuando no sean de origen orgánico, sino procedentes de anomalías circulatorias o de perturbaciones del sistema nervioso.

## Precauciones

Las únicas personas a quienes se prohíbe jalandhara bandha son las que padecen artrosis de la columna vertebral cervical u otras dolencias que afecten dolorosamente a este segmento del raquis, algunas de las cuales originan una rigidez tal que el cuello no puede efectuar el movimiento necesario en su totalidad.

Debe evitarse toda brusquedad en la ejecución de jalandhara bandha, y más particularmente cuando no se tolera bien la flexión de la cabeza; es el caso cuando los vasos del cuello adolecen de aterosclerosis.

# Jnana mudra

*En sánscrito* jnana *significa conocimiento sagrado y* mudra *es raíz, origen.*

Elemento preparatorio de un gran número de técnicas de respiración, excepto las que precisan el empleo de las manos, como nadi shodana.

## La técnica

- Cómodamente sentado en el suelo, cruce las piernas en posición que le resulte fácil: a lo sastre, en acorde perfecto o, si le es posible, en la postura del loto;
- extienda los miembros superiores hacia delante y apoye el dorso de cada mano sobre la rodilla correspondiente. Junte los extremos de los dedos índice y pulgar de cada mano, formando una especie de círculo, mientras los demás permanecen extendidos.

## Ventajas de jnana mudra

La gran sencillez de esta técnica no excluye la potencia de sus efectos beneficiosos. En la India goza de gran consideración y los hindúes ven en ella el símbolo del conocimiento. La reunión de las puntas del índice y el pulgar permite, según ellos, conservar intacta la energía vital que de otro modo escaparía a través de esos polos magnéticos. Corrobora esta noción, algo desconcertante para un espíritu occidental, la teoría de acupuntura según la cual, la reunión de

los meridianos se efectúa en los puntos *ting,* en los extremos de los dedos.

Jnana mudra influye favorablemente sobre la respiración debido a la apertura que resulta de la colocación de los dorsos de las manos sobre las rodillas; se obtendría un efecto contrario con china mudra (véase el artículo Mudra).

Se acompañan de jnana mudra muchas de las posturas que parten de la posición agachada; además es compatible con varias modalidades respiratorias excepto, naturalmente, las que recurren a los dedos para realizar bloqueos o frenados sobre los orificios nasales, como anuloma y nadi shodana.

# Kapalabhati o iluminación cerebral interior

*En sánscrito* kapala *es el cráneo y* bhati, *la luz.*

Variedad de técnica respiratoria de la escuela pranayama.

## La técnica

Kapalabhati puede practicarse en posición sedente sobre un asiento o en el suelo, las piernas estiradas pero no rígidas, o cruzadas en postura fácil, la del sastre, por ejemplo, o la del loto.

- Efectuamos una espiración que será característicamente *rápida y enérgica;*
- retenemos el aliento en bloqueo espiratorio durante un segundo o varios, pero nunca más de diez; seguido de una inspiración lenta, profunda y regular;
- realice así cierto número de ciclos durante 3 a 10 minutos, salvo presencia de

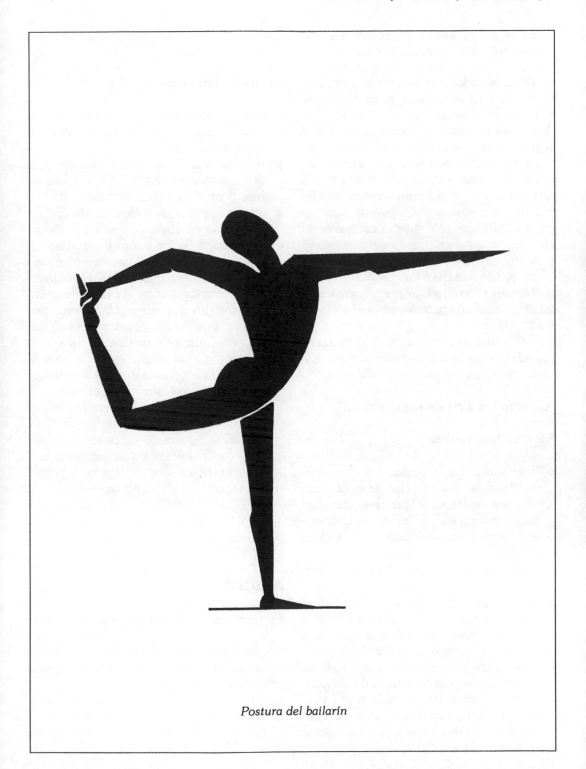

*Postura del bailarín*

malestar o molestia que obligaría a suspender inmediatamente el ejercicio.

Durante todos estos ciclos importa que la atención del practicante se fije en la actitud mental conveniente; el pensamiento debe concentrarse en la corriente de aire según entra y sale, incluso trataremos de visualizarla, en cierto sentido. Representémonos de manera imaginaria el aire fresco que entra en los pulmones como un elemento vivificador, una especie de purificación. El aire que sale, por el contrario, se compara al agua estancada de un pantano y librarnos de él es un acto purificador.

Se puede recurrir a kapalabhati en lugar de bhastrika cuando esta respiración causa fatiga o se atenúa notablemente el ruido de fuelle.

Al igual que para bhastrika, se recomienda la postura del cuerpo muerto o shavasana para poner término al ejercicio.

### Aspecto médico de kapalabhati

### Efectos favorables:

● interesan a los músculos del abdomen, que tonifica, y a los principales órganos viscerales, el hígado, el páncreas, etc., con mejoramiento de las funciones digestivas;
● aumenta el tono psíquico y la lucidez mental;
● efectúa un masaje suave del músculo cardíaco;
● estimula muy particularmente la glándula tiroides, cuyo efecto será favorable para los hipotiroideos, pero debe evitarse si la glándula se halla desequilibrada con tendencia al hipertiroidismo y sobre todo en presencia de la enfermedad de Basedo. La contraindicación se anula si se ha establecido un tratamiento mediante antitiroideos, ya que kapalabhati no contrarresta los efectos de éstos;

● descongestiona los ojos y sobre todo los senos craneales.

### Contraindicaciones:

● en los sujetos débiles y los convalecientes o debilitados, este tipo de respiración aumenta la fatiga;
● en presencia de glaucoma, de otitis aguda o crónica, de desprendimiento de retina, la prohibición es formal;
● ante zumbidos de oídos se descartará también la práctica;
● la debilidad de los capilares, con aparición frecuente de hematomas o «morados», de hemorragias fáciles y prolongadas, de varices, aconseja la abstención;
● asimismo los que sangran fácilmente por la nariz practicarán esta técnica respiratoria con la mayor prudencia; de aparecer epistaxis durante el ejercicio, se suspenderá éste inmediatamente y no volverá a practicarse sin consulta previa al otorrinolaringólogo. Los inconvenientes y las contraindicaciones de kapalabhati pueden neutralizarse parcialmente alternando esta modalidad respiratoria con una combinación de inspiración en ujjayi con espiración en anuloma.

# Mudra

*En sánscrito* mudra *es postura que cierra.*

Recibe este nombre el conjunto de las técnicas que recurren a un movimiento particular de los dedos de la mano.

La más conocida es la de jnana mudra que hemos visto en un artículo anterior.

China mudra o el «gesto de la conciencia» se funda en esa misma técnica, pero poniendo la mano en pronación, es decir con las palmas hacia abajo, y también apunta en tal sentido el círculo formado con el índice y el pulgar. China mudra favorece la espiración mientras que jnana mudra facilita la inhalación. El hecho de dirigir las palmas hacia el cielo produce la apertura de los hombros; en cambio al volverlas hacia abajo provocamos una rotación de los hombros hacia dentro, ligera pero suficiente para marcar la diferencia.

Entre otras puede citarse shiva mudra, consistente en unir las manos delante del tórax en gesto de oración, y yoni mudra, en que las manos unidas se entreabren formando la figura de una vulva femenina. En todas las variedades de mudra la postura de los dedos influye de manera sutil pero eficaz sobre la respiración.

Además el hecho de unir los extremos de los dedos permite evitar una disipación de energía parangonable a un despilfarro fisiológico.

# Mula bandha

Elemento de yoga utilizable de manera autónoma o para complementar otras asanas o modalidades respiratorias.

*En sánscrito* mula *significa raíz, origen;* bandha *es juntar, unir; el término se aplica a las posturas que realizan la contracción y el control a voluntad de determinadas regiones anatómicas.*

Mula bandha es una técnica consistente en contraer toda la región abdominal baja como queriendo desplazarla hacia arriba y hacia atrás.

## La técnica

● Tendido sobre un plano de apoyo duro; si se prefiere el suelo, puede intercalarse una alfombra o una colchoneta que no sea mullida. Obsérvese que mula bandha se practica muchas veces en pie y también puede realizarse en posición sedente; nos atendremos a la técnica del asana en cuestión si lo hacemos en combinación con una postura;

● efectúe una inspiración profunda, vaciando los pulmones tanto como sea posible;

● acto seguido, realice una inspiración pero sin inhalar ni el mínimo volumen de aire; esta *falsa inspiración* o inspiración bloqueada sirve para retraer muy fuertemente el abdomen; no obstante hay que tratar de limitar la retracción a la parte abdominal inferior,

● de tal manera que interese a la región anatómica comprendida entre el ano y el bajo vientre hasta una horizontal que pase por el ombligo; imagine que esa región viene a ser como un nudo apretado;

● mantenga la retención del aliento y procure imaginar que la región anatómica que acabamos de delimitar se proyecta:

1) hacia arriba, hacia la cara inferior del diafragma;

2) hacia atrás, contra la cara anterior de la columna vertebral.

Transcurridos seis segundos relajamos, exhalamos y volvemos a comenzar.

## Aspecto médico de mula bandha

La ascensión posterior y superior de los órganos de la baja pelvis implica una interesante maceración de los órganos pélvicos. La imaginación constituye la parte determinante del movimiento ascensional; es evidente que la ascensión del ano, por ejemplo, representaría en todo caso un desplazamiento mínimo.

Sin embargo este esfuerzo de la imaginación resulta muy operativo y va acompañado de una contracción muscular abdominal totalmente real, a veces incluso espectacular. Se practica el control de unos elementos normalmente ajenos a nuestra voluntad, tanto de la musculatura lisa como de la estriada pero pocas veces solicitada voluntariamente, con lo que se sustrae cada vez más a las órdenes del cerebro y acaba por recaer en la inconsciencia.

Los adeptos que quieran tomarse la molestia de practicar mula bandha correctamente logran con ello una ventaja, que es la de tomar conciencia y adquirir control sobre el esfínter anal externo, el esfínter interno (situado más arriba, no menos importante, y que por lo habitual difícilmente se distingue), así como de los músculos que forman el suelo de la pelvis, por ejemplo el elevador del ano.

Dicha técnica es particularmente interesante para los sujetos de la tercera edad, ya que conserva el control activo de las emisiones de orina y heces.

A cualquier edad, la práctica de mula bandha ejerce efectos beneficiosos sobre el nerviosismo y permite alcanzar una mayor capacidad de concentración mental.

- Igualmente tonifica los órganos del tracto digestivo;
- en el adulto y sobre todo en la mujer, mula bandha combate diversos tipos de estreñimiento: constipación rectal por falta de evacuación, o por anomalías de progresión de origen cólico; entre las constipaciones funcionales se dirige lo mismo a las formas atónicas que a las espasmódicas.

## Nadi shodana o respiración lenta alternando los orificios de la nariz

Hemos preferido la transliteración anterior, en vez de sodhana como escribe la mayoría de los autores, porque aquélla determina la pronunciación correcta, al igual que escribimos Shiva o Çiva, el dios destructor, cuando la forma sánscrita equivale a Siva (la «S» con tilde señalando la pronunciación aspirada).

Este tipo de respiración es de las más importantes en el marco general de pranayama, que es el nombre genérico de todas las modulaciones respiratorias.

*En sánscrito,* nadi *es el símbolo objetivado de un canal imaginario por donde se supone que circula la energía vital;* shodana *es lavar, en un sentido de purificación.*

### La técnica

- Sentado cómodamente en el suelo; también puede hacerse en la postura del remendón, en la del acorde perfecto o la del loto, según posibilidades de cada uno.

En la realización de esta técnica respiratoria, los orificios derecho e izquierdo de la nariz se obstruyen alternativamente, para lo cual puede utilizarse el mecanismo que se prefiera, aunque nosotros recomendamos el método clásico llamado *mudra del gamo.* Consiste en aplicar la palma de la mano abierta en medio del rostro.

Hecho esto hay que replegar el índice y el medio hasta tocar la palma; la obstrucción de los orificios nasales se obtiene apretando con el borde interno del pulgar el orificio derecho, y luego el izquierdo con el borde interno del anular.

Más adelante podrán practicarse obstrucciones más complejas. En vez de librar

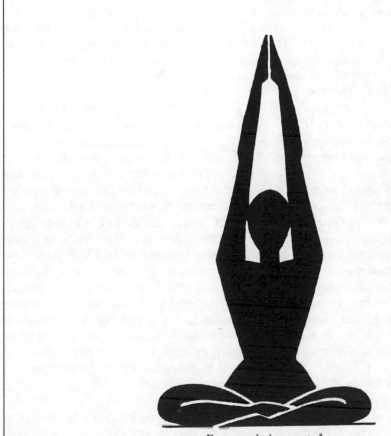

*Postura de la montaña*

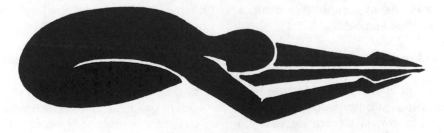

*Postura en pinza sedente*

del todo el paso del aire, se efectuarán frenados más o menos completos de la inhalación y la exhalación.

- Vacíe por completo los pulmones por medio de una fuerte espiración realizada a través de ambos orificios nasales;
- obstruya el orificio derecho e inhale profundamente, pero despacio y sin forzarse, a través del izquierdo. La respiración se ajustará a tres tiempos, cada uno de los cuales dura un segundo;
- obstruya el orificio izquierdo y exhale por el derecho, también en tres tiempos;
- seguidamente, inhale en tres tiempos por el mismo orificio derecho;
- obstruya el orificio derecho y exhale en tres tiempos por el izquierdo;
- prosiga de esta manera, tapando alternativamente uno y otro orificio nasal;
- una vez dominada la técnica elemental, iremos introduciendo, en el ejercicio siguiente, las retenciones de aire tipo kumbakha;
- vacíe los pulmones a través del orificio nasal derecho, manteniendo tapado el izquierdo;
- obstruya el orificio derecho e inhale en tres tiempos;
- retenga el aliento durante tres tiempos; así se realiza antara kumbakha;
- obstruya el orificio izquierdo y exhale por el derecho en tres tiempos;
- retenga el aliento durante tres tiempos: esto es bahya kumbakha.

## Observación

- No retenga el aliento en bloqueo de la espiración sino después de haberse familiarizado con la técnica de base durante un periodo suficiente. En efecto, la práctica de bahya kumbakha es fatigosa y no debe intervenir sino después de un aprendizaje.

Nadi shodana puede practicarse durante un tiempo no determinado, entre 5 y 10 minutos por ejemplo. Ante el más mínimo ahogo o malestar se suspenderá inmediatamente el ejercicio para recuperar el ritmo respiratorio normal.

- Debe adaptar usted mismo su ritmo respiratorio a su comodidad y posibilidades. Abrevie los tiempos de inspiración o espiración si lo considera necesario. No fuerce las retenciones al principio, si nota molestia; en caso necesario suprímalas o absténgase de practicar la retención después de exhalar, que es la más fatigosa. Algunos adeptos preferirán cierta asimetría, dando más tiempo a la inspiración o la espiración. Lo que importa es alcanzar la igualdad con el tiempo, a voluntad, sin esfuerzo y sin exponerse a ninguna molestia, lo que nos confiere además la sensación de que ser dueños de la situación, en cuyo momento experimentaremos la necesidad de progresar más y de ensayar variantes.

Por ejemplo, podríamos inhalar en tres tiempos y exhalar en seis; progresivamente llegaríamos a 10 tiempos para la inspiración y 20 para la espiración, y también conseguiremos prolongar los tiempos de retención del aliento.

También de manera progresiva, acentuaremos el frenado del aire según nuestras posibilidades.

## Aspecto médico de nadi shodana

- El dominio de la respiración que se adquiere gracias a esta técnica tiene repercusiones asombrosas, como el poder concomitante sobre el sistema nervioso. Nadi shodana ejerce una intensa acción sedante contra la agitación mental estéril. Aumenta la lucidez y la capacidad de concentración. Disipa la fatiga de origen físico o nervioso;

- se recomienda asimismo nadi shodana en los casos de estreñimiento crónico, sobre todo ante las formas espasmódicas de los hipernerviosos.

**Se evitará:**

- toda tentativa de kumbakha, es decir retención del aire después de la inspiración, y con más motivo después de la espiración, por parte de los hipertensos;
- los hipotensos no intentarán nunca la retención del aire después de espirar (bahya kumbakha); en cambio se autoriza la modalidad antara kumbakha, que muchas veces incluso les beneficia.

# Respiración completa

Es un tipo de modalidad respiratoria de capital importancia para diversos aspectos de la salud.

**La técnica**

*1. En postura de decúbito:*
- Tendido de espaldas, con los miembros superiores extendidos a los lados del cuerpo pero sin apretarlos contra los costados; las manos descansando lo más completamente posible sobre el suelo, con las palmas hacia abajo;
- cierre los ojos y efectúe una inspiración por la nariz, lenta, profunda y regular, hinchando el vientre, durante unos 6 segundos;
- cuando la respiración abdominal haya llegado a su término, prolongue el tiempo inspiratorio hinchando el tórax;

- levante un poco los hombros a fin de dirigir hacia la parte superior del tórax una fracción del flujo de aire almacenado;
- retenga el aliento durante tres segundos;
- exhale despacio por la nariz, hundiendo los costados y metiendo el vientre;
- al término de la espiración, contraiga el abdomen a fin de expulsar la fracción residual de aire;
- procure que estas fases sucesivas se efectúen con fluidez, sin solución de continuidad y de manera uniforme;
- repita, sin marcar ninguna interrupción, hasta realizar así una decena de respiraciones completas.

*2. En pie, o andando:*
- Siguiendo las mismas indicaciones anteriores con respecto a los tiempos respiratorios, contaremos los pasos lo mismo durante la inspiración y la espiración que durante las retenciones de aliento.

**Aspecto médico de la respiración completa**

- Desarrolla el tórax y mejora la capacidad respiratoria;
- ejerce una acción sedante sobre el sistema nervioso, y disipa la ansiedad;
- tonifica el abdomen y las vísceras que participan en la función digestiva;
- contribuye a mantener el abdomen y la parte superior de los muslos libres de grasas y celulitis;
- combate la formación de «barriga» y refuerza los puntos débiles del abdomen expuestos a rupturas y hernias de esfuerzo.

# Samavritti

Variante de técnica respiratoria de prana-yama.
*En sánscrito* sama *significa idéntico;* vritti *es acción, movimiento.*

## La técnica

- La finalidad es obtener una igualdad rigurosa de los tiempos de inspiración y espiración;
- esta duración se fija idealmente en cinco segundos;
- bajo estas condiciones se introduce una retención del aliento después de la inspiración (antara kumbakha) de una duración estrictamente igual a la de los tiempos inspiratorio y espiratorio, es decir cinco segundos;
- sin embargo, se desaconseja el intento de establecer en seguida esa relación ideal; al principio el tiempo de retención será un cuarto de los tiempos respiratorios, y poco a poco iremos pasando a una relación de 1/2, 3/4 y finalmente la unidad;
- sólo entonces intervendrá la retención del aliento después de la espiración (bahya kumbakha);
- durante un primer periodo transitorio, no se simultaneará con antara kumbakha;
- una vez alcanzada una práctica suficiente con bahya kumbakha, reanudaremos la de antara kumbakha intercalando simétricamente ambos tipos de retención;
- después de esto nos hallaremos en condiciones de practicar el ciclo completo, es decir:
- inspiración;
- retención del aliento después de inhalar;
- espiración;
- retención del aliento después de exhalar.

Basándose cada fase en la unidad de tiempo de cinco segundos.

## Aspecto médico de samavritti

Es análogo al descrito para la respiración completa y nadi shodana (aunque menos intenso).

# Shitakari

Una de las modalidades respiratorias de pranayama, cuya técnica es bastante parecida a la de shitali.

## La técnica

Consúltese la descripción de shitali que viene a continuación, atendiendo a las diferencias siguientes:

- no ahuecar la lengua, cuya punta debe sobresalir entre los labios, éstos ligeramente separados; además la lengua permanece plana dentro de la boca, en posición natural;
- lo demás se calca exactamente sobre la técnica de shitali.

## Aspecto médico

Es idéntico al de shitali, con un efecto fisiológico algo más potente, lo cual intensifica las indicaciones así como las contraindicaciones:

- en líneas generales, los hipertensos toleran mejor la técnica shitali que la shitakari, resultándoles ésta más fatigosa.

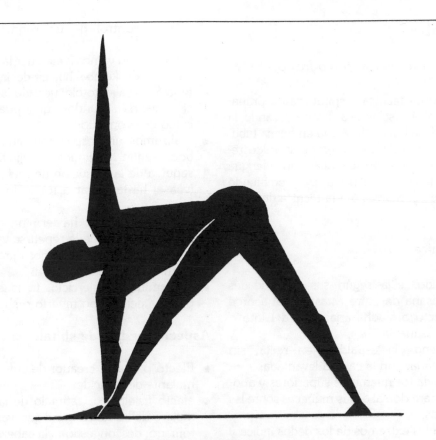

*Postura en triángulo de pie*

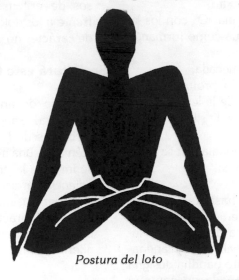

*Postura del loto*

# Shitali

*En sánscrito* shita *es frío o fresco.*

Variedad de técnica respiratoria de pranayama en que se inhala el aire sacando la lengua de la boca, ahuecada en forma tubular; al mismo tiempo se emite un ruido regular. La espiración se realiza con la lengua dentro de la boca cerrada, pero emitiendo un sonido con arreglo a la técnica de ujjayi (véase).

## La técnica

- Sentado, elija según sus posibilidades una asana de entre éstas: la del acorde perfecto o siddhasana, o la del loto o padmasana;
- mantenga la espalda bien recta, sin ahuecarla, con la cabeza levantada;
- extienda los miembros superiores y apoye la cara dorsal de las muñecas sobre las rodillas;
- reúna los extremos de los dedos índice y pulgar formando un círculo; con esto habrá realizado jnana mudra;
- abra la boca y haga una «O» con los labios; ahueque la lengua como formando un tubo;
- saque la lengua así ahuecada;
- efectúe una inspiración profunda, aspirando el aire a través de la lengua; debe escucharse una especie de silbido.

Una vez concluida la inhalación se retira la lengua y se cierra la boca.

- ahora baje la cabeza hasta que el mentón vaya a alojarse en lo alto del pecho, justo por encima del extremo superior del esternón, realizando jalandhara bandha (en sánscrito bandha designa una postura acompañada de contracción y control de un segmento del cuerpo);
- acto seguido vamos a efectuar la primera variante de kumbakha, es decir una retención de aliento bloqueando la inspiración varios segundos, que pueden ser cinco en promedio;
- realizamos una espiración lenta por la boca según la técnica de ujjayi (véase) seguida de la ejecución de mula bandha (véase) hasta vaciar a fondo los pulmones;
- levante la cabeza; ha terminado el primer ciclo, que puede repetirse varias veces seguidas y por lo menos durante cinco minutos, si le es posible;
- al término del ejercicio, tiéndase en la postura del cuerpo muerto o shavasana.

## Aspecto médico de shitali

- Efecto psíquico: creador de euforia, estimulante de la lucidez;
- efecto fisiológico: estímulo de la visión, mejora de las funciones digestivas del estómago; descongestiona la cabeza y también la piel, pudiendo resultar útil en casos de eritema solar ligero, así como frente a los dolores de cabeza benignos y de carácter no orgánico.

## Se evitará este tipo de respiración:

- en caso de anginas, faringitis, afonía, ronquera, laringitis, traqueitis y otras infecciones de las vías respiratorias; también ante una sinusitis;
- se impone la prudencia en caso de insuficiencia cardíaca incluso leve;
- la hipertensión arterial moderada no impide la práctica de shitali siempre y cuando se supriman las retenciones de aliento.

# Uddiyana bandha

Una de las tres variedades técnicas de bandha.

*En sánscrito uddiyana significa elevarse, alzarse; para la explicación detallada de su significado véase el artículo Jalandhara bandha.*

## La técnica

Se realiza en posición sentada (autorizándose un respaldo, si parece necesario), pero también puede practicarse en decúbito supino cuando se tolera mal la postura sedente. Algunos autores indican la postura de pie, y en efecto es también muy válida.

- Siguiendo nuestras indicaciones, póngase cómodo y con arreglo a sus posibilidades, eligiendo la postura del acorde perfecto (véase) o siddhasana, o la del loto (véase), o también con las piernas por delante, ligeramente replegadas;
- respire correctamente y centre su atención en una espiración que será larga y profunda, aunque sin forzar, hasta que sus pulmones queden tan vacíos de aire como sea posible;
- proceda entonces a un movimiento de inspiración pero *en vacío,* sin dejar que entre el aire; para ello, al tiempo que se hincha el tórax, cuidaremos de *bloquear el paso del aire.*

Ello debe causar una sensación de succión a nivel del estómago.

- Repita tres veces seguidas;
- inspire y luego espire antes de repetir el ejercicio;
- cuando haya alcanzado el dominio de esta técnica, centre su atención en las vísceras abdominales; imagine que el conjunto de los órganos alojados en el vientre se contraen formando una especie de nudo y se proyectan hacia arriba, contra la cara anterior del raquis, y hacia delante, contra los músculos de la pared anterior del abdomen;
- realice varias contracciones o relajaciones sucesivas; notará realmente como una especie de masaje de las vísceras internas. De entre todos los órganos, se nota con mayor claridad la maceración del estómago.

## Ventajas de uddiyana

- Tonifica el diafragma y los órganos abdominales, sobre todo el estómago, de lo que resulta un estímulo beneficioso para los órganos de la digestión;
- uddiyana ejerce también un efecto de masaje suave del corazón, con repercusiones favorables tónicas así como sedantes.

# Ujjayi (pronúnciese «udjayi» con «d» audible)

Una de las modalidades respiratorias de pranayama, que consiste en inflar fuertemente el tórax emitiendo un ruido peculiar.

*En sánscrito el prefijo ud- indica sentido ascendente, expansión; jaya es conquista, éxito.*

## La técnica

- Es una de las raras modalidades de pranayama que pueden practicarse acostado en la cama, por la noche.

- La describiremos en postura sedente, pero también puede practicarse en decúbito supino; algunos autores la aconsejan de pie o incluso andando.
- Siéntese en postura que le resulte cómoda, la del sastre, la del acorde perfecto o la del loto, según sus posibilidades;
- mantenga la espalda bien recta, estirada hacia arriba; se admite un respaldo dorsal si es preciso para la estabilidad, preferiblemente a nivel de los omóplatos;
- facultativamente puede acompañarse de jalandhara bandha (véase);
- se encarece la práctica de jnana mudra (véase) cuando se practica ujjayi en postura sedente;
- cierre los ojos e imagine que su mirada se dirige hacia el interior de sí mismo;
- mantenga la boca cerrada, pero sin contracción;
- trague saliva; al término de este movimiento la glotis queda parcialmente bloqueada;
- en estas condiciones, inhale despacio y a fondo;
- el flujo del aire, frenado por el bloqueo parcial de la glotis, producirá la emisión de un sonido peculiar, que el practicante percibe con mucha claridad y también puede escucharse en el exterior;
- al principio puede recurrir a ciertos artificios, aunque no tardará en prescindir de ellos; en primer lugar no será necesario tragar efectivamente saliva, siendo suficiente la mera representación mental; en seguida se aprende a controlar voluntariamente el bloqueo parcial de la glotis; basta con apoyar el dedo índice sobre el hueco de la parte baja y anterior del cuello, por encima del esternón, para notar con claridad la depresión que se produce a ese nivel;
- controle que la expansión torácica sea máxima hacia el término de la fase de inspiración; en cambio hay que abstener-se de inflar el vientre, que por el contrario debe dar la sensación de querer pegarse contra la cara anterior de la columna vertebral; este tipo de inspiración, que aparece a menudo en las diversas disciplinas de pranayama, recibe el nombre de puraka;
- seguidamente retendrá usted el aliento durante varios segundos efectuando kumbakha.

En la fase siguiente vamos a vaciar profundamente esos pulmones saturados de aire. El diafragma debe relajarse de manera progresiva, tendiendo a frenar la expulsión del aire, cuyo flujo al paso por la bóveda del paladar originará un sonido especial que se compara con «HA»:

- A menudo la asistencia del profesor es necesaria para una realización técnicamente correcta; este tipo de espiración ruidosa recibe el nombre de recaka;
- al término de ésta introducimos una pausa, como de un segundo, antes de proceder a la inhalación siguiente que marcará otro ciclo de ujjayi;
- se aconseja la práctica de respiración en ujjayi durante cinco minutos como mínimo y diez como máximo, naturalmente salvo sensación de malestar, fatiga, vértigo o zumbidos de oídos, que impondría la suspensión inmediata del ejercicio;
- en ujjayi la respiración se hace *voluntariamente más lenta;*
- debe ser muy regular y de amplitud uniforme; la atención del practicante se fija en el control del ruido respiratorio y el ruido emitido en las dos fases de la respiración; de esta manera se eliminan los ruidos parásitos de origen externo y se evita la tendencia natural del espíritu hacia la dispersión fútil del pensamiento;
- no abra los ojos hasta el término del ejercicio de ujjayi;

- se aconseja una fase final de relajación en la postura del cuerpo muerto (véase) o shavasana.

### Aspecto médico de ujjayi

- Desarrolla armoniosamente el tórax y mejora globalmente la capacidad respiratoria;
- ejerce una acción sedante sobre el sistema nervioso, de alcance medio (inferior a la de nadi shodana);
- tonifica el organismo y disipa la fatiga;
- puede practicarse, con efectos beneficiosos, por parte de los hipertensos y ante formas crónicas pero ligeras de la angina de pecho, excepto en fase de crisis.

# Viloma

Variedad de las técnicas respiratorias de pranayama.

*En sánscrito* viloma *significa contrario al orden habitual.*

### La técnica

Viloma se practicará en posición sedente, aunque como luego veremos en algunos casos se autoriza el decúbito.

### Primer periodo:

- inspire durante dos segundos aproximadamente;
- retenga el aliento durante dos segundos;
- absténgase expresamente de espirar; se continúa la inhalación durante otros dos segundos;
- retenga el aliento durante dos segundos;

- siempre sin espirar, continuamos con este proceso respiratorio fraccionado, y manteniendo el mismo ritmo de dos segundos de inspiración seguidos de dos segundos de retención, que no concluirá hasta que los pulmones queden completamente cargados de aire y no puedan absorber más; las posibilidades obviamente varían mucho según los individuos; a las personas frágiles se les aconseja que eviten alcanzar los límites de su capacidad;
- ahora retenga el aire durante cinco segundos por lo menos, y hasta diez si le es posible, y siempre y cuando no aparezca sensación de malestar o mareo; con esto habrá realizado antara kumbakha;
- en seguida dará comienzo la fase de exhalación, que será lenta y profunda, y cuya técnica se asemeja a la de espiración en la práctica de ujjayi (véase).

Según sus posibilidades realizará usted de 10 a 15 ciclos en este primer periodo de viloma.

### Segundo periodo:

- lo abordaremos después de un descanso de uno a dos minutos;
- inspiramos profundamente siguiendo la técnica sonora de ujjayi (véase), es decir emitiendo un peculiar sonido sibilante;
- al contrario de lo practicado durante el primer periodo, aquí no se introduce ninguna pausa durante la inhalación;
- los pulmones deben llenarse de aire en un solo tiempo;
- sólo entonces practicaremos la retención del aliento en antara kumbakha (retención después de inspirar), que mantendremos entre 10 y 15 segundos, con arreglo a nuestras posibilidades;
- en cuanto a la espiración nos atendremos rigurosamente a las indicaciones siguientes:

- espirar durante dos segundos;
- retener el aliento durante dos segundos; esta retención después de espirar recibe el nombre de bahya kumbakha;
- espire nuevamente por dos segundos evitando todo intento de inhalar;
- retenga el aliento durante dos segundos;
- espire, y continúe así, en exhalación fraccionada, hasta vaciar los pulmones de aire;
- cabe realizar así 10 o 15 ciclos durante esta segunda fase de viloma, según posibilidades; pero no olvide que bahya kumbakha fatiga mucho más que antara kumbakha;
- al término de este segundo periodo se aconseja un descanso en la postura del cuerpo muerto (véase) o shavasana.

### Aspecto médico de viloma

Los individuos afectados por variaciones patológicas de la tensión arterial recordarán estas advertencias:

- los asmáticos y todos los que padecen dificultades selectivamente en fase de espiración, se abstendrán de practicar viloma;
- los hipotensos habituales toleran bien el primer periodo de viloma, el cual, por el contrario, se desaconseja a los hipertensos. Aquéllos pueden practicar en cambio el periodo segundo, aunque bajo el control de un profesor y evitando la postura sedente para adoptar la tumbada;
- la prudencia es de rigor en los cardíacos, incluso leves y aunque la tensión arterial sea normal;
- por regla general los que aborden la práctica de viloma deben poseer con anterioridad el dominio perfecto de nadi shodana y ujjayi; nunca se practicará bahya kumbakha sin haber pasado antes por una fase de antara kumbakha.

# Visamavritti

Variedad de las técnicas respiratorias de pranayama, que se caracteriza por la irregularidad de los tiempos respiratorios y de las retenciones de aliento, en lo que consiste la diferencia fundamental con samavritti.

Simbolizando por «I» la inspiración, por «E» la espiración y por «R» la retención en forma de antara kumbakha, es decir retención después de inhalar, podríamos establecer el programa siguiente:

Primer tiempo:
I  =  5 segundos,
R  = 20 segundos,
E  = 10 segundos;

Segundo tiempo;
I  = 10 segundos,
R  = 20 segundos,
E  =  5 segundos;

Tercer tiempo:
I  = 20 segundos,
R  = 10 segundos,
E  =  5 segundos,

Cuarto tiempo:
I  =  5 segundos,
R  = 10 segundos,
E  = 20 segundos.

Una vez hayamos alcanzado el dominio perfecto de estas variantes respiratorias, podremos introducir la retención de aliento después de espirar, que es más fatigante (bahya kumbakha).

Así son posibles tantas variantes que no tendríamos espacio para describirlas todas.

### Aspecto médico de visamavritti

El sistema nervioso y el aparato respiratorio se someten a un rudo esfuerzo durante la práctica de visamavritti. Esta técnica y sus variantes adquieren gran importancia para los individuos avezados, a los que confiere una autonomía respiratoria que es, para ellos, arma principal contra el estrés. Nos hallamos ante un pranayama de escuela avanzada.

Los individuos frágiles o enfermizos, y los afectados por inestabilidad del sistema nervioso, se abstendrán de practicar visamavritti, o lo harán, en todo caso, de manera progresiva y bajo la dirección de un profesor. Esta observación se aplica asimismo a los cardíacos, incluso leves, y a los que padecen tensión arterial alterada en un sentido u otro.

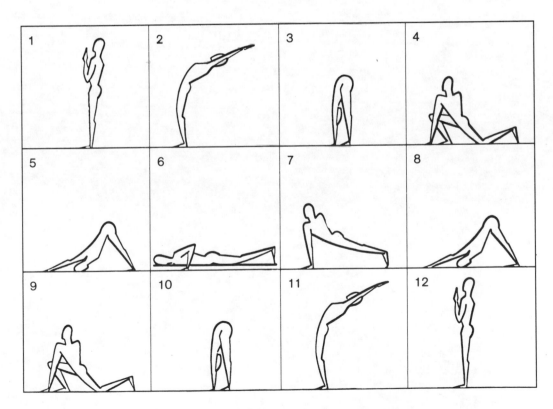

*Salutación al sol*

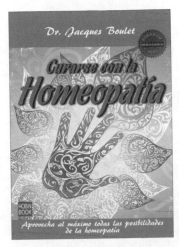

## CURARSE CON LA HOMEOPATÍA
### Dr. Jacques Boulet

**Cómo interpretar los síntomas para descubrir las causas espirituales de la enfermedad.**
Junto a detallados análisis de las más diversas enfermedades y su significado para el afectado, Dahlke se ocupa muy detalladamente de cómo tratar cada una de ellas. Así, el médico y psicoterapeuta describe en este libro una gran cantidad de cuadros patológicos concretos con el objetivo de ayudar al lector a leer e interpretar sus propios síntimas y establecer con posterioridad la relación con las causas espirituales de la enfermedad. Se trata de un libro irreemplazable, muy adecuado como obra de consulta y para le estudio profundo de la interrelación entre cuerpo y alma.
· Las enfermedades leves de la piel como los hongos o las verrugas.
· Cómo interpretar los síntomas de numerosos trastornos de la salud.
· Un estudio del cáncer desde sus vertientes fisiológica, cultural y social.

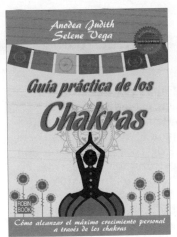

## GUÍA PRÁCTICA DE LOS CHAKRAS
### Anodea Judith y Selene Vega

**La recuperación de la mente, el cuerpo y el espíritu a través de los chakras.**
Un libro sumamente práctico que nos ofrece gran número de ejercicios físicos, técnicas de respiración, medtaciones, visualizaciones, ejercicios de autoexploración y autoconocimiento para equilibrar, restaurar el funcionamiento correcto de los chakras y descubrir cómo se manifiesta en todos los aspectos de nuestra vida cotidiana.
· Cómo aliviar algunos trastornos físicos, como el estreñimiento, la anorexia o las afecciones de garganta.
· Cómo lograr una perfecta correspondencia entre cada uno de los chakras principales.
· Cómo aprender a abrir y cerra los chakras, lograr un perfecto equilibrio entre los chakras superiores e inferiores y remover los bloqueos energéticos.
· De qué manera puede alcanzarse una sexualidad más plena e íntimamente relacionada con la emotividad.
· Qué alimentos, priedras preciosas o animales se relacionan con cada uno de los chakras principales.
· Cómo lograr un desarrollo armónico de las energías ascendentes y descendentes para alcanzar la plenitud funcional.

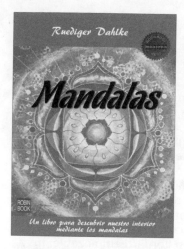

# MANDALAS
## Ruediger Dahlke

**Un libro para descubrir nuestro interior mediante la meditación y el dibujo y coloreado de los distintos mandalas.**
Mandala significa círculo y es el símbolo de lo infinito, lo eterno y lo divino que hay en el interior de todo ser humano. Esta obra constituye una guía práctica en la que, a través de ejercicios de meditación, iluminación y coloración, cada persona elabora sus propios mandalas, descubriendo así su particular camino hacia la pauta primordial de la existencia. Se trata, por tanto, de un libro que no habla sobre mandalas, sino que se expresa a través de ellos.

· Ejercicios para aumentar la capacidad de percibir la realidad oculta y subyacente a los mandalas.
· Potenciar y estimular nuestros resortes emocionales más íntimos: la intuición, la creatividad, la emotividad.
· Cómo reconocer la realidad esencial del mandala a través de las culturas y de las manifestaciones de la naturaleza.
· Conocer la historia y orígenes de los mandalas, integrándolos en nuestra existencia mediante ejercicios prácticos.
· Saber cómo conjugar las terapias occidentales con el pensamiento oriental.

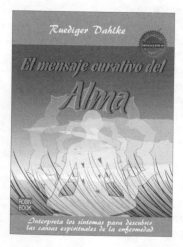

# EL MENSAJE CURATIVO DEL ALMA
## Ruediger Dahlke

**Cómo interpretar los síntomas para descubrir las causas espirituales de la enfermedad.**
Junto a detallados análisis de las más diversas enfermedades y su significado para el afectado, Dahlke se ocupa muy detalladamente de cómo tratar cada una de ellas. Así, el médico y psicoterapeuta describe en este libro una gran cantidad de cuadros patológicos concretos con el objetivo de ayudar al lector a leer e interpretar sus propios síntimas y establecer con posterioridad la relación con las causas espirituales de la enfermedad. Se trata de un libro irreemplazable, muy adecuado como obra de consulta y para le estudio profundo de la interrelación entre cuerpo y alma.

· Las enfermedades leves de la piel como los hongos o las verrugas.
· Cómo interpretar los síntomas de numerosos trastornos de la salud.
· Un estudio del cáncer desde sus vertientes fisiológica, cultural y social.
· Los problemas glandulares como el hiper y el hipotiroidismo.
· Las afecciones relacionadas con la columna vertebral, los vicios posturales, las escoliosis y las lesiones espinales.

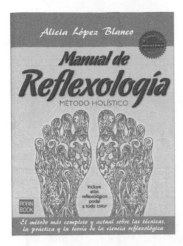

# MANUAL DE REFLEXOLOGÍA
## Alicia López Blanco

**Un completísimo manual ilustrado teórico y práctico sobre la reflexología y su poder curativo desde la perspectiva de la medicina holística.**
Bajo un sólido marco teórico, esta obra expone una exhaustiva y detallada descripción práctica de las formas de aplicación de las técnicas manuales, verbales y diagnósticas. También propone cómo desarrollar sesiones generales y específicas para tratar problemas puntuales, así como precisas indicaciones para realizar la lectura de los pies y una interpretación holística de los síntomas corporales que facilite la decodificación de los mensajes que emite el cuerpo a través de los desequilibrios.

· La filosofía del holismo y su desarrollo en la reflexología podal.
· Aproximación reflexológica a la anatomía humana.
· Interpretación holística de los distintos desórdenes y trastornos.
· Aplicación de las técnicas manuales, verbales y diagnósticas para la curación.
· Orientación para la realización de programas reflexológicos aplicados a problemas de salud concretos: sesiones generales y sesiones específicas.
· Cómo leer e interpretar el mensaje de los pies.

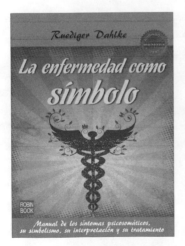

# LA ENFERMEDAD COMO SÍMBOLO
## Ruediger Dahlke

**Por el autor de los *bestsellers* LA ENFERMEDAD COMO CAMINO y EL MENSAJE CURATIVO DEL ALMA.**
Ruediger Dahlke concibe la enfermedad como un proceso lleno de sentido, como una vía del alma para trasladar a la conciencia los conflictos psíquicos no resueltos. Para ello es necesario conocer la interpretación simbólica de los síntomas de las enfermedades, es decir, descifrar el mensaje de la enfermedad. Este manual, que incluye unos 400 cuadros patológicos con más de 1.000 síntomas, brinda apoyo tanto al terapeuta como al lector que realiza un tratamiento médico o de autoayuda, y permite al usuario plantearse, bajo su propia responsabilidad, las tareas convenientes que le indica la enfermedad. De este modo es posible:

· Saber con qué áreas de nuestra conciencia se relacionan las diferentes regiones y órganos del cuerpo (vesícula, próstata, ovarios, columna vertebral, etc.)
· Conocer el significado asociado a los problemas que afectan a cada órgano o parte concreta del cuerpo.
· Encontrar una terapia o vía de solución adecuada, tanto en el plano físico como psíquico, para cada trastorno o dolencia.
· Conocer los significados últimos de todas las enfermedades y trastornos: desde la esclerosis múltiple, el cáncer, el alzheimer, el sida o el estrés hasta una simple migraña.